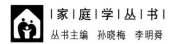

家 | 庭 | 学 | 丛 | 书

丛书主编 孙晓梅 李明舜

家庭中的老年照顾

赵媛 王佩 石金武 许昕 著

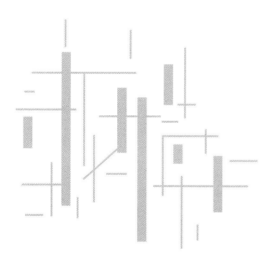

U0383619

Family Studies

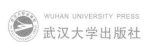

武汉大学出版社

图书在版编目(CIP)数据

家庭中的老年照顾/赵媛等著.—武汉：武汉大学出版社,2020.12
(2024.9 重印)
家庭学丛书/孙晓梅,李明舜主编
ISBN 978-7-307-21878-9

Ⅰ.家… Ⅱ.赵… Ⅲ.老年人—护理 Ⅳ.R473.59

中国版本图书馆 CIP 数据核字(2020)第 204662 号

责任编辑:田红恩 责任校对:汪欣怡 版式设计:马 佳

出版发行:武汉大学出版社 (430072 武昌 珞珈山)
(电子邮箱:cbs22@whu.edu.cn 网址:www.wdp.com.cn)
印刷:湖北云景数字印刷有限公司
开本:720×1000 1/16 印张:15.5 字数:270 千字 插页:1
版次:2020 年 12 月第 1 版 2024 年 9 月第 7 次印刷
ISBN 978-7-307-21878-9 定价:38.00 元

序

家庭学科是研究以家庭为中心的生活方式及其表现形式的交叉学科，融合了家庭育儿、衣食住行、家庭关系和生活技术在内的综合知识，目的是提高国民的家庭生活质量，为家庭全体成员提供科学的生活指引。

家庭学科的教学已有四百多年的历史了。近代家政学起源于美国，在美国城市化、工业化以及大量移民涌入的背景下，受过高等教育的专家开始将目光转向家庭生活领域。"二战"后日本在大学设立家政学或生活科学系，规定从小学到大学的男女生都必须学习家庭学科。开设家庭管理、房屋布置、家庭关系、婚姻教育、家庭卫生、婴儿教育、食物营养、园艺、家庭工艺、饲养等课程。1923年燕京大学设立了家政系，强调家事教育是高等教育的一部分。1940年金陵女子大学家政教育专业成立，注重家庭管理与家庭经济，注重食物营养与卫生。1949年以后中国的家政学消失，改革开放后才开始恢复。目前我国有关家庭学科研究的成果主要体现在家庭教育和家庭服务领域。

家庭学科的特点：典型的交叉学科，围绕着家庭生活质量的提高，将多种学科知识聚焦于家庭这个领域，跨学科的视角有助于带动新知识的发现和推广应用。从多个相关学科汲取知识，如教育学、心理学、社会学、营养学、经济学、医学、金融学、工学、艺术、文学等，分析夫妻的生活与健康、老年人的身心发展特点、儿童的保育方法与安全事项、家庭的权利与福利保护；探讨当前家庭面临的问题，如推迟结婚、生育率下降、离婚率提高、儿童受虐待、独生子女、留守儿童、妇幼保健、失独家庭和家庭暴力等，形成以家庭为中心的多学科交叉知识体系。这种知识建构方式带来的是原有知识融合和新知识生成，而非简单的知识罗列，这也是家庭学科存在的独特价值。建设我国的家庭学科，提高家庭学科的社会认知程度。

相对于许多西方国家，我国家庭学科教育起步晚，出版《家庭学丛书》可建立一个比较完整的家庭学科体系，弥补我国在家庭生活理念、思维方式与科学知识传递的缺位状态。为了中国家庭学科的建设与发展，2013年中华女子学院成立了"中国高校家庭学科的建立与发展研究"重点课题组，以家庭学科课程建设研究为重点，探索各种课程体系。2014 年组建了全校范围内跨学科的科研团队，老师的学术背景涵盖女性学、学前教育、金融、法律、社会工作、音乐、服装、传播学、艺术、体育和建筑等领域，全校各教学领域的老师以性别发展模块博雅课程的方式向学生们讲授家庭学科的知识。2015 年成立中华女子学院家庭学科研究中心，围绕"中国家庭学科的建立与发展"课题，举办了首届中国家庭学科研讨会；撰写中国家庭教育专业简明教程、大纲和教案、课程进度表等。2017 年召开了第二届家庭学科研讨会，联合全国各大学研究家庭学科的专家和教师，对家庭学科的主要内容进行了科学分析，开始准备出版《家庭学丛书》。2017 年中华女子学院家庭学科研究中心启动北京市社会科学基金的"基于国民家庭生活指导的家庭学科建设研究"项目（编号：17JYB010）。2018 年开始论证家庭学专业在中华女子学院建立的必要性，建立家庭学科网络体系，召开第三届中国家庭学科研讨会。2019 年 1 月成立中华女子学院家庭建设研究院，12 月召开首届新时代家庭建设论坛暨第四届中国家庭学科研讨会。对家庭文明、家庭教育、家庭服务、家庭研究等与家庭相关的重点社会议题进行深入探讨。2020 年 3 月家庭建设研究院针对新冠疫情，进行"从 SARS 到 COVID-19，家庭建设的对策研究"，涉及家庭伦理、家庭教育、家庭卫生、家庭健康、家庭消费、家庭养老、家庭营养和食育、家庭工作等诸多领域。

目前参与《家庭学丛书》编写的有三十多名学者和专家，计划出版家庭学科专著 25 部，这些书籍将以崭新的思维构想向读者展现。《家庭学丛书》的内容包括：婚姻的基础、家庭关系、家庭伦理道德、家庭中的儿童成长、家庭中的性教育、家庭与法律、家庭的礼仪、家庭的健康管理、家庭居住与环境、家庭服饰文化、家庭食品营养、家庭理财与消费、家庭中的老年人照顾、家庭中的男性角色等。

《家庭学丛书》是促进家庭和睦构建和谐社会的需要。人的一生有三分之二的时间是在家里度过，家庭是生活幸福的关键，人们掌握了家庭学科的知识，会促进社会有序和谐地发展。从家庭科学兴起和发展的历史来看，男女两性掌握家庭学科的知识，男女平等基本国策方能落实到实处。丛书为家庭工作理论收集了丰富的资料。

《家庭学丛书》将深刻的道德教育寓于熟悉的现实生活，以最具体的方式教学做人，学做事。一个人一辈子离不开家庭，家庭知识伴随人们的一生。进行各个家庭发展阶段的教育指导，使人民树立正确的家庭责任观，培养家庭成员良好的生活习惯，指导儿童合理规划生活和学习，使家庭生活健康发展。丛书为社区家长学校提供良好的教材。

《家庭学丛书》有利于完善中华优秀传统文化。研究家庭美德：尊老爱幼、男女平等，夫妻和睦、勤俭持家、邻里团结；研究家庭文明：建设良好的家教、家风、家训。家庭知识贯穿每个人的一生，家庭是育人的起点，是德育教育的第一课堂，家庭学科的传播是最重要的教育之一，也是立德树人的标志。家庭和睦则社会安定，家庭幸福则社会祥和，家庭文明则社会文明。丛书为创建中国家庭学科专业奠定了坚实的基础。

孙晓梅

2020 年 4 月 16 日

前　言

从世界范围看，人口年龄结构转变过程中出现人口老龄化现象是一个必然结果，人口老龄化是社会发展的重要趋势，也是人类文明进步的体现。根据联合国人口司统计和预测，20 世纪中叶（1950 年）全球范围内 60 岁及以上老年人口为 2 亿，21 世纪初为 6 亿，2010 年达到 7 亿，2025 年预计达到 12 亿人，2050 年将有近 20 亿。同时，老年人口中的高龄老人是当今世界上增长潜力最大、增长速度最快的人口群组之一。1950—2000 年，全球 80 岁及以上高龄老人增加了 5 倍，以平均每年 3.3% 的速度增长，大大超过 60 岁及以上老年人口 2.2% 的平均增速。2000 年全球高龄老人仅 0.69 亿，约占老年人口总数的 11.4%，预计 2050 年高龄老人约 3.8 亿人，占比为 19.3%。中国作为世界上人口数量最多的国家，人口老龄化的发展速度也非常之快，自 20 世纪末进入老龄化社会以来，老年人口数量和占总人口的比重持续增长，2000 年至 2018 年，60 岁及以上老年人口从 1.26 亿人增加到 2.49 亿人，老年人口占总人口的比重从 10.2% 上升至 17.9%。未来一段时间，老龄化程度将持续加深。

党和国家始终高度重视老龄工作。2000 年我国正式步入老龄化社会，同年中共中央、国务院印发的《关于加强老龄工作的决定》指出："全党全社会必须从改革、发展、稳定的大局出发，高度重视和切实加强老龄工作"，提出"坚持家庭养老与社会养老相结合"的养老方针和"建立以家庭养老为基础、社区服务为依托、社会养老为补充的养老机制"。党的十八大以来，习近平总书记对养老保障和为老服务工作作出一系列重要指示，提出一系列明确要求。习近平总书记强调"有效应对我国人口老龄化，事关国家发展全局，事关亿万百姓福祉"。2019 年，中共中央、国务院印发了《国家积极应对人口老龄化中长期规划》，再次指出"健全以居家为基础、社区为依托、机构充分发展、医养有机结合的多层次养老服务体系"。受中华民族传统的家庭伦理观念影响，居家养老采取让老年人在自己家里和社区接受生活照料，适应老年人的生活习惯和心理需求，是我国养老服务体系的基础。《规划》也提出要"提升居家社区养老品质""建立完善支持居家社区养老的政策体系，鼓励成年子女与老年父母就近居住或共同生活，履行赡养义务、承担照料责任"。

老年人属于特殊的群体，他们的生理特征、心理特征和活动特征等都有其自身的规律，家庭中的老年照顾是一项工作，也是一种技术、一门科学。为了让更多的子女、社区工作人员和养老服务人员了解学习居家养老照顾的相关知识与技能，我们结合多年来的教学与研究成果，撰写了《家庭中的老年照顾》一书。本书在全面阐述国际国内人口老龄化发展趋势、特点以及居家养老在我国养老服务体系中作用的基础上，对老年人的居住环境设计、家庭中老年饮食照顾、日常起居照顾、心理照顾、康复照顾、常见慢性疾病护理，以及日常急救知识等内容，进行了全面系统的介绍。

本书是集体智慧的成果。全书由南京师范大学金陵女子学院院长赵媛教授拟定编写思路、提出框架体系以及编写提纲。其中，第一、二章由赵媛及南京师范大学博士研究生许昕执笔；第三、四、六章由南京师范大学金陵女子学院王佩执笔；第五、七、八、九章由钟山职业技术学院健康管理与康复学院石金武执笔。全书最后由赵媛统稿。

本书在写作过程中参考了许多公开发表的研究成果，主要参考文献在书中列出，其中难免有遗漏的，在此谨向所有参考资料的作者表示衷心的感谢！

限于编者的学识和经验，书中可能有遗漏、不当甚至错误之处，敬请专家和读者朋友指正。

最美不过夕阳红。

让我们共同努力，让千千万万的老年人老有所养、老有所依、老有所乐、老有所安。

赵　媛

2020 年 2 月于金陵

目　　录

第一章　势不可挡的人口老龄化

第一节　人口老龄化及其影响

一、人口老龄化的基本涵义

"老龄"一词最早由衰老生物学引入学术界，意指生命周期短于一年的实验动物所处的一个生命阶段（幼龄、青龄、老龄）①。随着经济社会的发展，"老龄"一词由动植物生命周期外延至反映人口结构的变化，反映出老年学由研究个体老化逐步过渡到研究群体老化，由自然科学发展到社会科学的发展历程②。

"老龄化"的英文单词是"aging"。在 1982 年维也纳召开的联合国第一次"老龄问题世界大会（World Assembly on Aging）"上，汉语作为官方语言，联合国在中文会议名称和会议文件中将"aging"译作"老龄"。自维也纳会议以后，中国发表的相关会议文件都用"老龄"一词。1982 年成立老龄问题委员会，1995 年成立中国老龄协会，"老龄"一词被学术界和社会各界广泛使用。但也有部分学者认为，"aging"的基本汉译是老化、变老、增龄、衰老，具有动态性，译成静态的"老龄"不是很合适。迄今有关"老龄""老龄化""老年学"等词的内涵和使用仍存有异议③。

广义的"老龄化"有两层含义：一是指个体的老龄化（Individual Aging），另一是群体的老龄化（Population Aging）。从个体角度看，含有"日历年龄"

---

① 张雨林：《"老龄"？"老龄问题"？》，载《中国老年学杂志》1994 年第 3 期。
② 林殷：《"老龄"一词应当废止吗？》，载《科技术语研究》2005 年第 3 期。
③ 黄哲：《老年、老化与老龄化的概念辨析》，载《内蒙古民族大学学报（社会科学版）》2012 年第 3 期。

增加的意思；从群体角度看，则是"中位年龄"增加之意。两者都是"增龄"但又有区别，个体日历年龄是不可逆转的，而群体的"中位年龄"即可前行，也可逆转，前行是"老龄化"，逆行就是"年轻化"①。例如中华人民共和国成立初期由于死亡率下降，出生率并未下降使得少年人口占总人口比重增加，老年人口比重下降，年龄结构呈现"年轻化"趋势。

在人口学界，人口老龄化是指老年人口在总人口中比重的提高过程，反映了人口年龄结构的变化。如联合国人口委员会《多种文字人口学词典》（《Multi-word Demographic Dictionary》）中的表述为："当老年人在人口中的比例增大时，我们称之为人口老龄化。"《人口手册》（《Population Handbook》）中将其定义为："人口总体中老年人口所占比例不断增加，抑或青少年人口比例不断递减的过程。"此外，亦有学者认为人口老龄化是人口中位年龄的提高②。1986 年我国出版的《人口学辞典》将人口老龄化定义为："人口中老年人比重日益提高的现象，尤指已达年老状态的人口中老年人比重继续提高的过程。"

二、人口老龄化的界定标准

不同学者或组织提出了人口老龄化的界定标准，其中 1956 年联合国人口司和 1982 年世界老龄问题大会所制定标准为世界各国普遍接受（表 1-1）。目前对老龄化社会的划分标准基本达成共识，即一个国家 60 岁及以上人口达到 10%或 65 岁及以上人口达到 7%，称该国人口结构为老年型，进入老龄化社会。

表 1-1 老龄化社会界定标准

时间	划分者/组织	老年人年龄起点	老龄化界标
1956 年	联合国人口司	65 岁	≥7%
1975 年	美国人口咨询局	65 岁	≥10%
1977 年	爱德华·罗赛特	60 岁	≥12%
1982 年	世界老龄问题大会	60 岁	≥10%
1990 年	桑德巴	50 岁	≥30%

① 穆光宗：《有关人口老龄化若干问题的辨析》，载《人口学刊》1997 年第 1 期。

② Haupt A, Kane T T, Population handbook, Washington, D.C.: Population Reference Bureau, 2004.

用于衡量人口老龄化程度的指标通常有以下几种：

1. 老年人口系数（coefficient of older ratio）

又称"老年比"，指达到既定年龄（通常以 60 岁或 65 岁为界）的老年人口数占总人口的百分比。由于它最直观地表达出人口老龄化的基本涵义，因此又称为"老龄化系数"，是现今衡量人口老龄化程度最直接、最常用也最具代表性的指标。

2. 老龄化指数（index of aging）

又称"老少比"，指既定老年人口（通常以 60 岁或 65 岁为界）与既定少儿人口（一般为 0~14 岁）之比。人口"老少比"反映了人口年龄结构上下两端的相对变化趋势，其统计学意义在于易于辨清老龄化进程是来自老年人还是少儿人口的增减变化。

3. 年龄中位数（median age）

又称"中位年龄"或"中数年龄"，指将全体人口按年龄大小顺位排序后，居于中间位置的年龄。人口年龄按自然顺序排列构成一个连续的变量数列，年龄中位数就是该连续变量数列中的中间值，中位年龄将总人口分为两半，一半在年龄中位数以下，一半在年龄中位数以上。

4. 老龄化率（aging rate）

即老年人口（通常以 60 岁或 65 岁为界）增长率与总人口增长率之比，反映老年人口的增长速度，该比值大于 1，说明老年人口比总人口增长快，老龄化程度加深。

5. 老年抚养比（elderly dependency rate）

指非劳动年龄人口数中老年部分（通常以 60 岁或 65 岁为界）对劳动年龄人口（15~64 岁）数之比，用以表明每 100 名劳动年龄人口要负担多少名老年人。

目前国际社会通常以老年人口系数作为判定老龄化社会或老年型国家的标准（如上表 1-1），此外，还可以依据老龄化指数、年龄中位数等指标来判定。按照国际标准，当国家或地区老龄化指数大于 30%，或年龄中位数大于 30 岁，就称之为老年型国家或地区。对于同一个国家或地区而言，以上三种指标判定的结果往往趋于相同。根据中国六次人口普查数据，2000 年第五次人口普查时三项指标均符合以上标准，表明中国进入老年型社会（表 1-2）。

表 1-2　　　　　　　　　　　中国六次人口普查的人口年龄结构

年份	65 岁以上人口比例（%）	老龄化指数（%）	年龄中位数（%）
1953	4.4	12.2	22.7
1964	3.6	8.8	20.2
1982	4.9	14.6	22.9
1990	5.6	20.1	25.3
2000	7.0	30.4	30.9
2010	8.9	53.7	35.0

三、人口老龄化的影响

1. 人口老龄化对经济发展的影响

长期以来，学界对人口与经济增长关系的研究主要集中于人口规模、人口质量与经济增长的关系等方面。20 世纪 90 年代以后，随着人口老龄化的快速发展，人口年龄结构及其变动对经济增长的影响日渐成为各界关注的议题。学界纷纷就人口老龄化对经济发展的影响展开研究，具体内容包括人口老龄化对经济增长、储蓄与消费、产业结构和劳动力等方面的影响。

（1）人口老龄化对经济增长的影响

20 世纪 50 年代以来，世界人口规模急剧增长。1999 年日本人口学者黑田俊夫在《人口与开发（日文）》上发表文章，认为 1950 年至 2050 年被称为"人口世纪"，前 50 年世界人口加速上升，后 50 年世界人口将偏向老化[1]。美国学者 Pifer（1986）曾断言"人口老龄化继续发展下去所产生的冲击将不亚于全球化、工业化等人类历史上任何一次伟大的经济与社会革命"[2]。

国外学者对人口老龄化与经济增长的关系研究持两种主要观点。一种认为人口老龄化会带来经济增长，如加拿大人力资源与社会发展学者 Fougere 和 Merette（1999）通过在可计算的一般模型中引入人力资本变量进行研究，发

---

[1]　黑田俊夫：《基本战略与倒三角形的伦理》，载《人口与开发（日文）》1999 年第 1 期。

[2]　Pifer A，Bronte L，"Our Aging Society：Paradox and Promise"，WW Norton & Company，1986.

现西方工业国家人口老龄化与经济增长呈显著正相关①。美国人口学者Prettner（2013）通过加入人口结构因素构建内生增长模型分析发现，人口老龄化引起人均产出增加的效应大于因为出生率下降而使得人均产出降低的效应，因此随着时间的推移，人口老龄化会引起经济增长②。另一部分学者持相反观点，如美国公共卫生与人口学者Bloom（2010）认为劳动参与率和储蓄等变量在未来五十年里将会因为人口老龄化的加剧而呈现下降趋势，最终阻碍经济的发展③。美国学者Banister（2010）亦发现人口老龄化会通过劳动年龄人口及储蓄率的下降阻碍经济增长，劳动年龄人口下降通过减少人均总产出阻碍经济增长，储蓄率下降通过投资减少致使经济缓慢发展④。

国内学者从不同角度采用不同方法解析人口老龄化对中国经济的影响。如于学军（1995）认为，长期来看人口老化给社会经济带来的消极影响多于积极影响，分阶段看以2020—2025年为过渡期，此前利大于弊，此后弊大于利⑤。多数学者都认同老龄化对经济增长的负向作用。胡鞍钢等（2012）利用包含人力资本的柯布-道格拉斯生产函数，从索洛增长理论入手，分析人口老龄化对经济增长的影响，表明人口老龄化和人口增长对经济增长均产生不利影响⑥。郑伟等（2014）采用人均GDP分解法和反事实分析法测算发现，中国人口老龄化对经济增长潜在负面影响的强度远远高于世界平均和OECD国家平均水平，在世界范围内处于很高等级⑦。冯剑锋等（2017）从中介效应角度出发，通过因素分解法论证了人口老龄化对经济增长的影响存在三种中介路径：劳动生产率、劳动参与率、劳动年龄人口，劳动生产率和劳动年龄人口比重显

---

① Fougere M, Merette M, "Population Ageing and Economic Growth in Seven OECD Countries", Economic Modelling, 1999 (16).

② Prettner K, "Population Aging and Endogenous Economic Growth", Journal of Population Economics, 2013 (2).

③ Bloom D E, Canning D, Fink G, "Implication of Population Ageing for Economic Growth", Oxford Review of Economic Policy, 2010 (4).

④ Banister J, Bloom D E, Rosenberg L, "Population Aging and Economic Growth in China", Pgda Working Papers, 2010 (1).

⑤ 于学军：《中国人口老化对经济发展的影响：是积极的？还是消极的？》，载《人口研究》1995年第4期。

⑥ 胡鞍钢、刘生龙、马振国：《人口老龄化、人口增长与经济增长——来自中国省际面板数据的实证证据》，载《人口研究》2012年第3期。

⑦ 郑伟、林山君、陈凯：《中国人口老龄化的特征趋势及对经济增长的潜在影响》，载《数量经济技术经济研究》2014年第8期。

著提升人均 GDP 的增长速度，而劳动参与率所带来的影响则为负①。王桂新等 (2017) 以哈佛模型为基础，实证分析表明总人口增长率、少儿人口增长率及少儿抚养比增长率对区域经济有统计意义上显著的负面影响；就业人口比重增长率、老年人口增长率及老年抚养比增长率对区域经济增长的影响不显著②。盖骁敏等 (2018) 从劳动力供给和资本投资角度发现人口老龄化对我国经济增长表现出负向作用，在一定程度上抑制人力资本对经济增长的正向作用③。

（2）人口老龄化对储蓄与消费的影响

人口老龄化与消费关系的研究最早起源于意大利经济学家 Modigliani 和 Brumberg (1954) 的生命周期理论，该理论认为，每个家庭的消费支出由一生的全部预期收入来决定，进而实现消费的效用最大化，一般而言，劳动年龄阶段人们收入较高，此时储蓄率也相对较高，少年和老年阶段属于消费阶段，储蓄率低甚至出现负储蓄④。与生命周期理论相呼应，美国著名经济学家 Friedman (1957) 提出了持久收入假说，将收入分为持久收入和暂时收入两部分，分别对应于持久消费和暂时消费，并认为消费与收入存在长期稳定的比例关系⑤。美国著名宏观经济学家 Hall (1978) 的随机游走假说进一步把理性因素引入生命周期理论。基于以上理论，国外学者围绕人口老龄化与消费关系进行了大量实证研究⑥。

总体来看，对人口老龄化与消费关系的研究持以下几种观点：①人口老龄化与消费呈正相关关系。Leff (1969) 运用计量经济学方法对 74 个国家的研

---

① 冯剑锋、陈卫民：《我国人口老龄化影响经济增长的作用机制分析——基于中介效应视角的探讨》，载《人口学刊》2017 年第 4 期。

② 王桂新、干一慧：《中国的人口老龄化与区域经济增长》，载《中国人口科学》2017 年第 3 期。

③ 盖骁敏、张双双：《人口老龄化对中国经济增长的影响研究》，载《山东社会科学》2018 年第 6 期。

④ Modigliani F, Brumberg R, "Utility Analysis and the Consumption Function: An Interpretation of Cross-Section Data", Franco Modigliani, 1952 (1).

⑤ Friedman M, "A Theory of the Consumption Function", Princeton, NJ: Princeton University Press, 1957.

⑥ Hall, Robert E, "Stochastic Implications of the Life Cycle-Permanent Income Hypothesis: Theory and Evidence", Journal of Political Economy, 1978 (6).

究表明，较高的人口抚养比不利于储蓄率的提高，换言之，有利于消费增长[1]。Loayza 等（2000）研究表明未成年人和老年人抚养比上升对储蓄率有负面影响，两者每上升 3.5% 会使储蓄率分别下降 1% 和 2%[2]。Lee 等（2014）基于 40 个国家的数据分析表明，尽管人口老龄化会通过抚养比的变动造成公共财政压力，但对居民消费会产生促进作用[3]。另有学者对荷兰、日本、意大利、OECD 国家、全球的研究也证实了人口老龄化对社会整体消费的促进作用；②人口老龄化与消费呈负相关关系。Clark 和 Spengler（1980）对美国的调查研究发现，政府支付老年人口的抚养费用是青年人口的 3 倍，这在未来可能会降低国民收入增长率，从而影响居民消费[4]。Ram（1982）基于生命周期理论与持久收入假说，考察了人口抚养比、人口预期寿命及社会保障因素对消费和储蓄的影响，发现老龄人口与储蓄率之间存在负相关关系[5]。Modigliani 和 Cao（2004）以生命周期理论为基础，基于中国 1953—2000 年时间序列数据分析了人口抚养比与储蓄率的关系，发现人口老龄化是中国出现高储蓄率的重要原因；③人口老龄化与消费关系不显著[6]。Kraay（2000）利用中国省际面板数据模型，分析中国居民的储蓄消费行为，发现人口抚养比和储蓄率没有显著关系[7]。

总体而言，国内学者认为人口年龄结构对消费和储蓄有显著影响，结论支持生命周期假说。郑长德（2007）基于中国各省级 1989—2005 年的人口统计数据和经济统计数据，研究各地区人口转变对当地储蓄率影响分析发现，储蓄

① Leff N H, "Dependency Rates and Savings Rate", American Economic Review, 1969（5）：886-896.

② Loayza N V, Schmidt-Hebbel K, Luis Servén, "What Drives Private Saving Across the World", Review of Economics and Statistics, 2000（2）.

③ Lee R, Mason A, "Is low fertility really a problem? Population aging, dependency, and consumption", Science, 2014（6206）.

④ Clack R L, Spengler J J, "The Economics of Individual and Population Aging", London, 1980.

⑤ Ram R, "Dependency Rates and Aggregate Savings：A New International Cross-Section Study", American Economic Review, 1982（3）.

⑥ Modigliani F, Cao S L, "The Chinese Saving Puzzle and the Life-Cycle Hypothesis", Journal of economic literature, 2004（1）.

⑦ Kraay A, "Household Saving in China", World Bank Economic Review", 2000（3）.

率和老年抚养比存在正相关关系①。汪伟（2009）实证检验发现，市场经济转型带来的经济高速增长与人口政策转变带来的抚养系数下降导致中国储蓄率上升，经济增长对储蓄率上升的贡献随适龄劳动人口数量的增加而强化，但会随着人口老龄化程度的加深而被弱化②。王宇鹏（2011）研究表明在控制其他因素条件下，老年人口抚养比越高，城镇居民平均消费倾向越高③。亦有部分研究结论不支持生命周期假说，李春琦和张杰平（2009）④、李响等（2010）⑤、张乐和雷良海（2011）⑥、王霞（2011）⑦ 考察了人口结构变动对农村居民消费的影响，结果表明农村居民消费习惯较为稳定，老年抚养系数的上升不利于农村居民消费的提升。

（3）人口老龄化对产业结构的影响

伴随人口年龄结构的老化，"人口红利"逐渐消失，产业结构失衡问题将愈发突出。目前国内外学者普遍认为人口老龄化通过需求拉动和供给推动两个方面影响产业结构。

从需求拉动视角来看，人作为消费者，人口老龄化会造成消费结构发生重大变化，进而推动产业结构的优化升级。陈颐和叶文振（2013）对我国台湾地区人口老龄化与产业结构发展的长期关系研究发现，相较产业结构自身的冲击而言，人口老龄化对产业结构高级化的冲击效应更显著，尽管短期内老龄化无法显示其正面效应，但长期来看老龄化趋势对产业结构高级化的正面效应逐

---

① 郑长德：《中国各地区人口结构与储蓄率关系的实证研究》，载《人口与经济》2007 年第 6 期。

② 汪伟：《经济增长、人口结构变化与中国高储蓄》，载《经济学（季刊）》2009 年第 1 期。

③ 王宇鹏：《人口老龄化对中国城镇居民消费行为的影响研究》，载《中国人口科学》2011 年第 1 期。

④ 李春琦、张杰平：《中国人口结构变动对农村居民消费的影响研究》，载《中国人口科学》2009 年第 4 期。

⑤ 李响、王凯、吕美晔：《人口年龄结构与农村居民消费：理论机理与实证检验》，载《江海学刊》2010 年第 2 期。

⑥ 张乐、雷良海：《中国人口年龄结构与消费关系的区域研究》，载《人口与经济》2011 年第 1 期。

⑦ 王霞：《人口年龄结构、经济增长与中国居民消费》，载《浙江社会科学》2011 年第 10 期。

渐递增①。Ehrenhard 等人（2014）认为人口年龄结构的老化会改变其消费结构，加大对智能家居服务的需求②。陈卫民和施美程（2014）亦同意消费需求效应是人口老龄化影响服务业发展的作用机制之一，通过消费路径产生推动服务业（包括产值和就业）比重提升的需求效应③。茅锐和徐建炜（2014）④、Nikitina 和 Vorontsova（2015）⑤、刘玉飞和彭冬冬（2016）⑥ 等学者同样支持人口老龄化对产业结构升级的促进作用，尤其是与老年人相关的医疗保健业、老年旅游业、老年家政业等第三产业的发展。

从供给推动视角来看，人作为生产者，年龄结构差异引起劳动力供给差异，进而导致推动产业升级的能力有所差异。部分学者认为年龄结构的老化会加大劳动者接受新知识新技能的难度和成本，降低劳动生产率，阻碍产业升级换代。如卓乘风和邓峰（2018）基于面板数据，从创新型人才区际流动视角构建空间权重矩阵，分析人口老龄化对产业结构升级的区域异质性，发现就全国整体和西部地区而言，人口老龄化阻碍了产业结构升级⑦。马子红等（2017）研究表明人口老龄化对东部地区产业结构优化升级产生了显著的负效应，却对中西部地区的非资源型产业培育、传统产业转型升级产生了显著的正效应⑧。王屹等（2018）运用固定效应模型、门限效应模型定量分析了老龄化

---

① 陈颐、叶文振：《台湾人口老龄化与产业结构演变的动态关系研究》，载《人口学刊》2013 年第 3 期。

② Ehrenhard M，Kijl B，Nieuwenhuis L，"Market Adoption Barriers of Multi-stakeholder Technology：Smart Homes for the Aging Population"，Technological Forecasting and Social Change，2014：89.

③ 陈卫民、施美程：《人口老龄化促进服务业发展的需求效应》，载《人口研究》2014 年第 5 期。

④ 茅锐、徐建炜：《人口转型、消费结构差异和产业发展》，载《人口研究》2014 年第 3 期。

⑤ Nikitina O，Vorontsova G，"Aging Population and Tourism：Socially Determined Model of Consumer Behavior in the "Senior Tourism" Segment"，Procedia - Social and Behavioral Sciences，2015：214.

⑥ 刘玉飞、彭冬冬：《人口老龄化会阻碍产业结构升级吗——基于中国省级面板数据的空间计量研究》，载《山西财经大学学报》2016 年第 3 期。

⑦ 卓乘风、邓峰：《人口老龄化、区域创新与产业结构升级》，载《人口与经济》2018 年第 1 期。

⑧ 马子红、胡洪斌、郑丽楠：《人口老龄化与产业结构升级——基于 2002—2015 年省级面板数据的分析》，载《广西社会科学》2017 年第 10 期。

对产业结构升级效应的影响，发现老龄化对产业结构升级效应的影响程度存在区域差别，东部地区影响程度较高，中西部地区影响程度较弱①。另有学者认为人口老龄化对产业结构升级具有双重影响，即存在显著的门槛效应。

（3）人口老龄化对劳动力的影响

人口老龄化对劳动力的影响主要表现在劳动力供给和劳动生产率两方面。

劳动力供给包括处于劳动年龄的人口数及能够参与到劳动中人口的比率。郭瑜（2013）从劳动参与率、城乡结构、人力资本三方面考察老龄化对劳动力供给的效应，认为中国劳动参与率还存在较大增长空间②。王立军和马文秀（2012）从劳动者教育水平、劳动熟练程度、劳动强度和经济活动人口比重四个方面分析老龄化对劳动力供给的影响，发现从长期看劳动力供给的下降不可避免，但劳动力质量的提升会弱化这一趋势③。奉莹（2005）则基于劳动力供给数量、劳动力供给质量、家庭劳动力供给决策三方面考察了老龄化趋势对劳动力供给的影响，表明人口老龄化将减少劳动力数量的供给，对劳动力供给质量、家庭劳动力供给也会带来负面影响④。周祝平和刘海斌（2016）⑤、王莹莹和童玉芬（2015）⑥ 亦从劳动参与率角度探讨了人口老龄化的影响机制，发现人口老化对劳动参与率具有负向影响。杨雪和侯力（2011）⑦、魏下海等人（2012）⑧、童玉芬（2014）⑨ 等学者研究指出，从长远角度看，人口老龄化会

① 王屿、梁平、刘肇军：《人口老龄化对我国产业结构升级的影响效应分析》，载《华东经济管理》2018 年第 10 期。

② 郭瑜：《人口老龄化对中国劳动力供给的影响》，载《经济理论与经济管理》2013 年第 11 期。

③ 王立军、马文秀：《人口老龄化与中国劳动力供给变迁》，载《中国人口科学》2012 年第 6 期。

④ 奉莹：《我国人口老龄化趋势对劳动力供给的影响》，载《西北人口》2005 年第 4 期。

⑤ 周祝平、刘海斌：《人口老龄化对劳动力参与率的影响》，载《人口研究》2016 年第 3 期。

⑥ 王莹莹、童玉芬：《中国人口老龄化对劳动参与率的影响》，载《首都经济贸易大学学报》2015 年第 1 期。

⑦ 杨雪、侯力：《我国人口老龄化对经济社会的宏观和微观影响研究》，载《人口学刊》2011 年第 4 期。

⑧ 魏下海、董志强、赵秋运：《人口年龄结构变化与劳动收入份额：理论与经验研究》，载《南开经济研究》2012 年第 2 期。

⑨ 童玉芬：《人口老龄化过程中我国劳动力供给变化特点及面临的挑战》，载《人口研究》2014 年第 2 期。

减少劳动力供给，对经济增长产生负面影响。在对劳动力供给的经济效应研究方法方面，可计算一般均衡模型（CGE）、动态世代交叠模型、柯布-道格拉斯生产函数等方面得到广泛应用，如朱勤和魏涛远（2017）基于可计算一般均衡模型将不同年龄劳动者在劳动效率方面的差异纳入劳动供给要素的考察范围，定量评估人口规模与年龄结构、劳动参与率与劳动力总量、有效劳动总量的变动趋势及其对劳动力要素价格、经济产出和产业结构变动的影响，结果表明中国有效劳动力供给在达到峰值后的降速将快于人口总量和劳动力总量的变动，且更具波动性①。王云多（2014）运用动态世代交叠模型，预测人口老龄化对劳动力供给和人力资本投资的短期和长期影响，进一步考察其对生产能力的间接影响，模拟研究表明短期内人口老龄化为年轻人提供更多人力资本投资机会，带来劳动供给减少；然而从长期看，人口老龄化为社会提供更多熟练劳动力，提高劳动参与率②。

从劳动生产率来看，市场经济学原理指出，企业劳动生产率决定着企业生产经营效率，决定本国社会资源配置和利用效率，进而决定经济发展的速度和质量。人口老龄化使得老年人口逐渐退出劳动市场，导致劳动人口数量和结构发生变化，对劳动生产率带来影响。赵喜顺（2004）认为人口老龄化程度的加深带来人力资本投资的增加，进而劳动力素质普遍上升，有利于老年市场的快速发展③。姜明福（2007）指出人口老龄化会带来劳动力结构性短缺，发达国家经验显示老龄化必然带来劳动力不足，但对于中国来说，基于劳动力的严重过剩，到21世纪中叶中国不会出现劳动力总量短缺，但劳动力的结构性短缺却不可避免，特别是高智能的产业和部门④。李海明（2010）指出因年龄与生产率呈倒U型的非线性关系，因此个体的生产力在生命周期前半段会随时间的增加而增加，当达到最大值时又会随年龄的增长而下降⑤。张戌凡

①　朱勤、魏涛远：《老龄化背景下中国劳动供给变动及其经济影响：基于 CGE 模型的分析》，载《人口研究》2017 年第 4 期。

②　王云多：《人口老龄化对劳动供给、人力资本与产出影响预测》，载《人口与经济》2014 年第 3 期。

③　赵喜顺：《人口老龄化的影响及发展老年产业分析》，载《四川行政学院报》2004 年第 1 期。

④　姜明福：《论老年人力资源的开发与利用》，载《中国高新技术企业》2007 年第 5 期。

⑤　李海明：《人口老化的经济分析：近期研究文献述评》，载《经济评论》2010 年第 1 期。

（2011）认为适龄劳动力人口逐年减少为老年人力资本提供可能性，在"人口机会窗口"关闭后，我国劳动力市场必然出现结构性转变，中国整体劳动力资源环境向中老年劳动力模型转变①。

2. 人口老龄化对社会发展的影响

人口老龄化对社会发展的影响集中体现在养老负担、社会保障、养老服务等方面。

（1）人口老龄化对社会养老负担的影响

人口年龄结构的转变使社会中老年人口数量增多，相应的劳动年龄人口供给量减少，需要更多的劳动者抚养日益增多的老年人，在不考虑其他因素的影响下，这必然会对加重社会劳动者的养老负担。

中国于1999年正式步入老龄化社会，社会总抚养比呈现先下降后上升的趋势，1999—2010年总抚养比由47.7%下降至34.2%，其中少儿抚养比下降是总抚养比下降的主要原因；2010年后总抚养比开始逐年上升，由34.2%上升至2019年的41.5%，该过程中老年抚养比的上升是总抚养比上升的主导因素。少儿抚养比呈现先下降后缓慢上升趋势，下降与计划生育政策的执行密切相关，后自2011年"二孩政策"实施以来，少儿抚养比开始缓慢上升。老年抚养比始终呈上升态势，从1999年的10.2%上升至2019年的17.8%（图1-1）。

劳动者是社会财富的创造者，是经济增长不可或缺的要素。在人口老龄化背景下，劳动者面临着沉重的抚养负担，必然影响其日常生活和工作，进而影响劳动生产效率以及经济发展。Bloom（2003）曾提出有关劳动力负担与经济增长之间关系的假说，即"高负担、低增长；低负担、高增长"②。对中国而言，改革开放以后人口处于高少儿负担向高老年负担转变的过渡期，劳动者的抚养负担相对较轻，也就是我们所说的"人口红利期"，为经济增长带来了比较优势；但随着人口老龄化的发展，劳动力抚养负担逐渐由少儿负担向老年负担转变，且呈日益加重的趋势，这一转变一方面加重了社会负担，需要社会提供更多的养老资源，另一方面影响了经济的增长及社会养老能力。

（2）人口老龄化对社会保障的影响

---

① 张戌凡：《老年人力资源开发的结构动因、困境及消解路径》，载《南京师大学报（社会科学版）》2011年第6期。

② Bloom D E, Canning D, Sevilla J, "The Demographic Dividend: A New Perspective on the Economic Consequences of Population Change", Foreign Affairs, 2003（3）.

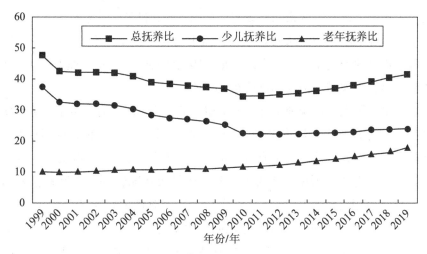

图 1-1　1999—2019 年中国人口抚养比的变化

　　人口老龄化带来的另一个影响是社会保障负担的日益加重。社会保障中与老年人密切相关的是养老保险和医疗保险，众所周知，人口老龄化意味着领取养老金的退休职工相对于向养老基金缴纳的在职职工的比率不断提高，从而对养老保险基金的收支平衡产生直接影响。一方面养老保险基金来源逐渐减少，另一方面养老保障基金支付额不断增加，双方面变化使得老龄化国家面临巨大的财政压力和社会负担。特别是对于养老保障制度建设不够完善、经济实力不足的国家而言，持续增加的养老保险金支付将是一个亟待解决的难题。

　　对于社会医疗保险而言，中国居民基本医疗保障体系包括城镇职工基本医疗保险、城镇居民基本医疗保险、新型农村合作医疗和城乡医疗救助制度，老年人医疗保障是中国基本医疗保障体系的一部分。上述医疗保障制度基本覆盖了全体老年人，围绕住院和门诊大病，为患病老人提供基本医疗保障。然而，老年人自身特点使得其所需医疗费用及长期护理费用对医疗保险基金和公共财政形成巨大财政压力，增加了社会保障支出负担①。

　　（3）人口老龄化对养老服务的影响

　　受中国传统文化的影响，子女在为老年人提供经济保障和照护服务等家庭

---

　　① 陈程：《上海人口老龄化对养老负担影响的研究》，上海工程技术大学 2012 年硕士论文。

支持方面发挥着重要作用。近年来随着社会经济的发展，家庭规模小型化、劳动力流动性增强以及家庭亲属联系弱化等因素正在破坏传统家庭养老模式，老年人对社会养老服务的需求日益增强，需求内容更加丰富和多元化①。然而，目前社会提供的养老服务不能有效满足老年人的特殊照料及心理需求，养老服务供给不足，出现需求错觉和供给错位现象。

需求错觉即人们错误地估计了养老服务的真实需求，存在养老服务真实需求被高估的情况。目前中国确实存在大量的养老服务需求，但这些需求大多是潜在的，只有少数需求能真正成为可在养老服务市场中的真实需求②。究其原因，一方面在老年人群中，大部分老年人因健康状况较好，在路径依赖的作用下，继续沿用之前的养老服务模式，通过一般性的社会服务满足自身需求；另一方面，对于机体老化等原因必须寻求特定养老服务的老人中，大部分因支付能力不足会放弃其需求的实现或降低需求层次实现需求。因此，与巨大的老年人口规模相比，只有少部分老年人会通过特定养老服务实现其需求。

供给错位即养老市场供给与需求不匹配，出现结构性短缺或过剩现象。具体表现在以下几方面：①从服务效果看，结构性矛盾突出。中国老龄化"城乡倒置"现象突出，农村养老服务设施落后于城市，而床位空置率又高于城市，出现显著的结构性失调③。区域分配上，中西部养老服务业发展落后于东部地区，但政府及民间投资却低于东部地区。此外，服务体系上，2013年出台的《国务院关于加快发展养老服务业的若干意见》明确提出养老服务业的发展目标是以居家为基础、社区为依托，但目前市场为居家老年人提供的养老服务内容单一，无法满足老年人多样化的养老需求。现阶段居家养老服务内容主要包括助餐、助洁、助浴、助急、助医等"六助"服务，老年人的健康管理、康复护理、文化娱乐等服务内容供给不足，居家养老服务网络设施建设滞后，各种养老服务设施和服务市场主体的资源共享衔接亟待完善④；②养老服

---

① 王琼：《城市社区居家养老服务需求及其影响因素——基于全国性的城市老年人口调查数据》，载《人口研究》2016年第1期。

② 林宝：《养老服务业"低水平均衡陷阱"与政策支持》，载《新疆师范大学学报（哲学社会科学版）》2017年第1期。

③ 甄炳亮：《养老服务供给侧改革方向和重点》，载《社会福利》2016年第6期。

④ 辜胜阻、吴华君、曹冬梅：《构建科学合理养老服务体系的战略思考与建议》，载《人口研究》2017年第1期。

务人才现状和需求矛盾突出。目前我国约有 3700 多万失能、半失能老年人，按照护理人员与老年人 1∶3 估算，约需要养老护理人员 1000 多万人，而目前全国护理人员总数不足百万，拥有职业资格的人数更少。此外，康复师、护士、心理咨询师、社会工作师等专业人才匮乏，加之此领域工资待遇低、劳动强度大、社会地位低等原因，人才流失严重。

3. 人口老龄化对家庭的影响

（1）人口老龄化对家庭婚姻的影响

据 2010 年全国第六次人口普查资料，我国 60 岁及以上老年人口中，有配偶的老年人约 1.25 亿，占老年人口总数的 70.55%；丧偶老人 4747.92 万人，占 26.89%；未婚老人 313.68 万人，占 1.78%；离婚老人 138.08 万人，占 0.78%。与"四普"和"五普"相比，2010 年我国丧偶老人的比例虽然有所下降，但丧偶老人的规模却显著增长，2000—2010 十年间增加了 862.34 万人，对丧偶老人提供社会保障和照料等任务更加艰巨。资料显示，2000—2010 年女性老年人有配偶比例降低的幅度、丧偶比例提高的幅度都显著高于同年龄组的男性老年人，丧偶老人尤其是女性丧偶老人问题引起社会广泛关注①。老年人婚姻状况的变化，导致老年人家庭结构缺陷，生活环境恶化，从而使老年人产生沉重的心理负担和社会压抑，严重影响老年人的身心健康。

表 1-3　　　　中国老年人口婚姻状况变化（单位：万人，%）

婚姻状况	"四普"（1990 年）		"五普"（2000 年）		"六普"（2010 年）	
	人数	比例	人数	比例	人数	比例
未婚	127.31	1.31	212.17	1.66	313.68	1.78
有配偶	5 787.47	59.68	8 616.39	67.33	12 459.03	70.55
丧偶	3 703.58	38.19	3 885.58	30.36	4 747.92	26.89
离婚	78.61	0.81	84.26	0.66	138.08	0.78
合计	9 696.97	100.00	12 798.21	100.00	17 658.70	100.00

① 孙鹃娟、李婷：《中国老年人的婚姻家庭现状与变动情况——根据 2015 年全国 1% 人口抽样调查的分析》，载《人口与经济》2018 年第 4 期。

基于老年人家庭婚姻状况的变化，有关家庭婚姻对老年人生活质量、生活满意度、家庭养老功能、保健措施等影响引起各界广泛关注。李淑杏等（2016）研究发现有无婚姻、婚姻满意度、夫妻交流、空巢与否、家庭功能生活力、情感职能、精神健康维度对生活质量有显著影响，应采取措施促进老年人婚姻和谐，鼓励家庭交流，增强家庭功能来提高老年人的生活质量[1]。冯晓黎等（2005）研究指出家庭对老年人来说是尤其重要的生活环境，丧偶老人因生活照料上的不便及心理上的不平衡，会出现孤独、寂寞之感，其生活满意度低于有配偶的老人。此外，子女婚姻状况对养老功能亦产生影响[2]。李薇和谢敏（2013）通过分析婚姻对城市第一代独生子女家庭养老功能的影响发现，从经济供养来看，在婚有助于提高独生子女对父母的经济支持；从生活照料功能来看，在婚不利于独生子女对父母的生活照料；从精神慰藉功能来看，在婚一定程度上会弱化独生子女家庭养老功能中的精神慰藉功能[3]。

（2）人口老龄化对家庭关系的影响

①家庭关系与养老偏好

已有研究发现，家庭关系对老年人养老偏好产生重要影响。通常与子女关系越亲密对家庭养老偏好影响越显著。宋雪飞等（2015）通过对长三角农村地区的实地调查，发现农村老年人在养老方式选择上倾向于居家养老，与家人的关系对老年人养老意愿选择有显著影响[4]。伍海霞（2018）对城市第一代独生子女父母的家庭养老和入住养老院养老意愿的研究发现，约40%独生子女父母未来有入住养老院的打算[5]。陶涛等（2018）利用2014年中国老年社会追踪调查数据，考察老年人的代际关系对养老意愿的影响，发现隔代照料会影响老年人的养老意愿，提供高强度隔代照料的老年人更倾向于未来与子女同

---

① 李淑杏、陈长香、赵雅宁、马素惠、张敏：《婚姻、家庭功能对老年人生存质量的影响》，载《中国老年学杂志》2016年第4期。

② 冯晓黎、李兆良、高燕、梅松丽、魏冬柏：《经济收入及婚姻家庭对老年人生活满意度影响》，载《中国公共卫生》2005年第12期。

③ 李薇、谢敏：《婚姻对城市第一代独生子女家庭养老功能的影响研究》，载《西北人口》2013年第4期。

④ 宋雪飞、郭振、姚兆余：《农村老年人养老方式选择及其影响因素分析——基于长三角地区的问卷调查》，载《开发研究》2015年第2期。

⑤ 伍海霞：《城市第一代独生子女父母的养老研究》，载《人口研究》2018年第5期。

住，体现出代际交换与家庭责任的相互交织①。姚兆余等（2018）研究亦发现家人照料满足度越高、子女探望频率越高，农村老年人居家养老服务需求的可能性越低②。家庭养老功能方面，孙玉枝等（2014）调查显示，家庭功能与社会养老偏好呈负相关，家庭功能强的老年人社会养老倾向低，家庭功能弱的老年人社会养老倾向高③。慈勤英（2016）针对农村家庭养老研究认为，是否与子女共同居住会影响老年人的生活成本，共同居住可以减少生活开支④。陆杰华和张莉（2018）指出家庭代际支持的强弱对老年人照料需求模式具有最为显著的影响，健在子女数量在 2 个及以上的老年人更倾向于选择传统照料方式，而没有健在子女或只有 1 个健在子女的老年人则更倾向于转型期照料模式和社会化照料模式⑤。

②代际关系与老年人生活满意度

代际连带理论指出，代际关系取决于以下几方面：代际支持、居住安排、代际情感及代际准则。

有关代际支持对老年人生活满意度的研究表明，亲代和子代的代际支持存在差异，或只有在形成互惠的条件下老年人的满意度和幸福感才有显著提升。瞿小敏（2015）通过观察城市家庭中双向代际交换及老年人的生活满意度发现，代际交换已出现重心下移趋势，即亲代对子代的支持多于子代对亲代的支持，亲代对子代的支持与老年人生活满意度显著相关，而子代对亲代的支持与老年人生活满意度无显著相关，老年人经济上的独立性反而会提高其生活满意度⑥。余泽梁（2017）的研究认为，有无子女经常性的经济支持和生活照料显著影响老年人生活满意度，是否对子女经常性经济支持和照看孙代与老年人的

① 陶涛、刘雯莉、孙铭涛：《代际交换、责任内化还是利他主义——隔代照料对老年人养老意愿的影响》，载《人口研究》2018 年第 5 期。
② 姚兆余、陈日胜、蒋浩君：《家庭类型、代际关系与农村老年人居家养老服务需求》，载《南京大学学报（哲学·人文科学·社会科学）》2018 年第 6 期。
③ 孙玉枝、寇玉坤、杨利军：《812 例社区老年人日常生活能力、家庭功能及其相关因素调查》，载《中国全科医学》2004 年第 13 期。
④ 慈勤英：《家庭养老：农村养老不可能完成的任务》，载《武汉大学学报（人文科学版）》2016 年第 2 期。
⑤ 陆杰华、张莉：《中国老年人的照料需求模式及其影响因素研究——基于中国老年社会追踪调查数据的验证》，载《人口学刊》2018 年第 2 期。
⑥ 瞿小敏：《代际交换与城市老年人的生活满意度》，载《重庆大学学报（社会科学版）》2015 年第 5 期。

生活满意度显著相关①。唐金泉（2016）对不同年龄组代际支持进行考察发现，65~74 岁老人组与子女经济交互更为频繁，经济上的互惠提高了老人的积极情绪；对 75~84 岁年龄组老人而言，子女在日常照料上的作用十分显著；而 85 岁以上的高龄老人，得到充足的情感支持对于提升主观幸福感作用显著②。

居住安排对老年人生活满意度影响研究显示，只与配偶居住的老年人生活满意度最高，经济上的独立性对提升其生活满意度有正向作用。相较于同子女居住的二代家庭而言，配偶家庭和三代家庭中的老年人主观幸福感更强，且代际关系和居住安排会交互作用于老年人的幸福感。

代际情感方面，自身健康状况、家庭关系、健康交流是老年人幸福感的主要影响因素。学者还对农村老年人代际支持与主观幸福感进行研究，发现子女在农村老年人社会支持网络中占据核心地位，老年人获得子女提供的经济支持、代际间双向的家务帮助和情感支持提升了老年人的生活满意度，父母需求、性别偏好、居住空间距离对代际支持与生活满意度之间的关系具有重要调节作用。

第二节 世界人口老龄化发展趋势

一、人口老龄化进程不可逆转

从世界范围看，人口年龄结构转变过程中出现的人口老龄化现象是一个必然结果和历史趋势。作为人口发展的客观规律，世界上所有国家或迟或早都会步入老年型社会。根据联合国人口司统计和预测，20 世纪中叶（1950 年）世界 60 岁以上老年人口为 2 亿，21 世纪初为 6 亿，2010 年达到 7 亿，2025 年预计达到 12 亿人，届时将比 1950 年增长 6 倍，2050 年全球将有近 20 亿老年人。老年人口持续增加是人口发展模式从高出生率、高死亡率转

① 余泽梁：《代际支持对老年人生活满意度的影响及其城乡差异——基于 CHARLS 数据 7669 个样本的分析》，载《湖南农业大学学报（社会科学版）》2017 年第 1 期。
② 唐金泉：《代际支持对老年人主观幸福感的影响——基于年龄组的差异性分析》，载《南方人口》2016 年第 2 期。

变为低出生率、低死亡率的结果。21世纪上半叶，全世界186个国家和地区中，有68个已进入"老年型"，发达国家老年人口已占到总人口的20%，发展中国家60岁以上老年人口系数逐步上升，目前这一趋势还在继续，人口老龄化进程不可逆转。

二、人口老龄化增速加快

20世纪90年代以来，世界人口老龄化呈现快速增长趋势，老龄化率由1990年的6.2%增长至2015年的8.5%。不同时期数据显示，1990—1995年世界人口老龄化增长速度为4.84%，1995—2000年为4.62%，2000—2005年为4.41%，2005—2010年为8.45%，2010—2015年为10.39%，2005年后人口老龄化增速显著加快（图1-2）。主要国家数据显示，2005年前，发达国家如日本、英国、法国、美国的人口老龄化增长速度均出现不同程度的下降，中国总体保持在稳定水平。2005年后，所有国家老龄化增长速度显著加快，以中国表现最为突出。

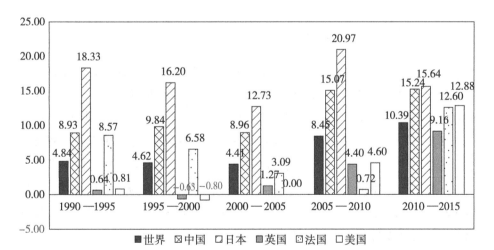

图1-2　世界及主要国家人口老龄化增长速度（%）

美国统计局2009年报告指出，2010—2030年间，无论发达国家还是发展中国家人口老龄化速度均有加快的趋势，与欧美传统工业发达国家相比，发展中国家的人口老龄化速度更快。虽然发展中国家老龄化进程落后于发达国家，但老龄化速度普遍快于经济发达国家。联合国人口预测数据显示，到2025年

12 亿老年人中将有 7% 来自发展中国家。

三、人口高龄化日益凸显

人口高龄化是指 80 岁及以上的"高龄老人"占全体老年人口（≥60 或 65 岁）的比例趋于上升的过程，与人口老龄化的区别在于，老龄化强调的是总人口的老化，而高龄化强调老年人口的老化，其所指群体更具特殊性，反映了老年群体年龄结构的变化特征①。联合国人口专家指出，"老年人口中的高龄老人是当今世界上增长潜力最大、增长速度最快的人口群组之一"②。1950—2000 年，世界 80 岁及以上高龄老人增加了 5 倍，以平均每年 3.3% 的速度增长，大大超过了 60 岁及以上老年人口的平均增速（2.2%）③。此外，全球高龄老人在 2000 年仅 0.69 亿，约占老年人口总数的 11.4%，预计 2050 年高龄老人约 3.8 亿人，占比为 19.3%。高龄老人的日常活动能力、健康状况、认知功能等显著降低，对护理和医疗卫生需求大约是 65～79 岁老人的 5 倍，大量高龄老人的出现将给养老服务、医疗保健和社会护理体系带来巨大压力。

四、女性老年人口比例升高

世界上大多数国家老年女性人数远远超过男性人数，高龄老人尤其如此。联合国人口司统计数据显示，2010—2019 年世界 65 岁及以上女性老年人口由 8.6% 增长至 10.1%，其中增幅最大的为北美洲（2.9%），其次是欧洲（2.6%）、拉丁美洲（2.0%）、亚洲（2.0%）和大洋洲（1.7%），非洲没有发生明显变化（表 1-4）。可见发达国家女性老年人口的增长速度快于发展中国家。据预测，2050 年发达国家 79 岁以上老年男性将增加 3 200 万人，女性为 3 800 万人，发展中国家将分别增加 2.84 亿人和 3.17 亿人。因此，大量丧偶老年妇女将成为老龄化社会的重要特征。

---

① 罗淳：《从老龄化到高龄化》，西南财经大学 2000 年博士论文。

② United Nations. "World Population Aging", New York：United Nations, 2015.

③ 陆杰华、张莉：《中国老年人的照料需求模式及其影响因素研究——基于中国老年社会追踪调查数据的验证》，载《人口学刊》2018 年第 2 期。

表 1-4　**2010—2019 年世界各大洲 65 岁及以上女性老年人口比例**（单位:%）

年份	世界	非洲	拉丁美洲	北美	亚洲	欧洲	大洋洲
2010	8.6	3.9	7.6	14.9	7.4	18.8	11.6
2011	8.7	3.9	7.8	15.1	7.5	19.0	11.8
2012	8.8	3.8	7.8	15.2	7.7	19.3	12.0
2013	8.9	3.8	8.0	15.6	7.9	19.4	12.3
2014	9.0	3.8	8.2	16.0	8.0	19.8	12.5
2015	9.2	3.9	8.5	16.4	8.2	20.1	12.8
2016	9.4	3.8	8.7	16.7	8.5	20.5	13.0
2017	9.6	3.9	9.0	17.1	8.8	20.8	13.2
2018	9.9	3.8	9.3	17.4	9.1	21.1	13.1
2019	10.1	3.8	9.6	17.8	9.4	21.4	13.3

数据来源：联合国人口和社会统计司（https：//unstats. un. org/unsd/demographic-social/index. cshtml）

第三节　我国人口老龄化基本特点

一、老年人口规模大

中国是世界上人口数量最多的国家，老年人口的规模也最大。据 2019 年《联合国世界人口展望》资料显示，我国总人口占世界总人口总量的 18.67%，其中老年人口占世界老年人口总量的 22.98%，分别是美国、日本、德国、英国和加拿大的 3.16 倍、5.36 倍、9.81 倍、14.20 倍、26.77 倍。

根据中国统计年鉴数据，截至 2019 年底，我国人口总数为 140 005 万人，其中 65 岁及以上人口 17 603 万人，占比 12.6%（表 1-5）。从绝对数量上看，我国老年人口数量逐年增加，1990 年 65 岁及以上人口 6 299 万人，占比 5.57%，2000 年老年人口 8 821 万人，占比 7.0%，已达国际老龄化标准。1990 年以来，人口总量增加了 22.5%，老年人口总量增加为原来的 2.76 倍。相关统计报告预测，到 2030 年，中国老年人数将达到 3 700 万人，占总人数的 1/4。中国老年人口规模之庞大，已成为不可忽视的社会问题。

表1-5 **1990—2019年中国老年人口规模及比重变化**（单位：万人）

年份	年末总人口	65岁及以上		年份	年末总人口	65岁及以上	
		人口数	比重			人口数	比重
1990	114 333	6 368	5.6	2005	130 756	10 055	7.7
1991	115 823	6 938	6.0	2006	131 448	10 419	7.9
1992	117 171	7 218	6.2	2007	132 129	10 636	8.0
1993	118 517	7 289	6.2	2008	132 802	10 956	8.2
1994	119 850	7 622	6.4	2009	133 450	11 307	8.5
1995	121 121	7 510	6.2	2010	134 091	11 894	8.9
1996	122 389	7 833	6.4	2011	134 735	12 288	9.1
1997	123 626	8 085	6.5	2012	135 404	12 714	9.4
1998	124 761	8 359	6.7	2013	136 072	13 161	9.7
1999	125 786	8 679	6.9	2014	135 782	13 755	10.1
2000	126 743	8 821	7.0	2015	137 462	14 386	10.5
2001	127 627	9 062	7.1	2016	138 271	15 003	10.9
2002	128 453	9 377	7.3	2017	139 008	15 831	11.3
2003	129 227	9 692	7.5	2018	139 538	16 658	11.9
2004	129 988	9 857	7.6	2019	140 005	17 603	12.6

资料来源：1991—2020年中国统计年鉴（http://data.stats.gov.cn/easyquery.htm? cn=C01）

二、人口老龄化速度快

纵观世界，中国人口老龄化发展速度非常之快。采用国际上通用的指标，即65岁及以上人口占总人口比例从7%提升到14%，法国所需时间为115年，美国65年，英国46年，而中国只需要27年便可以完成这个历程，仅次于日本（表1-6）。

表1-6	世界主要国家老龄化进度表（单位：年）		
国家	7%～10%	10%～14%	7%～14%
法国	75	40	115
美国	30	35	65
英国	–	–	46
日本	15	9	24
中国	16	11	27

资料来源：2005年联合国发布预测数据

　　从增长速度来看，中国老年人口由1990年的6 368万人上升至2019年的17 603万人，年均增长率3.70%；同期，老龄化率由5.6%上升至12.6%，年均增长率2.94%。1990—1991年老龄化增长速度最快（7.14%），1992—1995年波动降低，1996—2009年增长速度保持在1%～4%之间，2010年后开始波动上升（图1-3）。

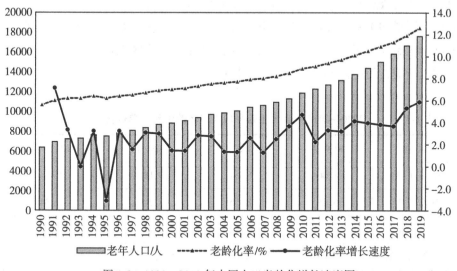

图1-3　1990—2019年中国人口老龄化增长速度图

三、"未富先老"特征明显

通常认为，发达国家先有物质财富的充分积累和经济的高速发展，然后才进入人口老龄化社会，即"先富后老"，国家有充足的物质条件解决老年人的养老问题。发达国家步入老年型国家行列时，人均 GDP 一般在 1 万美元以上，而 2000 年我国步入老年型国家行列时，人均 GDP 仅 850 美元。中国在生产力不发达背景下提前进入人口老龄化社会，即"未富先老"，超前的老龄化对经济社会发展产生深远影响。有关研究预测，在我国经济能够保持未来 40 年持续增长的前提下，人口老龄化超前与经济发展的强度将有可能在 2040 年前后达到峰值，这意味着我国应对人口老龄化将面临较其他国家更大的经济增长压力[1]。

四、老龄化区域差异显著

我国幅员辽阔，不同地区之间、城乡之间社会经济发展水平差异较大，使人口老龄化表现出明显的区域非均衡性。这种不均衡具体表现为地域上自东向西逐渐降低和"城乡倒置"的特点。

从 2000—2015 年三大地带平均人口老龄化率来看，经济发展水平最高的东部地区人口老龄化率最高，其次是中部地区和西部地区，人口老龄化表现出自东向西逐级递减的趋势（表 1-7）。2000—2005 年，仅有东部地区老龄化率超过全国平均水平，2010—2015 年，中部地区老龄化开始超过全国平均水平，西部地区始终低于全国平均。观察发现，尽管东部地区人口老龄化程度最深，但增速渐缓，而中西部地区老龄化呈快速增长趋势。

表 1-7　　**2000—2015 年三大地带平均人口老龄化率**（单位:%）

三大地带	2000 年	2005 年	2010 年	2015 年
东部（12）	8.00	9.67	9.00	10.58
中部（9）	6.48	8.55	8.54	10.34
西部（10）	5.75	7.82	8.00	9.11
全国平均（31）	6.83	8.75	8.54	10.04

注：括号内为省份数量

---

[1]　杨雪、侯力：《我国人口老龄化对经济社会的宏观和微观影响研究》，载《人口学刊》2011 年第 4 期。

　　全国人口普查和抽样调查数据显示，2000 年，东部地区有 9 个省份（北京市、天津市、河北省、辽宁省、上海市、江苏省、浙江省、山东省、广西壮族自治区）老龄化率高于 7%，中部地区有 3 个省份（安徽省、河南省、湖南省），西部 2 个省份（重庆市、四川省）；2005 年，东部和中部所有省份老龄化率均高于 7%，西部地区的重庆市、四川省、贵州省、云南省、陕西省、甘肃省 6 个省市高于 7%；2010 年全国仅有广东省、西藏自治区、青海省、宁夏回族自治区、新疆维吾尔自治区等 5 个省区的老龄化率低于 7%，；2015 年仅西藏自治区人口老龄化率低于 7%（图 1-4）。

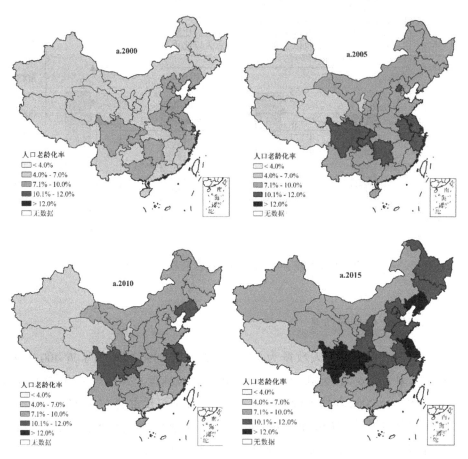

图 1-4　2000—2015 年中国人口老龄化空间格局

从城乡差异上看，人口老龄化"城乡倒置"现象非常明显，即农村人口老龄化水平高于城市，这是城镇化进程中农村青壮年劳动力大规模向城市迁移所造成的。2000—2015 年，我国城乡人口老龄化呈现以下特征：①乡村老年人口数量始终高于城市，但城市老年人口增长速度快于乡村，至 2015 年与乡村保持持平；②乡村人口老龄化速度快于城市，乡村老龄化率由 2000 年的 7.50% 上升到 2015 年的 12.03%，上升了 4.53 个百分点，同期，城市老龄化率上升了 2.82 个百分点（图 1-5）。已有研究认为，2030 年后城乡人口老龄化水平差距将逐步缩小，2040 年后城市人口老龄化水平将赶超农村①。

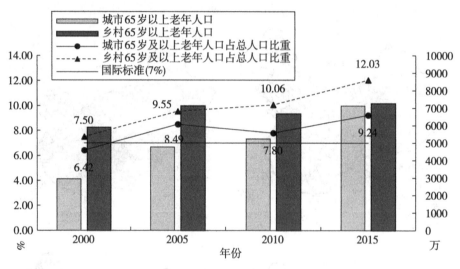

图 1-5　2000—2015 年中国城乡人口老龄化变动趋势

五、高龄化趋势凸显

2000 年我国高龄老人数量为 1 201 万人，比 1990 年增加了近 400 万人，年均增长率为 3.6%，远高于人口老龄化的增长速度。2010 年高龄老人数量 2099 万人，比 2000 年增加近 898 万人，占老年人口比重的 17.65%。

据联合国预测，2050 年世界上将有 13 个国家与地区高龄老人占总人口比例超过 10%，分别是意大利、西班牙、瑞典、中国、希腊、日本、奥地利、

① 杜鹏，王武林：《论人口老龄化程度城乡差异的转变》，载《人口研究》2010 年第 2 期。

新加坡、德国、荷兰、瑞士、芬兰和比利时。其中，中国高龄人口将达 1 亿，印度 4 700 万，美国 2 700 万，日本 1 200 万，印度尼西亚 1 000 万①，我国的高龄老人数量约占世界高龄老人总数（3.8 亿）的 26%。

① 褚劲风：《世界人口老龄化进程的特点》，载《地理教学》2001 年第 1 期。

第二章　居家养老是我国养老服务体系的基础

第一节　我国养老服务体系发展

一、我国养老服务体系发展历程

1. 孕育期（1949—1978 年）

中华人民共和国成立以后我国实行的是计划经济体制，形成了高度集中的福利供应模式，几乎所有社会福利资源由国家控制并进行统一调度和支配。

城镇老年人主要依靠机关、企事业单位保障其基本生活。1951 年，国务院颁布的《中华人民共和国劳动保险暂行条例》中规定："企业职工的养老保险由企业来负担，建立企业职工退休养老制度。"1955 年，国务院发布《国家机关人员退休处理暂行办法》规定："在机关和事业单位中实行退休养老制度，其退休条件和待遇标准与国家机关、民主党派、人民团体和事业单位的工作人员的退休制度大致相同。"政府创办了收容安置城镇流离失所人员的福利机构（生产教养院），并对他们进行救助、教育和改造。至 1953 年底全国共有生产教养院 920 个，先后收容孤寡老人 10 万人左右。1955 年，我国设立了社会福利管理机构，到 1964 年全国共有福利机构 733 个，先后收养近 7.9 万城镇"三无"老人。

农村老年人通过土地改革，即"耕者有其田"，换取社会保障。针对鳏寡孤独者，在实行合作化和人民公社后，由集体分配劳动成果等办法保障其生活。毛泽东在 1956 年强调指出："一切合作社有责任帮助鳏寡孤独缺乏劳动力的社员和虽有劳动力但生活上十分困难的社员，解决其生活困难。"对老年人的照料护理等养老服务则基本由家庭提供，邻里互助等非组织形式是重要补充。1951 年，河南省唐河县通过自愿联合、安置孤老残幼的办法，开启了敬老院的先河，并被国务院推广。1956 年，黑龙江省拜泉县兴华乡第一个办起敬老院，解决了实行合作化后年老体弱五保对象的生活照料问题。1958 年，中共八届六次会议提出："办好敬老院，为那些无子女依靠的老年人（五保户）提供一个较好的生活场所。"

总之，这一时期的养老主要是由家庭承担，福利院、敬老院等机构作为家庭养老的补充，养老经费的来源主要是家庭、单位和政府。这种福利体制下，社会福利供给主体较为单一，服务对象狭窄，养老服务体系建设还处在孕育时期。

2. 探索发展期（1979—1999 年）

改革开放同时也开启了我国老年福利事业社会化改革，养老服务作为第三产业开始引起广泛重视，社区为老服务兴起，但家庭仍然是最重要的养老服务主体。

1983 年全国第八次民政工作会议提出："社会福利事业国家可以办，社会、团体可以办，工厂、机关可以办，家庭也可以办。"就此迈出了国家支持多元主体进入社会福利领域的第一步。1984 年召开的全国城市社会福利事业单位整顿经验交流会，首次明确提出"社会福利社会办"的指导思想，提出社会福利事业要由国家包办向国家、集体、个人一起办转变，机构服务对象扩大至社会老人，进一步明确了我国社会福利事业向社会化发展的方向。1998年，民政部选定 13 个城市进行社会福利社会化试点工作，同年，国务院办公厅转发《关于加快实现社会福利社会化的意见》，进一步推动此工作。到 1999年，我国养老机构数量增至四万个，收养老人数量由 1978 年的 14 万人增至1999 年的 77.6 万人。

此阶段社区养老服务开始兴起。20 世纪 80 年代经济体制改革等影响下，单位失去了社会保障功能，退休和下岗失业人员、流动人员成为社区服务需求群体，国家也在政策上对社区养老给予了充分支持。1989 年颁布的《中华人民共和国城市居民委员会组织法》明确指出："居民委员会应当开展便民利民的社区服务活动，兴办有关服务事业。"这为社区参与居家养老服务体系建设提供了法律保障。1993 年民政部、财政部等部委联合下发《关于加快发展社区服务业的意见》，将"各种便民家庭服务、养老服务"明确规定到社区服务业发展的项目中，并提出"到本世纪末，85% 以上街道兴办一所社区服务中心、一所老年公寓等"中期发展目标。1994 年全国老龄委下发《中国老龄工作七年发展纲要（1994—2000 年）》指出，通过"大力发展社区"来帮助解决老年人特别是高龄老人和残疾老人的生活照料问题，并首次提出逐步形成一种"以社区为中心的生活服务、疾病医护、文体活动、老有所为四大服务体系"，进而明确了社区的依托功能。1996年第八届全国人民代表大会常务委员会第二十一次会议审核并通过了《中华人民共和国老年人权益保障法》，这是我国第一部为维护老年人合法权益而专门设立的法律，法律中明文规定"老年人养老主要依靠家庭"，"发展社区服务，逐步建立适应老年人需要的生活服务、文化体育活动、疾病护理与康复等服务设施和网点"。1999年全国老龄工作委员会成立，同时，全国老龄工作委员会第一次全体会议在京举行，会议指出"要大力发展社区养老服务，加快社区老年照料服务体系建设的步伐"，"把老龄事业纳入国民经济和社会发展计划，逐步增加对老龄事业的投入"，此次会议再次明确了政府在发展社区养老服务业中的主导作用，鼓励广大社会力量参与到老龄事业的兴办中，至此，我国养老服务体系建设进入新的发展阶段。

3. 体系化建设期（2000—2007年）

2000年我国正式步入老龄化社会，这也是养老服务发展的关键年份。这一年，全国各地陆续开展各种形式的居家养老服务试点探索，同年8月，《中共中央国务院关于加强老龄工作的决定》指出："全党全社会必须从改革、发展、稳定的大局出发，高度重视和切实加强老龄工作。"《决定》首次提出"坚持家庭养老与社会养老相结合"的养老方针，"建立以家庭养老为基础、社区服务为依托、社会养老为补充的养老机制"。

这一时期，最重要的是提出了"养老服务体系"的概念。2006年召开的全国第二次老龄工作会议提出，建设"以居家养老为基础，社区服务为依托，机构养老为补充"的中国特色养老服务体系。同年，国家老龄委、发改委联合颁布的《关于加快发展养老服务业的意见》，第一次将养老服务上升为"养老服务业"，从产业角度将其定义为"为老年人提供生活照料和护理等基本生活需要的现代服务业"。至此，养老服务体系开始进入实施阶段。

各级政府通过加大财政投入，调动社会力量参与，加快养老机构的发展步伐，机构服务业呈现出投资主体多元化、服务对象公众化、运行机制市场化的发展格局。据统计，2008年年底，全国共有养老机构近4万个，床位数279.4万张，收养老年人193.3万人①。对于机构外的老年人，通过发展社区服务提

---

① 中华人民共和国民政部：《中国民政统计年鉴2009》，中国统计出版社2009年版。

供照料护理，进而走向居家养老服务。2007 年全国居家养老服务经验交流会在杭州召开，随后在北京、天津、厦门、大连、青岛等居家养老服务工作开展较好的城市，扩大试点范围和规模，加大财政资金的投入，其他城市如上海、杭州、宁波、青岛等也相继出台养老试点鼓励扶持政策，推动了居家养老服务的广泛开展。

4. 全面推进期（2008 年以来）

2008 年全国老龄委等部门联合下发《关于全面推进居家养老服务工作的意见》，第一次在政府文件中明确定义了居家养老服务，即"政府和社会力量依托社区，为居家老年人提供生活照料、家政服务、康复护理和精神慰藉等方面服务的一种服务类型"，并指出，居家养老服务是对传统家庭养老模式的补充与更新，是我国发展社区服务，建立养老服务体系的一项重要内容，《意见》明确指出"力争'十一五'期间，全国城市社区基本建起多种形式、广泛覆盖的居家养老服务网络"。

2011 年国务院印发《中国老龄事业发展"十二五"规划》，提出要"构建居家为基础、社区为依托、机构为支撑的社会养老服务体系，创建中国特色的新型养老模式"，"重点发展居家养老服务，建立健全县（市、区）、乡镇（街道）和社区（村）三级服务网络，城市街道和社区基本实现居家养老服务网络全覆盖"。由此，2000 年《意见》中的"广泛覆盖"变成 2011 年《规划》中的全面覆盖，说明我国从制度上实现居家养老服务网络构建的全覆盖。

2013 年全国人大常委会新修订的《中华人民共和国老年人权益保障法》进一步保障老年人享受养老服务的权利。新法规定："家庭成员应当关心老年人的精神需求，不得忽视、冷落老人；与老年人分开居住的家庭成员，应当经常看望或者问候老年人，满足老年人的精神需求；并将每年的重阳节定为老年节。"随着相关文件的陆续出台，对养老服务体系提出了新的要求，养老服务体系发展目标也进一步明确。截至 2016 年底，全国各类养老服务机构设施 14.0 万个，比上年增长 20.7%，其中：注册登记的养老服务机构 2.9 万个，社区养老服务机构和设施 3.5 万个，社区互助型养老设施 7.6 万个；各类养老床位合计 730.2 万张，比上年增长 8.6%（每千名老年人拥有床位数 31.6 张，比上年增长 4.3%），其中社区留宿和日间照料床位 322.9 万张①。目前，我国

---

① 中华人民共和国民政部：《2016 年社会服务发展统计公报》. http://www.mca. gov. cn/article/sj/tjgb/201708/20170815005382. shtml。

已初步形成以居家养老为基础、社区养老为依托、机构养老为补充、"医养结合"的养老服务体系。

二、我国养老服务体系发展特点

1. 养老服务体系的发展目标和方向越来越明确

随着国家明确提出建立"以居家养老为基础、社区养老为依托、机构养老为补充"的社会养老服务体系，国家和社会对养老服务体系建设给予了高度重视，积极推进养老服务的社会化与市场化发展。养老服务的社会化体现在养老服务主体的多元化、服务对象的公众化、服务方式的多样化以及服务队伍的专业化。养老服务的主体包括政府、企业、非营利组织、社区机构以及社区居民；服务对象既包括无劳动能力、无生活来源、无法定赡养人和无子女享受低保老年人的需求，同时还包括为社会老年人提供有偿和低偿的养老服务等；服务方式则是按照老年人需求、人口规模和服务半径，不断充实服务内容，扩大服务范围，满足老年人的个性化需求①。多主体涉足养老服务业，养老服务市场初具规模。从目前已经取得的养老服务体系建设成效来看，以居家养老为主体、社区和机构养老为补充的养老服务格局基本形成，出现了"9073"（90%老人通过家庭养老解决，7%享受社区居家养老服务，3%享受机构养老服务）"、"9064"和"9055"等地方实践模式②。

2. 重视居家养老和社区养老发展

以社区为平台，整合社区内各种服务资源，为老年人提供多样化服务的社区居家养老模式符合我国老年人多层次的养老需求。当前我国普遍采取的"家庭照顾、居家照顾、日托照顾"三位一体的居家养老综合照顾模式不仅能满足老年人的实际养老需求，还具有服务网络社会化和养老成本经济的显著特征，在实际运行过程中，三种模式相互依存、相互配合、相互促进，共同为老年人提供服务，并可有效避免因机构照顾所带来的资源浪费大、受益面小等缺点③。但当前我国社区居家养老模式也存在一些问题，如老年人个性需求照顾

① 刘益梅：《人口老龄化背景下社会化养老服务体系的探讨》，载《广西社会科学》2011年第7期。

② 贾玉娇：《中国养老服务体系建设中的突出问题与解决思路》，载《求索》2017年第10期。

③ 杨晓牧：《城市社区居家养老服务模式浅析》，载《劳动保障世界》2016年第3期。

不足、服务主动性低、服务内容层次低等。据此，应针对老年人的个性特点，提供差异化服务；定期对养老服务进行评估，并结合老年人对养老服务的反馈意见，对服务内容做出及时调整，以增强为老服务的针对性和有效性；同时社会工作者应依照地区特点协助社区老年人成立自治协会，充分发挥老年人关心社区养老事务的积极性，增强老年群体的自助和互助能力。

3. 积极推进养老机构建设

2012 年党的十八大提出"积极应对人口老龄化，大力推进老龄服务事业和产业发展"，为养老服务体系建设带来重大机遇。与居家和社区养老相比，养老机构能够为老年人尤其是生活自理能力受限的老年人提供更为系统和专业的照护服务，因此在养老服务体系中占有重要位置。近年来，在国家一系列政策推动下，我国养老机构发展迅速。民政部数据显示，近 5 年我国各类养老服务机构和设施、床位数增长迅速，养老机构由 2013 年的 4.2 万个增长至 2019年的 16.8 万个，年均增长率 30.14%；床位数由 2013 年的 493.7 万张增长至 2019 年的 775.0 万张，年均增长率 7.81%。每千名老人拥有床位数由 2013 年的 24.4 张增长至 2019 年的 30.5 张，年均增长率 3.79%。

表 2-1　　　　　　**2013—2019 年全国养老机构床位数变化**

年份	养老机构（万个）	养老机构床位数（万张）	每千名老人拥有床位数（张/千人）
2013	4.2	493.7	24.4
2014	9.4	577.8	27.2
2015	11.6	672.7	30.3
2016	14.0	730.2	31.6
2017	15.5	744.8	30.9
2018	16.8	727.1	29.1
2019	20.4	775.0	30.5

数据来源：2013—2019 年社会服务发展统计公报(http://www.mca.gov.cn/article/sj/tjgb/)

此外，随着人文理念不断注入养老服务业，在较为成型的"生理性老人"定位基础上，引入老年人的心理和社会需求维度，养老服务行业的规范水平有所提高，集中体现在养老机构建设的安全性和护理服务的专业性两方面。一是通过养老服务专业教育培训，培养从事养老服务工作的专业人才，推进职业的专业化；另一方面，根据不同老年人群建立完善的服务标准，明确不同服务的具体内容，以满足老年人的生活和情感需求；此外，建设专业化的养老服务设施网络，以保证老年人的日常照料需求和精神生活需要。

4. 重视"医养结合"

随着失能、失智、患慢性病及高龄人口规模的扩大，"医养分离"模式难以为继，2005 年郭东等学者首次提出"医养结合"的概念，随后学界逐渐展开相关研究。

不同学者对"医养结合"的概念理解存在差异。如杨贞贞（2014）认为"医养结合"是以医疗服务为支撑的养老服务体系，即以当前由"居家养老、社区养老和机构养老"编制成生活照护服务网为基础，通过发展家庭病床、社区健康养老服务网络、加强养老机构与医疗机构的合作、养老机构内设医院纳入医疗保险结算或鼓励有条件的医院增设老年病床等手段，为老年人提供集养老服务与健康管理于一体的包括基本生活照料、精神慰藉、健康预防、医疗服务、康复护理等的服务网络①。鲍捷和毛宗福（2015）指出"医养结合"模式是指医疗资源与养老机构、社区、家庭老年照护服务相互融合、相互促进的功能整合性服务体系②。王素英等（2013）认为"医养结合"是以基本养老服务为基础，在做好老年人生活照料、精神慰藉等服务的基础上，着重提高疾病诊治护理、健康检查、大病康复、临终关怀等医疗服务质量的一种服务方式③。

根据全国各地试点经验，学者从不同角度出发对"医养结合"模式类型进行划分。王素英等（2013）认为"医养结合"模式大体分为三种：整合照料模式，即由单一机构提供医养结合服务，包括具备医疗功能的养老机构和具备养老功能的医疗机构；联合运行模式，即由一个或多个养老机构与医疗机构合作，互利共赢；支撑辐射模式，即医疗机构或社区卫生服务机构与社区养老服务中心开展合作，为居家社区老年人提供健康服务，又可细分为政府主导和社会力量主办两种类型。赵晓芳（2014）指出"医养结合"可分为三种形式：

① 杨贞贞：《医养结合的社会养老服务筹资模式构建与实证研究》，浙江大学 2014 年博士论文。

② 鲍捷、毛宗福：《社会医疗保险助推医养结合服务的政策探讨》，载《卫生经济研究》2015 年第 8 期。

③ 王素英、张作森、孙文灿：《医养结合的模式与路径——关于推进医疗卫生与养老服务相结合的调研报告》，载《社会福利》2013 年第 12 期。

养老机构开设医疗机构、医疗机构内设养老机构、养老机构与医疗机构合作①。刘清发等（2014）从嵌入性视角分析已有"医养结合"模式，认为可将其分为"医养结合科层组织模式""医养结合契约模式"和"医养结合网络模式"。"医养结合科层组织模式"是指一些具有区域影响力的医疗机构或养老机构在对自身医养资源和医养结合要求评估后，通过横向或纵向一体化的发展，在机构内部建立养老科室或是医疗科室，实现医疗服务和养老服务内部化，提供医疗、护理、托老、康复、保健等全方位老年人服务；"医养结合契约模式"是指医疗机构与养老机构借助社会关系的纽带作用，通过市场契约或者签订合作共建协议，优化利用彼此拥有的医疗和社会服务资源，整合医疗和养老服务，共同满足老年人医疗养老服务需求；"医养结合网络模式"是"医养结合科层组织模式"和"医养结合契约模式"的联合体，指某一区域内的医疗机构和养老机构结合自身在社会网络中所处的位置和拥有的差异性资源，结成利益共同体的协同关系，或签订契约，或设立医疗科室，实现医疗和养老资源区域联合与合理配置②。

"医养结合"作为应对老龄化风险、健全养老服务体系和提升老年福利的重要举措，与社会现实需求和人口变动规律紧密结合，充分体现了一种制度理性。但在政策推行和具体实践中，依旧存在以下供需困境：（1）供给方面，政策支持不足，制度供给缺位。一方面，我国医养结合管理存在"多龙治水"现象，部门权责界定不够清晰，职能交叉，易出现利益纷争和推诿扯皮，难以实现政策协同；另一方面，由于缺乏具体的财政支持规划和合理的资金支持系统，各级政府积极性不高，资金投入明显不足。此外，由于"医养结合"正处于探索阶段，未建立规范化的准入退出机制，缺乏健全的行业管理法规和标准的人才培育办法，导致服务人才供给存在总量不足和流失问题。（2）需求方面，表现为支付能力有限与有效需求不足，出现这种现象的原因一是医疗价格升高，机构服务成本增加，二是"医养结合"养老服务支付保障机制缺乏合理设计，未将供给服务的养老机构纳入医保定点范围，未根据服务内容、层次制定完善的费用结算制度，整体规划性不强，造成老年人购买意愿强烈与有

---

① 赵晓芳：《健康老龄化背景下"医养结合"养老服务模式研究》，载《兰州学刊》2014年第9期。

② 刘清发、孙瑞玲：《嵌入性视角下的医养结合养老模式初探》，载《西北人口》2014年第6期。

效需求矛盾的局面。

第二节 居家养老的内涵与特点

20 世纪 50 年代，因机构养老不能满足老年人的生活习惯和个性化养老需求，并给政府带来了巨额财政负担，"去机构化"运动在西方国家逐渐展开。英国政府率先提出社区照顾养老模式并在 20 世纪 70 年代广泛普及。此后，一些国家相继提出"就地养老"理念，大力开展社区照顾服务。而我国学者于 20 世纪 80 年代开始涉足居家养老问题，认为居家养老与社会养老和传统家庭养老相比，在文化观念、经济成本、养老覆盖范围与社会效益等方面均有着较为明显的优势。文化观念方面，居家养老既能消除我国老年人在"孝"文化方面的顾虑，又能达成老年人心理上"爱"的需求，还能适应我国在生活方式与价值观念方面的变化，有效处理传统家庭养老文化与现实情况之间的冲突；经济成本方面，居家养老所需的经济成本是家庭养老、社会养老和机构养老中最为理想的，居家养老服务采取的社会化服务模式在很大程度上分担了家庭成员赡养老人的负担，同时，通过政府补贴和扶持，进一步减轻家庭养老的经济负担；养老覆盖范围方面，目前我国养老机构提供的养老服务供不应求，而居家养老服务能够利用老年人自己在家中现成的硬件设施，由受过培训的专职老年照顾人员完成养老服务，在数量上可以解决更多老年人的养老需求；社会效益方面，相对于机构养老与传统家庭养老而言，居家养老能够通过培训一定数量的专职老年照顾人员解决更多人的就业问题①。

一、居家养老的内涵

居家养老概念的提出始于 20 世纪 90 年代末。陈大亚（1998）认为，所谓"居家养老"，就是以家庭养老为主，社会养老为辅的养老模式。就是要积极调动社会各方面的力量，组合成一个最符合老年人意愿，一个最有利于保持和加强老年人自立能力的，一个最切实可行的和一个最有效的养老保障体系，最终形成一个以家庭为核心、社区养老服务网络为外围、养老制度为保障的居家

---

① 陈笑楠：《老龄化背景下我国城市居家养老研究》，吉林大学 2008 年硕士论文。

养老服务体系①。穆光宗和姚远（1999）认为居家养老是一种与机构养老相对的养老方式，这种方式，家庭养老可以采用，社会养老可以采用，家庭养老为主社会养老为辅也可以采用。居家养老是建立在个人、家庭、社区和国家基础之上，以居家养老为形式，以社区养老服务网络为基础，以国家制度政策法律管理为保障，家庭养老和社会养老相结合的养老方式②。杨宗传（2000）指出居家养老概念反映了老年人养老的居住方式，即老年人分散居住在自己的家庭养老，而不是集中居住在养老机构养老③。王爱娣和徐珊珊（2001）认为，居家养老不是新发明，而是社会福利社会化的一项内容，简单来说，就是将社会提供的各类养老服务"请"进家庭为老年人提供帮助，实行有偿为主补贴为辅的方法，一般情况下由老人自费购买服务，对困难老人由政府出资补贴④。祁峰（2014）认为居家养老是指政府依托社区，利用社区网络服务资源，建立社区养老服务机构，为居家老年人提供生活照料、精神寄托、医疗保障等服务，它将家的涵义扩展到老人所居住的社区，是政府、社区、家庭相结合的现代养老方式⑤。

二、居家养老的特点

居家养老是一种介于传统家庭养老和现代社会养老之间的适合我国国情的养老模式，具备家庭养老和社会养老的综合优点。综合而言，居家养老具备以下基本特点。

1. 养老功能全方位性

居家养老能够满足老年人经济供养需求、生活照顾、精神支持等多方位的需求。家庭作为老年人"长期生活的场所"，可以为老年人提供最符合其生活习惯和最熟悉及安全的养老住所，家庭成员可以给予老年人亲情关怀和精神慰藉。陈军（2001）指出，居家养老是"半社会半家庭式"的养老模式，与机构养老相比，这种模式能让老人充分享受家庭的温暖，家庭所具备的提供感情

---

① 陈大亚：《家庭养老问题探讨》，载《航天工业管理》1998 年第 9 期。

② 穆光宗、姚远：《探索中国特色的综合解决老龄问题的未来之路——"全国家庭养老与社会化养老服务研讨会"纪要》，载《人口与经济》1999 年第 2 期。

③ 杨宗传：《居家养老与中国养老模式》，载《经济评论》2000 年第 3 期。

④ 王爱娣、徐珊珊：《关于居家养老问题的若干思考》，载《社会转型与社区发展——社区建设研讨会论文集》，2001 年 11 月。

⑤ 祁峰：《完善我国居家养老的对策》，载《经济纵横》2014 年第 1 期。

和心理支持的功能，是任何一个社会群体或机构不能替代的①。居家养老不仅着眼于分散的家庭照料，而且着眼于社会为老年人提供的养老服务；不仅着眼于家庭养老的经济来源，而且着眼于老年人的精神慰藉和身体健康。即居家养老具备养老功能的全方位性，能真正实现"老有所医、老有所养、老有所乐、老有所学、老有所为、老有所尊、老有所宁"。

2. 养老资源多元性

现今社会，家庭趋于小型化、核心化，家庭养老功能逐渐弱化，而社会养老功能单一，政府财政负担较重，所以单一的养老方式不是最佳的养老方式，养老应该是多元化的。居家养老作为家庭养老和社会养老的结合，养老资源不仅来自个人、家庭，也来自政府、社会，是多方资源的整合。居家养老同时具有家庭养老和社会养老的优点，即劳务养老由社会承担，精神生活养老由家庭承担，物质方面由国家、集体和个人共同承担。张良礼（2006）指出，居家养老就是以"家"为养老平台，以相对固定的社区环境为养老基础，政府、社会、家庭等几方面力量在"家"这个平台上施展各自不同的作用②。

3. 社区协作性

居家养老中的"家"不是普遍意义上的家庭，而是将其概念延伸至老年人所居住的社区这个广义的家庭中，故居家养老也称为"社区居家养老"或"社区养老"。20世纪80年代以来，我国社区养老服务发展迅速，社区扮演越来越重要的角色，形成了以老年人日常照顾、老年人健康服务、老年人权益保障服务和老年人精神文化服务为主要内容的社区为老服务体系，包括社区养老院、老人公寓、托老所、老年服务中心、家政服务中心等，全方位为居家老人提供社区服务。第37届联合国大会通过的《老龄问题维也纳国际行动计划》指出"社区服务应以社区为基础，并为老年人提供范围广泛的预防性、补救性的服务，使老年人能够在自己家里和他们居住的社区中尽可能过独立的生活，继续成为参加经济活动的有用公民"。此外，通过社区居家养老服务，可以有效统筹社区内的综合资源，充分利用和调动社区内部可利用空间场所，将娱乐、卫生或其他设施集中起来为老年人提供服务。

4. 综合福利性

居家养老是一种公益性或准公益性产品，带有福利性质。其养老资金很大

---

① 陈军：《居家养老：城市养老模式的选择》，载《社会》2001年第9期。

② 张良礼：《应对人口老龄化》，北京社会科学出版社2006年版。

程度上来自政府和社区的补贴，养老服务成本较低，使得老年人大多能够购买得起基本的服务，可以很大程度上减轻家庭经济压力，并且针对失能、高龄、空巢等特殊老人无偿或者低偿提供服务，可以很好地满足老年人的基本物质需求，具有综合福利性。

第三节　家庭在居家养老中的作用

一、家庭的概念

家庭作为个体从出生到死亡的重要场所，对个体具有重要的社会意义。《辞海》中家庭被定义为"在原始社会中产生，以婚姻和血缘关系为基础的一种社会生活组织形式"①。《现代汉语词典》将家庭定义为"家庭是一种社会单位，包括父母、子女和其他生活在一起的亲属，它是靠血缘及婚姻关系维系的"②。《中国大百科全书·社会学卷》定义："家庭是由婚姻、血缘或收养关系所组成的社会生活的基本单位。"美国社会学家伯吉斯和洛克在《家庭》一书中提出："家庭是被婚姻、血缘或收养的纽带联合起来的人的群体，各人以其作为父母、夫妻或兄弟姐妹的社会身份相互作用和交往，创造一个共同的文化。"

目前，学者从复杂多样的关系视角出发对家庭进行理解，其中比较有代表性的观点有：（1）人口关系决定论。即主张家庭是以一定形式的经济为基础的人口生产关系，其通过人的生产和再生产来维持生命的延续和人类的延续，从而为社会的存在及良性循环提供最基本的要素，这也是家庭所负担的最基本的社会职能。（2）经济关系论。即主张经济关系构成家庭最本质的内容，家庭的形式、职能、性质、结构等都与一定社会的经济基础相适应并随之发生变化。（3）感情关系论。认为情感关系是家庭最本质的关系，男女是否存在感情基础对家庭能否组成或分离至关重要。张卫东（2000）认为，"家"不是一个物理空间概念，而是具备人际关怀、情感交流，缺乏心里沟通和精神慰藉的

---

① 《辞海》，上海辞书出版社 1979 年版，第 2341 页。
② 《现代汉语词典》，商务印书馆 1982 年版，第 530 页。

"空巢"家庭，则不符合"家"的涵义①。（4）多层次论。即认为家庭是多层关系的整合，包括人类自身的生产关系、物质关系和社会关系。要正确理解家庭的本质需要将三者相结合，不能割裂三者之间的联系②。

改革开放以来，深刻的社会与经济变革也影响着中国人口的发展态势。普查资料显示，在计划生育政策和人口流动的多重作用下，我国平均家庭户规模逐渐下降。1990—2010 年不同规模家庭户比重显示，一人户和两人户家庭比重不断增加，一人户家庭比重由 6.70%上升至 14.53%，二人户家庭比重由12.87%上升至 24.37%；三人户及以上规模家庭比重均处于下降趋势，其中以三人户、四人户、五人户的降幅最为明显（图 1-2）。可见，核心家庭"4-2-1"模式将成为今后的主流家庭模式，家庭养老资源的减少使得子女人均养老负担加重，家庭养老面临严峻挑战。

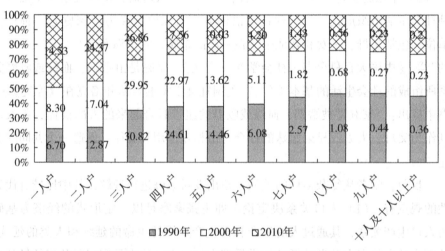

图 2-1　1990—2010 年各种规模家庭户比重

二、家庭在居家养老中的作用

家庭是以婚姻关系为基础、血缘关系为纽带而组成的生活共同体。英国早期人类学家马林诺夫斯基认为家庭履行着维系社会生活的基本功能。美国结构

① 张卫东：《居家养老模式的理论探讨》，载《中国老年学杂志》2000 年第 2 期。
② 祁峰：《和谐社会视域下中国城市居家养老研究》，大连海事大学 2010 年博士论文。

主义大师帕森斯也提出家庭是社会系统的有机组成部分，可以在生理上和心理上满足家庭成员的需求。我国著名的社会学家费孝通（1983）认为"家庭作为最基本的生活单位，是社会的细胞，是个体从出生到死亡的所在"。长期以来，"甲代抚育乙代，乙代赡养甲代，乙代抚育丙代，丙代又赡养乙代"的"反馈模式"构成中国传统家庭的代际关系①。在这种模式下，父母对子女承担抚养义务，子女对父母承担赡养责任，父母和子女之间不是西方社会的权利义务观点，而是情感的流露和亲情的联络②。这种待机互动模式，成为家庭养老模式得以维持的伦理基础，因此，养老是家庭所承担的重要义务。《中国老年人权益保障法》也明文规定："老年人养老主要依靠家庭，家庭成员应当关心和照料老年人；赡养人应当履行对老年人经济上供养、生活上照料和精神上慰藉的义务，照顾老年人的特殊需要。"我国已进入老龄化社会，发挥家庭在养老中的作用是家庭的重要义务和责任。

1. 家庭是养老的主要场所

随着社会福利社会化的发展，老年人选择养老的方式日益多样，但家庭依然是老年人选择养老的主要场所。一些国家调查统计表明，居家养老仍然是多数老年人首选的养老方式，选择居家养老的老年人占其总数的比例，日本为98.6%，美国为96.3%，瑞典为95.2%，英国为95.5%③。在我国，受传统文化的影响，居家养老一直处于主流趋势，在北京、天津、上海关于养老方式意愿的抽样调查结果表明，90%以上的老年人选择在自己家中安度晚年。

2. 家庭是老年人经济供养的主要来源

经济供养就是老有所养，老年人在步入老龄甚至高龄过程中，其所需的养老经费需要有人提供。城市离退休老人虽有养老金及社会保险等，但并不是都能满足其需求；而对于收入较低或者没有收入的老年人，尤其是农村老人来说，在经济上则离不开家庭、离不开子女的支持。因此家庭的经济供养成为老年人养老经费的主要来源。2010年全国人口普查数据显示，老年人依靠家庭成员进行经济供养的比例为40.7%，其次是劳动收入，占比29.1%，依靠离

---

① 费孝通：《家庭结构变动中的老年赡养问题——再论中国家庭结构的变动》，载《北京大学学报（哲学社会科学版）》1983年第3期。

② 《潘光旦文集》，北京大学出版社2000年版。

③ 邹农俭：《养老保障·居家养老·社区支持：养老模式的新选择》，载《江苏社会科学》2007年第4期。

退休金养老金的比例为24.1%①。一般情况下，子女对父母的赡养支持有三种方式：一是父母与一个子女共同居住，其他子女按时给予父母一定的生活费和其他费用；二是父母不与子女共同居住，自己单独居住，子女供给必要的生活费用；三是父母在养老机构居住，子女提供所需费用。

3. 家庭满足老年人日常照料需求

日常照料是老年人照顾的最基本任务。主要满足老年人以下三种需要：第一是满足老年人衣食住行及必要社交活动的需要；第二是满足老年人家务劳动的需要，尤其是重体力劳动和季节性家务劳动；第三是满足老年人体弱多病特别是卧床时的照顾陪伴需要。《中华人民共和国老年人权益保障法》规定："60岁及以上老年人可以适当承担一些力所能及的家务性劳动，家庭不能强迫其承担田间劳动和其他力所不能及的劳动，老人生病时，家人要为其提供送医、送药等服务，并有专人照顾老人生活。"调查数据显示，老年人日常生活由配偶照顾的比例最高，达55.2%；其次是依靠子女照顾，占比30.2%；独居自己照顾自己或无人照顾的比例21.9%；通过社区照顾的比例只占4%。可见老年人的生活照料支持系统主要来源于家庭成员②。

家庭成员作为老人最亲密的人，他们了解老人的习惯和爱好，在生活上能更好地满足老年人的需求，能提供更加贴心的服务，让老年人在自己所熟悉的环境中养老，安享晚年。

4. 家庭满足老年人情感慰藉需求

情感慰藉，即在精神上给予老年人情感上的支持，尊重和满足老年人的日常交往、亲情感受、文化娱乐等方面的需求。独居老人由于丧偶、无子女，加上活动能力受限，往往缺乏情感交流和诉说对象，有很强烈的孤独感，若再加上生活上的负担，更易损害其精神生活质量。而与子女同住的老人，更易感受到骨肉亲情和天伦之乐，幸福感更高。因此，在中国多数老年人只要经济条件允许，家庭关系和睦，一般都喜欢儿孙满堂，既能得到生活上的照顾，又能享受家庭的乐趣③。

5. 家庭为老年人提供心理支持

心理支持包括两方面：第一，增进老年人的勇气；第二，增强老年人的安

---

① 陈思：《城市独居老人的社会支持研究》，西南财经大学2014年硕士论文。
② 聂翔：《完善城市社区居家养老支持体系研究》，西北大学2009年硕士论文。
③ 方菲：《影响家庭养老精神慰藉的因素分析》，载《社会》2001年第5期。

全感。有家庭，即使子女不在身边，老人也会安心，因为他们知道家庭会关心他，子女会照顾他。同时老年人对社会上的新鲜事物不易接受，不轻易相信别人，却重视子女的意见，与子女间的交谈会促成老年人的再社会化，从而接受新思想、新观念。

三、居家养老的支持系统

居家养老支持体系分为正式支持（Formal Support）体系和非正式支持（Informal Support）体系。正式支持体系是指来自正式组织各支持者的集合，如各级政府、各级组织、机构、企业和社区等。非正式支持体系指来自于老年人在生活中获得的非组织的社会支持供给者集合，包括家庭成员（配偶、子女、其他亲属）、邻里、朋友等①。非正式支持从资源角度可以分为三类：第一类是家庭成员（主要是子女）对父母的照料；第二类是亲属（兄弟姐妹及远亲、姻亲等）对老年人的照料；第三类是非亲属对老年人的照料。在提供照料方面，前述三类照料的地位和作用是有差异的。在西方，老年人比较重视朋友、邻居的作用。英国学者 Nocon 等（2000）认为，朋友、邻居的个性化关怀和照料对老人来说非常重要②。而在中国，受传统文化的影响，老年人更看重家庭成员的作用。费孝通先生提出的差序格局理论，就是反映中国非正式照料所遵循的关系序列，即近亲—远亲—朋友、邻居—社会③。非正式支持也可依据文化背景可分为：与家人生活的中国互置型、与同代人生活的西方国家独立性、与长子生活的日本合居型。英国学者坷莱尔·婉格尔等（1998）根据可以用的社会网络资源归纳了五种社会照料网络类型：家庭依赖型（与家人交往亲密）、社区整合型（与家人、朋友、邻居交往均亲密）、自我涵括性（与家人、朋友、邻居交往均不亲密）、社区依赖型（与朋友、邻居交往密切）、自我局限型（与任何人均不交往）④。对非正式支持的分类有助于我们更好地理解其功能和性质，具有重要的意义。

---

① 徐勤：《我国老年人口的正式与非正式社会支持》，载《人口研究》1995 年第 5 期。

② Nocon A, Pearson M, "The Roles of Friends and Neighbours in Providing Support for Older People", Ageing and Society, 2000（3）.

③ 费孝通：《乡土中国，生育制度》，北京大学出版社 1998 年版。

④ 坷莱尔·婉格尔、刘精明：《北京老年人社会支持网调查——兼与英国利物浦老年社会支持网对比》，载《社会学研究》1998 年第 2 期。

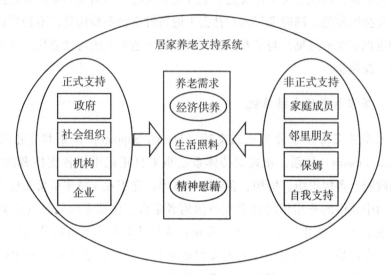

图 2-2 居家养老支持系统关系图

1. 配偶支持

配偶作为家庭中最重要的成员，是居家养老非正式支持的提供者，对老年人的生活乃至身体健康起着举足轻重的作用。家庭成员中，老伴最有可能成为知己，有配偶的老年人在物质和生活上能够得到相互照料，精神上也可以相互安慰；而丧偶老人常常会有孤独、凄凉感等不良情绪，长时间的不良情绪会降低机体免疫力，使老年人体弱多病。因此，老年人的婚姻状况对其健康水平、经济来源、照料方式、生活方式和生活满意度都会产生重要影响①。研究发现，有婚姻、婚姻满意度高、夫妻交流好的老年人生活质量要好②。此外，婚姻状况不仅关系到老年人能否得到配偶的支持，通常还会影响到他们有无子女，而有无子女又会影响到老年人的代际支持。

2. 子女支持

父母和子女的代际关系处于家庭非正式支持的核心位置，奠定了亲情关系

① 孙鹃娟：《中国老年人的婚姻状况与变化趋势——基于第六次人口普查数据的分析》，载《人口学刊》2015 年第 4 期。

② 李淑杏、陈长香、赵雅宁、马素惠、张敏：《婚姻、家庭功能对老年人生存质量的影响》，载《中国老年学杂志》2016 年第 4 期。

和资源供给的基础①。子女的代际支持对老年人的身心健康、生活质量自评均产生重要影响。学者们对此也展开了一系列研究，研究结论大致分为两类。第一种观点认为子女提供的代际支持可以有效增进或改善老年人的身心健康状况，满足老年人因健康和经济状况恶化产生的各种需求，提高老年人的生活质量②。王萍和李树茁（2011）利用个体增长模型，结合农村实际状况，考察代际支持对农村老年人生活满意度的影响，发现老年人获得子女提供的经济支持、代际间双向的家务帮助和情感支持提升了老年人的生活满意度③。余泽梁（2017）研究发现在子女代际支持方面，有无子女经常性的经济支持、有无子女生活照料会显著影响老年人的生活满意度，而有无子女大笔援助与老年人的生活满意度无显著相关性④。许琪（2018）研究发现子女是否有赡养父母的行为、子女对父母的态度是否恭敬都是影响老年人自评生活质量的重要因素⑤。在精神慰藉方面，研究表明精神支持比生活照料和经济支持更能够促进老年人的精神健康。第二种观点认为子女的支持会使老年人产生需要被照顾的感觉，而这种无用感或自我效能感的下降会降低老年人的生活满意度和主观幸福感，进而加速老化。Cong 和 Silverstein（2008）认为长期以来子女的支持容易造成代际关系紧张，这也会对老年人自评生活质量造成负面影响⑥。学者对中国武汉的研究发现，从非正式资源获得的经济支持对老年人的生活满意度是有害的，老年人从成年子女处获得越多的生活照料会损害其心理健康⑦。原因在于

---

① 刘晓婷、侯雨薇：《子女经济支持与失能老年人的非正式照料研究——基于 CLHLS 的分析》，载《浙江大学学报（人文社会科学版）》2016 年第 4 期。

② Silverstein M，Cong Z，Li S，"Intergenerational Transfers and Living Arrangements of Older People in Rural China：Consequences for Psychological Well-being"，Journals of Gerontology Series B-Psychological Sciences and Social Sciences，2006（5）.

③ 王萍、李树茁：《代际支持对农村老年人生活满意度影响的纵向分析》，载《人口研究》2011 年第 1 期。

④ 余泽梁：《代际支持对老年人生活满意度的影响及其城乡差异——基于 CHARLS 数据 7669 个样本的分析》，载《湖南农业大学学报（社会科学版）》2017 年第 1 期。

⑤ 许琪：《奉养、敬亲和立身：子女因素对老年人自评生活质量的多重影响》，载《学海》2018 年第 6 期。

⑥ Cong Z，Silverstein M，"Intergenerational Support and Depression among Elders in Rural China：Do Daughters-in-Law Matter"，Journal of Marriage and Family，2018（3）.

⑦ Gu S，Liang J Q，Krause N，"Financial Strain，Received Support，Anticipated Support，and Depressive Symptoms in the People's Republic of China"，Psychology & Aging，1998（1）.

老年人依赖或过度依赖子女，会加速老年人认知功能的衰退，从而丧失代际间的互惠能力①。

居家养老是一个多维度的概念，其内涵至少包括经济供养、生活照料和精神慰藉三方面，它们相互联系为一体。随着我国家庭结构的改变，"4-2-1"三代共存的家庭人口结构成为独生子女家庭的典型结构，中国传统的"反哺模式"受到挑战。第一，经济供养方面。一般城市独生子女父母的主要经济来源是退休金和养老保险金，子女提供的经济帮助居于次要地位，原因在于，子女的减少会给父母更多的机会和可能为自己晚年生活早做经济上的准备；此外，随着城市养老保障的逐步完善，老年人自养能力提高，子女对老年人的经济支持呈现减弱趋势。尽管现阶段城市独生子女家庭的经济养老负担并不突出，但是，随着时间的推移，养老压力会逐渐增加。第二，生活照料方面。随着医疗水平的进步，人均预期寿命不断延长，但与年龄增长相伴的是体能下降、身体素质下降、日常生活自理能力下降。研究表明，65岁以上老年人中85%至少患有一种慢性病，且随着年龄增长患多种慢性病的可能性增加；60～69岁的低龄老人身体机能衰弱程度最低，可以基本自理；70～79岁的中龄老人，身体衰弱度较高，不能完全自理；80岁以上的高龄老人身体最为衰弱②。随着年龄增长，老年父母需要照料的需求不断上升，而独生子女家庭子女的唯一性给父母养老带来生活照顾的风险。独生子女集多种社会角色于一身，既要养家糊口，又要照顾子女，更要赡养老人，由于工作忙碌和照顾子女，或多或少会影响到对父母生活的照料，从而出现独生子女家庭养老人力资源的短缺；若当这唯一的孩子发生不测时，父母的生活照料将面临更大的挑战③。第三，精神慰藉方面。随着老年空巢化的加剧，城市独生子女家庭的精神赡养问题引起学者们的广泛关注。风笑天（2006）对全国12个城市1786名18～28岁在职青年的调查结果发现，第一代已婚独生子女中，父母单独居住的占比

---

① 王萍、高蓓：《代际支持对农村老年人认知功能发展趋势影响的追踪研究》，载《人口学刊》2011年第3期。

② 朱艳：《城市独生子女父母的老年照料者问题分析》，载《商丘师范学院学报》2009年第11期。

③ 齐宇希：《城市第一代独生子女家庭父母养老问题研究》，河北大学2017年硕士论文。

73.9%，与子女共同居住的只有 23.3%，更加影响独生子女对父母的精神慰藉①。

3. 邻里与朋友支持

邻里和朋友作为居家养老非正式照料体系中的辅助性部分，能够为老年人带来以下正面效应：第一，可以增强老人的幸福感。在与邻里和朋友的交流交往过程中，老年人的信心和自我认可度得到提高，并获得心理依托；第二，可以提供有安全感的、灵活的、反应迅速的社会支持。由于老年人大多体弱多病，在遇到突发疾病需立即送往医院时，邻居的紧急援助作用体现出来，尤其是住在城市高楼里的老年人，出行的不便利性更需要邻居、朋友的帮助，这种空间近邻关系对老年人非常重要；第三，与邻居、朋友相处可以很好地提高老年人的社会参与度，获得再社会化能力，更好地度过自己的晚年生活。

4. 保姆

随着我国人均预期寿命的延长，高龄老人的数量不断上升，加之计划生育政策下衍生的"4-2-1"家庭结构的大量出现，家庭照料资源严重缺失，老年人的日常生活照料问题日益突出，在此背景下，雇佣保姆成为大多数家庭的首要选择，尤其是家中有高龄、生活不能自理及患病老人的。保姆的作用主要体现在对老人的生活照料和家务劳动方面。在照料时间上，保姆成为老人生活照料的主要提供者；在照料内容上，保姆负责老人的生活起居、衣食住行，成为老人正常生活的保证。

5. 老年人自我支持

老年人自我支持是指那些身体比较健康、有自我照顾能力的老年人自己照顾自己，甚至主动积极参与再就业及社会活动②。老年人自我支持有利于老年人提高自身的身体素质，改善生活质量，也减轻家庭、社区及社会的养老负担。

---

① 风笑天：《从"依赖养老"到"独立养老"——独生子女家庭养老观念的重要转变》，载《河北学刊》2006 年第 3 期。
② 孙芳：《城市居家养老的社会支持系统研究》，华东师范大学 2012 年硕士论文。

第三章　家庭中老年居住环境设计

第一节　老年宜居环境建设的涵义

老年人属于特殊的群体，由于他们的生理特征、心理特征和活动特征与年轻人不同，居住环境对老年人的身心健康有十分重要的影响。但由于种种原因，目前老年人的居住环境中存在不少安全隐患和物理障碍，导致他们的日常生活常常出现各种困难，有时甚至面临伤残的风险。因此，为老年人创造安全、便利、舒适、无障碍的居住环境，既是老龄化社会的应有之意，也是一个刻不容缓的课题。

一、老年宜居环境建设的背景

老年宜居环境的相关理念来自于国内外对"宜居城市""老年公平""关爱老人的城市"等问题的探讨，尤其是国际社会组织对"老年友好型城市"的积极推动。

2005 年，世界卫生组织首次提出"老年友好型城市"概念，并于 2007 年颁布指导老年友好型城市建设的纲领性文件——《全球老年友好型城市：指南》（Global Age-friendly Cities：A Guide）[1]。《指南》界定，老年友好型城市以促成积极老龄化为目标，通过不断减少人们在老化过程中遇到的各种城市中的物质与非物质障碍，强化老年人群的身心健康与社会参与，提升生活质量，以实现老年人的自我价值。其核心指标由三大部分八个标准组成，即户外空间和建筑、交通、住房、社会参与、尊重与社会包容、公众参与和就业、交流与信息、社区支持与卫生保健服务。具体内容如表 3-1。

---

[1]　世界卫生组织，《全球老年友好城市建设指南》，2007。

表 3-1 世界卫生组织老年友好型城市的基本标准

一级指标	二级指标
室外空间和建筑物	公共场合是清洁干净与和谐愉快的。
	绿地和室外座位在数量上应该是充足的且维护很好和安全的。
	人行道有很好的维护，行人道和障碍物有合理布局和隔离。
	人行道不能太滑，宽度要足够轮椅通过且与公路有明显的标志。
	人行横道数量上要足够，对不同年龄层次的人和各种类型的残疾人要保障安全，人行横道应防滑，有明显的视听信号和足够的交叉时间。
	驾驶员应该在十字路口和人行横道上给行人让路。
	自行车道应与人行道和其他步行道路分开。
	户外安全要有好的街道照明、警察巡逻和社区教育加以促进和保障。
	应该为老年人提供特殊的消费服务安排，诸如分开排队或分开服务柜台。
	建筑物的室内室外应有合理的布局设计，要有足够的座位数和马桶，方便易行的电梯、坡道、栏杆和楼梯以及防滑地面。
	室内室外的公共厕所数量上要足够，要干净清洁、维护良好和方便舒适。
交通	公共交通费用是合理的、能清晰显示并负担得起。
	公共交通包含在晚上、周末和节假日是方便可靠和快速不拥挤。
	城市交通四面八达和各种服务方便可及、线路标记清楚和交通工具便利。
	交通工具清洁干净，有良好的维护、可使用的和不过度拥挤，有尊老专座。
	有便于残疾人的特殊交通工具。
	驾驶员应该将车停在指定地点和便于乘客上下车的路边以及等到乘客坐稳后，才启动车辆。
	交通停靠点和停靠站，位置要适宜、可使用、安全、清洁、采光好和标示清晰，有充足的座位和防护设施。
	能为用户提供有关线路、时刻表和其他特殊需要设备的完整和实用的信息。
	在公共交通受限的地方，有其他交通服务可提供。
	出租车是可用和能负担的，司机是彬彬有礼和乐于助人的。
	道路有良好的维护，有健全的排水设施和采光良好。
	道路布局要合理，要避免障碍物阻碍驾驶员的视野。
	交通标示和十字路口（标示）要清晰可见和布局合理。

续表

一级指标	二级指标
交通	所有驾驶员要进行驾驶培训和再教育培训。
	停车和减速区是安全的，数量上要足够且位置要适宜。
	对有特殊需求的人，要有可用的和体现爱心的专用停车和减速区。
住房	在一些地区有可用的、充足的和负担得起的住房，这些住房是安全和位于各种服务性机构附近和社区休息处。
	有充足和廉价的家庭服务。
	住房结构要合理和能提供针对气候变化的安全和舒适的设施。
	房内空间和水平面要适宜在各个房间和通道自由活动。
	房屋装潢要价廉，要考虑到老年人的需求。
	公共和商业租住用房是清洁卫生、良好维护和安全的。
	对于体质虚弱和伤残的老人要有充足和负担得起的住房以及能提供各种适宜的服务。
社会参与	活动地点的位置要适宜、可及、采光良好和乘交通工具易于到达。
	举办各种活动要适合老年人的时间安排。
	工作和活动能独自参加或结伴参加。
	活动和各种开支是能负担起的，没有任何隐藏或额外的消费。
	对于老年人的活动，提供的信息应详细，如交通工具选择。
	提供丰富多彩的活动来吸引不同年龄层次和类型的老年人参与。
	在当地，有为老年人提供的各种各样的活动地，如娱乐中心、学校、图书馆、社区活动中心和公园。
	有让人人（包括被社会边缘化的人群）参与社会活动的良好氛围。
尊老和社会包容	政府、志愿者和商业服务机构应该经常讨论老年人的问题，以保证对他们的服务更好。
	对于所提供的公共性和商业性服务以及产品要适合老年人的需求和爱好。
	服务人员（保健员）彬彬有礼、乐于助人。
	老年人在媒体上是可见的，新闻媒体要多描述老人们积极向上而非墨守成规的公众形象。
	社区活动要吸引不同年龄阶层的人参加。

续表

一级指标	二级指标
尊老和社会包容	老年人尤其需要家庭性的社区活动。
	学校应提供有关衰老和老年知识的学习机会和在学校教育活动中涉及老年相关性知识教育。
	老人们应该被社区认知他们过去和现在的贡献。
	贫穷的老年人有机会享有公共的、志愿的和私人化服务。
社区参与和就业	对老年志愿者在培训、认知、指导和个人开支补偿方面有灵活的选择。
	老年员工的才能能够被很好地发挥。
	有针对老年人工作的一系列灵活和适宜的支付方式。
	在职员的雇用、留用、晋级和培训应禁止以年龄为唯一借口的歧视行为出现。
	工作场所应适合残疾人的需求。
	老年人自谋职业应该被支持和促进。
	为老年工人提供退休后再就业培训。
	公共、私人和志愿机构的决策体系应该鼓励和便于老年会员参加。
交流与信息	一个健全、有效的交流体系应能涉及社区所有年龄层次的居民。
	保证信息资源规范、合理配置和提供一个资源整合、集中化的信息途径。
	为老年人提供适宜的信息和感兴趣的广播信息。
	促进适宜于老年人的口头交流。
	被社会边缘化的人能够与值得信任的人进行面对面的信息交流。
	要求提供的公共和商业性服务是友好的和面对面的服务。
	印刷型知识信息，包括官方文体、电视字幕和文本的光学显示是大的印字以及主要观点用醒目的标题和黑体字形表达。
	书面和口头交流用简单明了、熟悉的词和尽量使用陈述（直叙）句。
	电话应答服务提供的指导性说明应是慢速清楚，告诉打电话者在何时如何去重复信息。
	电子设备如移动电话、收音机、电视和银行自动取款机、自动检票机上有大的按键和大的字体标示。
	在公共场所，诸如政府办公室、社区中心和图书馆有许多供公众免费或价廉的能上网电脑。

续表

一 级 指 标	二 级 指 标
社区和 卫生服务	提供足量的卫生和社区支持性服务，来促进、维护和恢复健康。
	提供的家庭保健服务包含卫生和个人保健（生活自理）以及家务管理。
	卫生和社会服务机构位置要适宜，各种交通工具都能到达。
	住宅的防护性设施和分配的老年人住房要位于各种服务性机构附近和社区休息处。
	卫生和社区服务性设施要安全和可及。
	对于老年人的卫生和社会服务有清晰明了和可及的信息提供。
	服务的提供应协同合作和实施简单。
	所有工作人员应是礼貌谦和、乐于助人和训练有素地为老年人提供各种服务。
	使经济因素对卫生和社区支持服务的阻碍作用降到最小化。
	支持和鼓励所有年龄层次的人开展志愿性服务。
	有充足和可及的墓地。
	社区应急方案应考虑老年人的脆弱性和能力。

在世界卫生组织的号召下，美国的纽约、英国的曼彻斯特和伦敦、意大利的乌迪内等城市纷纷响应，并制定了相关规划来开展"老年友好型城市"的建设。均以《指南》为依据，提出建设包含社区与公众参与、住房、公共空间与交通、健康与社会服务等全方位的老年宜居环境体系。目前，全球已有39个国家的700多个城市加入了由世界卫生组织牵头的老年友好型城市框架。老年友好城市的规划与设计以满足人们不同生命阶段的居住需求为核心，关注基于差异的环境适应性，强调建成环境对老年人身体机能退化、认知和社会交往能力减弱的弥补与援助，同时为其他长期或暂时行动不便的人士提供方便。

2015年，世界卫生组织公布的《衡量城市关爱老人的程度核心指标使用指南》（Measuring the Age-friendliness of Cities: a Guide to Using Core Indicators）[1] 中指出：因为城市的设计一般不是作为主要由老年人构成的人群居住中心，所以，老年居民需要一些支持性生活条件来应对生理年龄使他们感受到的身体、精神和社会变化。"关爱老人的城市"即是这样一种包容性的无障碍社区环境，可

---

[1] 世界卫生组织：《衡量城市关爱老人的程度核心指标使用指南》，2015年。

在健康、参与和安全性方面为所有人提供最佳机会，在老龄化的过程中确保生活质量和尊严。更具体地说，在关爱老人的城市中，各项政策、服务、环境和机构通过以下方面支持和促进老年人的幸福生活：承认老年人群中存在范围广泛的能力和资源，预见和灵活地应对与老龄相关的需求和选择，尊重老年人的决定和选择的生活方式，保护最脆弱的老年人，促进老年人融入社区生活的所有领域并作出贡献。该指南制定了一套核心指标和补充指标，用于显示关爱老人城市的概况，并为城市提供广泛的战略指导。其中，关爱老人城市指标集的挑选框架如图3-1。

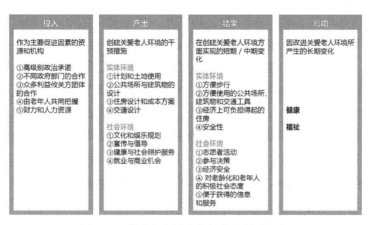

图 3-1　关爱老人城市指标集的挑选框架

上述框架体现了为提高城市关爱老人的程度，并最终改善老龄化城市人口的健康和福祉作出协调努力的不同阶段和方面。框架中描述的所有方面都可使用数量众多的指标汇编进行衡量；也可选择侧重于某特定方面的多项指标，用于反映框架的特定方面，如具体资源的使用、特定干预措施的实施和结果等。

在国外"老年友好型城市"等理念的推动下，我国政府也及时响应并积极致力于老年友好城市的实践活动及其相关理论体系建设。实践方面，早在2009年，全国老龄办顺应我国人口老龄化形势新变化和老龄事业发展新要求，首先提出并开展了"老年宜居社区"和"老年友好型城市"建设试点工作，2011年在全国范围内全面铺开建设工作。政策理论方面，各级政府出台的政策制度可谓举不胜举，此处仅列举国家层面的一些重要政策：2011年，住房和城乡建设部等十四部委联合制定了《无障碍建设"十二五"实施方案》；2012年，国务院颁布出台《无障碍环境建设条例》，从法律层面保障包括老年人在内的所有社会成员平等参与社会生活；2013 年，住房和城乡建设部标准定额司推出《家庭无障碍建设指南》一书，为切实解决家庭无障碍环境建设提出了具体的设计要求，同年《国务院关于加快发展养老服务业的若干意见》出台，对各地养老服务设施建设提出了明确要求；2014 年，住房和城乡建设部联合其他部委颁布《关于加强老年人家庭及居住区公共设施无障碍改造工作的通知》，同年，由全国老龄工作委员会办公室、住房和城乡建设部住宅产业化促进中心编制出台《绿色适老住区建设指南》；2015 年，民政部、发展改革委、教育部等十部委联合发布《关于鼓励民间资本参与养老服务业发展的实施意见》；2016 年，民政部、财政部出台《关于中央财政支持开展居家和社区养老服务改革试点工作的通知》；2017 年，工业和信息化部、民政部、国家卫生计生委颁布《关于印发智慧健康养老产业发展行动计划（2017—2020 年）的通知》，同年，国家卫生计生委办公厅出台《关于印发"十三五"健康老龄化规划重点任务分工的通知》，国务院办公厅出台《关于制定和实施老年人照顾服务项目的意见》和《关于印发国家老龄事业发展和养老体系建设规划的通知》等。这些政策制度的出台，既为中国的老年友好型城市建设奠定了良好的制度背景，也将老年宜居环境建设纳入统一规划，营造安全绿色生活环境。这些举措都极大促进了中国的老年友好型城市建设的发展。

二、老年宜居环境建设的具体涵义

如何理解宜居环境建设，我们不妨先理解"宜居"和"老年宜居环境"的涵义。

首先，关于"宜居"，在汉语词典中，"宜"意指合适，"宜居"意指适合居住。那么，什么样的环境适合居住？仁者见仁智者见智，目前尚未有定论。这里我们沿用中国城市科学研究会"宜居城市"课题组的报告——《宜居城市科学评价指标体系研究》中的解释。根据中国文化的特点，以"居"（live）为中心，宜居可简洁地概括为"易居、逸居、康居、安居"八个字。其中，易居是指人们在城市里能够住得下、住得起，城市的经济稳定发展，财政能力较强，居民就业充分，能够为人们提供人人有其居的条件，并且使人们有可能获得生活居住权和享受到应有的生活居住条件；逸居是指人们在城市里不仅"有其居"，而且应当住得开、住得好，是安乐之居；康居是指人们在城市里不仅住得好、住得舒适方便，还必须有充足的阳光、水和新鲜的空气，与自然不脱离，与历史文化不脱离，有益于人们的身心健康；安居是指人们在城市里不仅住得好、住得健康，还必须住得安定和安全，长居久安。一是社会安定、社会和谐、社会文明，使人们能够无忧无虑、自由自在地生活；二是城市的社会公共安全、卫生安全有保障，防灾、减灾、救灾设施齐全，城市具有抵御自然灾害的能力，并具有突发事件的应急措施。要使城市成为人们安居乐业的所在，成为国泰民安、社会稳定、生活长久平安的地方。

其次，关于"老年宜居环境"。2012 年，我国新修订的《中华人民共和国老年人权益保障法》专门增加第六章——"宜居环境"章节，明确要求"国家采取措施，推进宜居环境建设，为老年人提供安全、便利和舒适的环境"。其具体内容包括：第六十一条，国家采取措施，推进宜居环境建设，为老年人提供安全、便利和舒适的环境。第六十二条，各级人民政府在制定城乡规划时，应当根据人口老龄化发展趋势、老年人口分布和老年人的特点，统筹考虑适合老年人的公共基础设施、生活服务设施、医疗卫生设施和文化体育设施建设。第六十三条，国家制定和完善涉及老年人的工程建设标准体系，在规划、设计、施工、监理、验收、运行、维护、管理等环节加强相关标准的实施与监督。第六十四条，国家制定无障碍设施工程建设标准。新建、改建和扩建道路、公共交通设施、建筑物、居住区等，应当符合国家无障碍设施工程建设标准。各级人民政府和有关部门应当按照国家无障碍设施工程建设标准，优先推进与老年人日常生活密切相关的公共服务设施的改造。无障碍设施的所有人和管理人应当保障无障碍设施正常使用。第六十五条，国家推动老年宜居社区建设，引导、支持老年宜居住宅的开发，推动和扶持老年人家庭无障碍设施的改造，为老年人创造无障碍居住环境。

最后，关于"老年宜居环境建设"，2016 年 9 月，依据《中华人民共和国老年人权益保障法》，全国老龄办、国家发展改革委、国土资源部、住房城乡建设部、交通运输部等 25 个部委共同制定了《关于推进老年宜居环境建设的指导意见》，并首次提出了"老年宜居环境建设"这一理念。

所谓"老年宜居环境建设"，是指适应人口老龄化形势的发展要求，为促进社会生活环境从"成年型"向"全龄型"转变，妥善解决人口老龄化带来的社会问题，着力发展有利于老年人保持健康、独立和自理、融入社会、参与社会的硬件设施环境和社会文化因素，为老年人平等参与社会生活提供必要条件，同时也为各年龄层的其他社会成员提供和谐共融的整体环境。这一理念有两个重要内涵：一是环境建设要充分考虑人口老龄化因素，适合人口老龄化社会发展的新要求，立足当前，着眼长远，体现前瞻性、科学性与整体性；二是环境建设要符合老年人身心特点，满足老年人使用需求，方便可及又适用易用，能增强老年人幸福感、获得感，提升老年人生活生命质量。

2017 年，国务院颁布《"十三五"国家老龄事业发展和养老体系建设规划》，在其第四章"健全养老服务体系"中，在"夯实居家社区养老服务基础，大力发展居家社区养老服务"一节中，虽然并没有直接提到老年宜居环境建设的概念，但我们不妨将其内容视作对老年宜居环境的一个进一步的注解。如：要逐步建立支持家庭养老的政策体系，支持成年子女与老年父母共同生活，履行赡养义务和承担照料责任。支持城乡社区定期上门巡访独居、空巢老年人家庭，帮助老年人解决实际困难。支持城乡社区发挥供需对接、服务引导等作用，加强居家养老服务信息汇集，引导社区日间照料中心等养老服务机构依托社区综合服务设施和社区公共服务综合信息平台，创新服务模式，提升质量效率，为老年人提供精准化个性化专业化服务。鼓励老年人参加社区邻里互助养老。鼓励有条件的地方推动扶持残疾、失能、高龄等老年人家庭开展适应老年人生活特点和安全需要的家庭住宅装修、家具设施、辅助设备等建设、配备、改造工作，对其中的经济困难老年人家庭给予适当补助。大力推行政府购买服务，推动专业化居家社区养老机构发展。

第二节　老年宜居环境建设的总体要求

2016 年全国老龄办等 25 个部委共同制定的《关于推进老年宜居环境建设的指导意见》提出，到 2025 年，安全、便利、舒适的老年宜居环境体系基本建立，"住、行、医、养"等环境更加优化，敬老养老助老社会风尚更加浓厚。具体目标包括：

1. 老年宜居环境理念普遍树立，老年群体的特性和需求得到充分考虑，形成人人关注、全民参与老年宜居环境建设的良好社会氛围。

2. 老年人保持健康、活力、独立的软硬件环境不断优化，适宜老年人的居住环境、安全保障、社区支持、家庭氛围、人文环境持续改善。

3. 老年人融入社会、参与社会的障碍不断消除，老年人信息交流、尊重与包容、自我价值实现的有利环境逐渐形成。

4. 各地普遍开展老年宜居环境建设工作，形成一批各具特色的老年友好城市、老年宜居社区。

《关于推进老年宜居环境建设的指导意见》根据现阶段老年人在日常生活和社会参与等方面存在的不适老、不宜居的问题，提出了今后一个时期老年宜居环境建设的重点要求，包括建设适老居住、出行、就医、养老等的物质环境，以及包容、支持老年人融入社会的文化环境。

一、适老居住环境

（一）推进老年人住宅适老化改造

建立社区防火和紧急救援网络，完善老年人住宅防火和紧急救援救助功能，鼓励发展老年人紧急呼叫产品与服务，鼓励安装独立式感烟火灾探测报警器等设施设备。对老年人住宅室内设施中存在的安全隐患进行排查和改造，有条件的地方可对于特困老年人家庭的改造给予适当补助。引导老年人家庭对日常生活设施进行适老化改造。

（二）支持适老住宅建设

在城镇住房供应政策中，对开发老年公寓、老少同居的新社区和有适老功能的新型住宅提供相应政策扶持。鼓励发展通用住宅，注重住宅的通用性，满足各年龄段家庭成员，尤其是老年人对居住环境的必要需求。在推进老（旧）居住（小）区、棚户区、农村危房改造中，将符合条件的老年人优先纳入住房保障范围。加大对住宅小区消防安全保障设施建设力度，完善公共消防基础设施建设。

二、适老出行环境

（一）强化住区无障碍通行

加强老年人住宅公共设施无障碍改造，重点对坡道、楼梯、电梯、扶手等公共建筑节点进行改造，满足老年人基本的安全通行需求。加强对《无障碍环境建设条例》的执法监督检查，新建住宅应严格执行无障碍设施建设相关标准，规范建设无障碍设施。

（二）构建社区步行路网

遵循安全便利原则，加强社区路网设施规划与建设，加强对社区道路系统、休憩设施、标识系统的综合性无障碍改造。清除步行道路障碍物，保持小区步行道路平整安全，严禁非法占用小区步行道。

（三）发展适老公共交通

加强城市道路、公共交通建筑、公共交通工具的无障碍建设与改造。继续落实老年人乘车优惠政策，不断扩大优惠覆盖范围和优惠力度，改善老年人乘车环境，按规定设置"老幼病残孕"专座，鼓励老年人错峰出行。完善公共交通标志标线，强化对老年人的安全提醒，重点对大型交叉路口的安全岛、隔离带及信号灯进行适老化改造。

（四）完善老年友好交通服务

有条件的地区，要在机场、火车站、汽车站、港口码头、旅游景区等人流密集场所为老年人设立等候区域和绿色通道，加大对老年人的服务力度，提供志愿服务，方便老年人出行。乘务和服务人员应为老年人提供礼貌友好服务。

三、适老健康支持环境

（一）优化老年人就医环境

加强老年病医院、护理院、老年康复医院和综合医院老年病科建设，推进基层老年医疗卫生服务网点建设，积极推进乡镇卫生院和村卫生室一体化管理，为老年人提供便利的就医环境。推进基层医疗卫生机构和医务人员与社区、居家养老结合，与老年人家庭建立签约服务关系，为老年人提供连续性的社区健康支持环境。鼓励医疗卫生机构与养老机构开展对口支援、合作共建，支持养老机构开展医疗服务，为入住老年人提供无缝对接的医疗服务环境。

（二）提升老年健康服务科技水平

开展智慧家庭健康养老示范应用，鼓励发挥地方积极性开展试点，调动各级医疗资源、基层组织以及相关养老服务机构、产业企业等方面力量，开展健康养老服务。研究制定鼓励性政策引导产业发展，鼓励运用云计算、大数据等技术搭建社区、家庭健康服务平台，提供实时监测、长期跟踪、健康指导、评估咨询等老年人健康管理服务。发展血糖、心率、脉搏监测等生物医学传感类可穿戴设备，开发适用于基层医疗卫生机构和社区家庭的各类诊疗终端和康复治疗设备。

四、适老生活服务环境

（一）加快配套设施规划建设

在市政建设中，统筹考虑，统一规划，同步建设涉老公共服务设施，增强老年人生活的便利性。鼓励综合利用城乡社区中存量房产、设施、土地服务老年人，优化老年人居家养老的社区支持环境，养老机构、日间照料中心、老年人就餐点、老年人活动中心等各类生活服务设施与社区相关配套设施集约建设、资源共享。

（二）加强公共设施无障碍改造

按照无障碍设施工程建设相关标准和规范，加强对银行、商场、超市、便民网点、图书馆、影剧院、博物馆、公园、景区等与老年人日常生活密切相关的公共设施的无障碍设计与改造。鼓励公共场所提供老花镜、放大镜等方便老年人阅读的物品，有条件的可配备大字触屏读报系统，使公共设施更适合老年人使用。

（三）健全社区生活服务网络

扶持专业化居家养老服务组织，不断开发服务产品、提高服务质量。广泛发展睦邻互助养老服务。依托社区自治组织，发挥物业管理企业及驻区单位的积极作用，向有需求的老年人提供基本生活照料等多种服务。发挥各类志愿服务组织的积极作用，引导社会各界开展多种形式的助老惠老志愿服务活动。

（四）构建适老信息交流环境

进行信息无障碍改造，提升互联网网站等通信设施服务老年群体的能力和水平，全面促进和改善信息无障碍服务环境，消除老年人获取信息的障碍，缩小"数字鸿沟"。

（五）加强老年用品供给

着力开发老年用品市场，重点设计和研发老年人迫切需求的食品、医药用品、日用品、康复护理、服饰、辅助生活器具、老年科技文化产品。推进适宜老年人特点的通用产品及实用技术的研发和推广。严格老年用品规范标准，加强监督管理。

（六）大力发展老年教育

结合多层次养老服务体系建设，改善基层社区老年人的学习环境，完善老年人社区学习网络。建设一批在本区域发挥示范作用的乡镇（街道）老年人学习场所和老年大学，努力提高老年教育的参与率和满意度。

五、敬老社会文化环境

（一）营造老年社会参与支持环境

树立积极老龄观，倡导老年人自尊自立自强，鼓励老年人自愿量力、依法依规参与经济社会发展，改善自身生活，实现自我价值。以积极的态度看待老年人，破解制约老年人参与经济社会发展的法规政策束缚和思想观念障碍，积极拓展老年人力资源开发的渠道，为广大老年人在更大程度、更宽领域参与经济社会发展搭建平台、提供便利。

（二）弘扬敬老、养老、助老社会风尚

全社会积极开展应对人口老龄化行动，弘扬敬老、养老、助老社会风尚。开展"敬老养老助老"主题教育活动，弘扬中华民族孝亲敬老传统美德。开展老龄法律法规普法宣传教育，增强全社会依法保护老年人合法权益的意识，反对和打击对老年人采取任何形式的歧视、侮辱、虐待、遗弃和家庭暴力，引导律师、公证、基层法律服务所和法律援助机构深入开展老年人法律服务和法律援助工作。

（三）倡导代际和谐社会文化

巩固经济供养、生活照料和精神慰藉的家庭养老功能，完善家庭支持政策。加强家庭美德教育，开展寻找"最美家庭"活动和"好家风好家训"宣传展示活动。引导全社会增强接纳、尊重、帮助老年人的关爱意识，增强不同代际间的文化融合和社会认同，统筹解决各年龄群体的责任分担、利益调处、资源共享等问题，实现家庭和睦、代际和顺、社会和谐，为老年人创造良好的生活氛围。

第三节　居家养老环境建设的原则

一、居家养老环境建设的任务

为推进老年宜居环境建设，给老年人提供安全、便利的无障碍设施，我国政府各个部门都相继出台了一系列政策制度。政策制定方面，《国务院关于加快发展养老服务业的若干意见》（国发〔2013〕35号）、《关于推进养老服务发展的意见》（国办发〔2019〕5号），明确提出要实施社区无障碍环境改造，实施老年人居家适老化改造工程；《关于开展养老服务业综合改革试点工作的通知》（民办发〔2013〕23号），提出要强化城市养老服务设施布局，实施无障碍设施改造，加强老年人宜居环境建设；《关于进一步加强老年人优待工作的意见》（全国老龄办发〔2013〕97号），要求交通场所和站点根据需要配备升降电梯、无障碍通道、无障碍洗手间等设施；《关于加强老年人家庭及居住区公共设施无障碍改造工作的通知》（建标〔2014〕100号）、《关于推进老年宜居环境建设工作的指导意见》（全国老龄办发〔2016〕73 号）等指导文件，提出了要解决老年人最不宜居、最不方便的环境问题，做好老旧城区、社区、楼房等设施无障碍改造，提高老年人生活便捷化水平。

二、居家养老环境建设的原则

目前对老年人家庭住宅的适老化改造标准制定方面，我国政府也出台了《城市道路和建筑物无障碍设计规范》《无障碍建设指南》《社区老年人日间照料中心设施配置》《养老设施建筑设计规范》等标准，将老年人无障碍环境改造建设纳入标准内容。目前，住房城乡建设部正在推进研究编制《无障碍通用规范》《无障碍及适老建筑产品基本技术要求》等，形成了较为完善的无障碍建设标准体系。

参照《关于推进老年宜居环境建设的指导意见》有关老人宜居环境建设的理念，我们认为，居家养老中，老人居住环境的设计改造原则主要体现为安全性、便利性和舒适性三个方面。按照层次递进的顺序，安全是基础，便利是核心，舒适是理想目标。

（一）安全性是老人居住环境的基础要求

安全性，既包括社区公共设施的安全，也包括家庭设施的安全，是当前适老居住环境建设的重点。对老年人来说，社区公共设施或者家庭设施是否安全，主要看其设计是否符合老年人的生理和心理的需要。现阶段，应优先考虑特别住宅环境的安全应急功能，比如：加装防护扶手、防滑地板、坐浴椅等防跌倒装置，以及紧急呼叫和监护网络等紧急救助装置，以提升居住环境的安全系数，降低风险。

（二）便利性是老人居住环境的核心要求

便利性，是使老年人在居住地能够方便快捷地获取各种生活所需的服务。即老年居住环境同时也应能够体现实用性和便捷性，比如居住空间的流通性，家具和设备的易维修性和易更换性等。

（三）舒适性是老人居住环境的理想目标

实现老人居住环境的舒适性，实际上是人本主义精神在居住环境中的高度体现。即通过人性化、细节化（体贴化）、品位化使老年人能够在居住地获得以人为本的服务，满足老年人多样化的需求，比如保障居住环境的无污染无噪音、清新安静、阳光充足等。

三、居家养老的内部环境要求

上述内容大多数是从外部的角度，提出对养老环境建设的要求。对于居家养老而言，除了外部环境建设之外，内部环境建设也同样重要。内部环境既包括空间环境建设，如卧室、客厅、卫生间、通道、厨房、餐厅、阳台、楼梯间建设等（内部空间环境建设，详见本章第三节），也包括下文介绍的家庭内部卫生环境建设。

（一）保持充足的阳光和新鲜的空气

充足的阳光和宽阔的空间可以增进人体的新陈代谢，增强人的体质，但应恰当把握采光面积。日照过量会使室内温度过高，给人以燥热和不舒畅的感觉。一般来说，每天日照两小时就能起到杀菌消毒作用。同时，室内通风换气对人体舒适感有重要作用，特别是对高血压、冠心病患者尤为重要。老年人室内不通风不好，但通风过量也不合适。建议在窗上多安装几个风钩，以便根据需要来调节通风量。

（二）保持适当的温度与湿度

根据环境卫生学原理，室内温度在16℃~24℃为宜。夏季为了降低室温，可应用天然通风和电扇来调节；冬季，人体内热量少，除了注意衣着外，室内温度应尽可能保持在20℃以上。适宜的居室湿度，会使老年人感到清爽、舒适。家庭室内最佳湿度应该是50%~60%。尤其是患有呼吸系统疾病的老年人，干燥的空气使其呼吸道黏膜干燥，痰不易咳出，增加肺部感染的机会，从而加重病情。近年来，空气加湿器进入家庭，这为老人房间增加湿度提供了极大便利。当然，传统增加湿度的方法也可以继续使用，如暖气上放水槽，或搭湿毛巾等。但地上洒水则容易引发湿滑，对老年人不适合。建议老年人备一个温湿度计，以科学掌握温湿度，为自己的健康服务。

（三）保持室内整齐清洁

老人房间宜每天进行清扫和床单整理。按照物归原处的原则，随时注意物品有序摆放，及时整理收纳。定期对居室进行大清扫和清洁工作，定期更换床单。由于老人抵抗力低下，所以，对于家庭环境中容易产生细菌病菌的地方，应格外予以重视。

1. 冰箱

冰箱能够减慢细菌的繁殖速度，但并不能杀灭细菌。生肉和蔬菜里隐藏着大量的细菌，它们不仅可以继续繁殖，还会污染冰箱里的其他食物。所以，对于老人来说，冰箱中取出的食物必须加热后方可食用，否则容易出现腹泻、恶心、呕吐、发热等症状。

2. 毛巾

一般家庭使用的毛巾都是放在室内甚至卫生间里，由于空气不够流通，极容易滋生繁殖病菌，导致皮肤病等。所以，老人使用的毛巾用完后要及时清洗干净，并经常拿到室外进行日光消毒。

3. 洗衣机

老人衣服洗涤基本由洗衣机完成。很多家庭将洗衣机摆放在潮湿或者通风不好的地方，由于环境湿度较高，就更会加快细菌的大量繁殖。洗衣机使用的时间越长，积累的污垢和细菌越多，对衣物造成的二次污染也就越严重，更容易引发汗斑、体癣等皮肤病。所以，一般应每隔三个月对洗衣机进行大扫除。平时用完洗衣机后不要马上盖好盖子，应让其敞开通风一段时间。洗衣时外衣、床单最好分开洗涤，内衣、袜子尽量手洗。

4. 菜板

菜板也是容易滋生细菌的地方。据报道，使用 7 天的菜板表面每平方厘米病菌多达 20 万个。生、熟食物交叉污染是发生食物中毒的主要原因之一。搁置生食后，细菌就在这些地方停留并繁衍生息。如果之后又在上面搁置其他食物时，细菌便会借机进入人体。在老人吸收消化功能退化的情况下，极易引发胃肠疾病。所以，老人家中每次用完菜板，一定要认真清洗，生食和熟食务必分别使用专门的切菜板和菜刀。

第四节　居家养老内部空间环境的设计

一、居室的整体设计

居室设计一般要以创造良好的室内空间环境为宗旨，充分考虑使用功能要求，在空间布局、装修材料、采光照明、家具陈设等方面，使室内环境合理化、舒适化、科学化。在日常家居生活中，老年人更需要有一个符合其心理、生理特点的健康舒适的居室环境。因此，老年人的居室设计除了遵循一般的原则外，也有其特殊性。

（一）空间布局

1. 房间面积适中

首先户型空间合理。老年人不适合住面积太大的房子，面积太大，既不方便打扫，不方便整理和寻找物品，同时，空旷的环境也使老年人容易产生孤单的感觉。另外，室内呈复式、或者有台阶，都极易产生意外，不利于老年人居住。

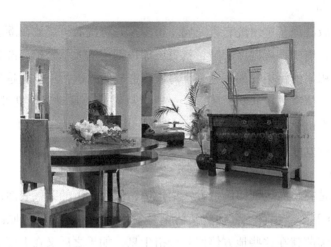

2. 室内布局少障碍

老年人往往行动迟缓，难免会因不留神而出现磕磕碰碰的问题，所以室内外都需要进行无障碍设计，尽量动线设计流畅合理，各个区间不要有太多拐弯，以保证老人室内活动路线畅通无阻。比如，室内家具最好选择无锋利棱角的圆角家居产品，摆放比例最好只占房间面积的50%左右，太多了不仅增大清理难度，更增加不安全因素。老年人卧室要注意地面防滑，应安装软木地板或防滑地砖。室内地面尽量少出现门槛或有高度差的台阶。门口、卫生间前的脚垫，最好固定在地面或楼梯踏板上以避免滑动。

3. 通风采光良好

老年人待在室内的时间比较多，由于老人视力慢慢减弱、对疾病抵抗能力慢慢下降，老年人居室应考虑有良好的朝向，有充足的阳光和新鲜的空气，以保证采光和通风。居室内充足的阳光和宽敞的空间，可以促进人体的新陈代谢、增强体质、防止骨质疏松，特别是对患有高血压、冠心病的老年人尤为重要。

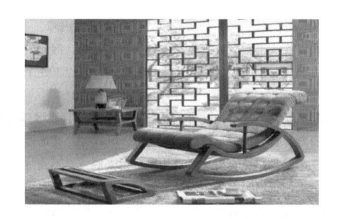

（二）装修材料

装修材料的选择，一般应符合个人的喜好，并与居室整体风格相协调。大体上，老人房间的装修材料应该注重内在的质地，以简洁、实用为主。不同空间对地面材质的要求不同，但均应做到防滑耐磨，易于清洁打扫。具体来说，地面材料要求防滑，采用木质或塑胶材料为佳。卧室、起居室的地面应避免用过于光亮的瓷砖，以减少炫光对老年人眼睛的刺激；厨房、卫生间的地面不宜采用表面纹理凹凸过大的砖材，以免积垢；墙面不要选择过于粗糙或坚硬的材料，阳角部位最好处理成圆角或用弹性材料做护角，以避免磕碰。

对于各方面判断能力退化严重的老年痴呆症患者来说，室内地面材质或色彩的变化，往往造成判断高低深浅方面的困难，所以地面材料的材质、色彩应尽量统一。

（三）室内色彩

装修色彩的选择，也与个人喜好有关，这个可以参照老人的意愿来选择。因老年人视觉退化，室内光亮度大多应比其他年龄段的使用者高一些。同时，色彩不单单只装饰空间的功能，更主导着人的情绪，严重时还可能会影响健康，所以，即便是老人房，在色彩的运用上也要特别注意。一般来说，老年人喜好安静，老年人房间整体颜色不宜太暗，宜用温暖的色彩，一般宜采用浅色，如浅米黄、浅灰、浅蓝等给人安宁温馨感觉的颜色。忌用红、橙、黄等过于强烈的颜色，因为色调过于强烈会引起心律加速、血压升高，不利于健康。

另外，老年人患白内障的较多，而白内障患者往往对黄和蓝绿色系色彩不敏感，容易把青色与黑色、黄色与白色混淆，在室内色彩处理时应加以注意。

（四）照明设计

随着年龄的增长，人眼对光的敏感度逐渐下降。白内障、老年黄斑变性、老花眼等各种眼科疾病都给老人视觉功能带来严重影响，因此，在老人的住宅中，灯光照明方面更要用心设计，总体来讲，应该注意以下几个原则。

1. 保证足够的照明亮度

老年人对照明亮度的需求要比年轻人高 2~3 倍。因此，灯具的选用原则应注重实用、有效，首先保证足够的照明亮度，其次才是装饰性。切记不要选用过于刺眼的光源并且避免直射。宜选用漫反射光源或看不到灯泡的台灯，可避免直接刺激老人的视网膜，少用筒灯、射灯等。另外，光源也要简单，不要选择过于复杂的彩灯，容易造成眩晕，偏蓝光易导致眼睛黄斑病变，彩灯、明暗对比强烈或颜色过于明艳的灯都会影响老人对周围事物的判断。老人宜选择黄偏白的光线。

2. 多设局部光源

老人由于视觉衰退，在读书看报、做精细家务时有更高的照明度需求，因此，室内不仅应设置一般照明，还应设置局部照明。比如，在玄关、厨房、走廊、床头等位置尽可能地多设置一些光源，方便老人使用。为了保证老年人起夜时的安全，卧室可设低照度长明灯，室内墙转弯、高差变化、易于滑倒等处也应保证一定的光照。

3. 方便易操作

对老人而言，方便最重要。房间进门处、床头一定要有灯源开关，卫生间照明开关最好安装在门外。提倡运用感应式灯光，感应式灯光最大的优点就是人一走过，灯自然就亮了，这对视力不佳的老年人来说是很好的灯光设备，即便半夜起床上厕所的时候，也不用摸黑找开关，也不怕使用后，忘了关灯而造成浪费，特别是老人房通往卫浴空间的走道，最需要感应式灯光。

二、卧室设计

对于居家养老生活而言，老年人几乎有一半的时间会在卧室里度过。卧室对于老年人的重要性不言而喻。为老年人设计卧室的注意点大致如下：

1. 环境要安静

老年人往往需要高质量睡眠，所以周围环境要安静少噪音。为减少外界的影响，房间应尽量远离客厅与餐厅。建议老人房尽量铺设木地板，既能减少噪音，也不易打滑，防止给老人造成伤害。

2. 方位要向阳

老年人卧室不宜过大，最好安排在朝阳的方位，让老年人不出门也可以享受阳光。加之阳光有消毒杀菌作用，可以减少病菌滋生，有利于健康。

3. 家具要简洁

卧室陈设应简单，宜少不宜多。家具宜沿房间墙面周边放置，避免突出的家具挡道。如使用轮椅，应注意在床前留出足够的供轮椅旋转和护理人员操作的空间。床的高度不能太高或太低，一般以 400 毫米至 500 毫米为宜，若有使用轮椅的老年人，床面高度则需要与轮椅座面高度齐平。床垫不易过软，以免老人起身困难。老人的床头柜最好有较大的收纳作用，放置日常的药品，血压计等，床头柜最好有较宽大的台面，适合老人放置茶杯以及日常的书籍和老花眼镜等。

4. 用色要温暖

老年人房用色应以暖色为主，蓝灰、米黄等自然景色系会给人属实感。另外老年人年纪渐长，视力会越发下降，并起夜频繁，所以灯光宜温暖柔和。

三、厨房设计

细致周到的厨房设计是老年人实现自主生活的基础。对于基本能够自理的老人来说，做饭、吃饭是日常的主要活动之一，在厨房中停留的时间也相对较长。厨房空间设计的重中之重是确保老人能够安全、独立地进行操作活动，其次要能做到省力、高效，支持老人完成力所能及的活动，从而获得对自主生活的信心。

老年人住宅的厨房设计应考虑如下要点：

1. 厨房空间大小要适宜

选择适合老人用的厨房形状，大小适宜，以开敞式为佳，宽敞的空间方便老人操作。各种常用设备安排紧凑，操作流线合理，各操作之间互不妨碍，交接顺畅。实践证明，冰箱-水池-炉灶等，如果能够保持三角形态，可以保证老人使用时省力、安全。

2. 厨具选择要合理

（1）橱柜高度应考虑老年人身高的特点，橱柜台面低了容易增加老年人弯腰时的负荷，而台面高了，老年人一直站着烹饪容易产生肩膀疲劳。提倡使用中部柜，既可增大储藏量，又便于老人放取物品。洗涤池上方中部高度可设置沥水托架，便于洗涤后顺手放置餐具，炉灶旁的中部柜可用于放置调味品、常用炊具等。

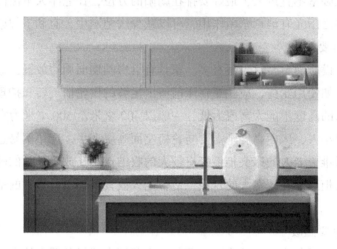

（2）柜门拉手造型宜圆润，尺寸合理，便于老人抓握，不会造成老人不慎刮擦磕碰。安装位置合理，处于老人舒适操作高度范围之内。

（3）炉灶及洗菜池前挡板处，宜设置舒适扶手，便于乘坐轮椅的老人通过扶手借力靠近操作台，并可在操作时倚靠，减轻体力消耗。

（4）厨房可布置至少两人使用的小餐台，以便老人在厨房简单用餐。可以兼做操作接手台，注意摆放位置不影响老人出入。

（5）储物空间要大。自己做饭的老人，一般喜欢储备粮食，购买各种米面、豆类、调料等，不仅为了心理上有安全感，而且能减少购买和搬运的次数。所以在厨房中必须留有利于储存粮食的阴凉通风、防虫防潮的较大空间，且这个大橱柜要设置在离灶台火源较远的地方。老年人不爱扔东西，还要给他们预留出地方，存放各种淘汰的杂物。

3. 家用电器要简单

现代化的家电用品科技含量越来越高，有些带电脑控制的家电需认真阅读说明书，才能看懂其复杂的选项和功能。日常生活中，多数老人适宜选择具有基本功能的设备器具，太复杂的不易掌控，相反，易操作、控制面板大而简洁的小家电最好。

4. 所有设施要易清洗

老人体力减弱，不适合选择难以清洁的东西。所以抽油烟机要选免拆洗、易除污的。墙砖不要选那种复古的纹路复杂的，砖与砖之间缝隙很大的铺法尤其不适合老人厨房，因为时间长了，勾缝间的油污很难清理。地砖颜色太深太浅都容易显脏。橱柜门也要避免饰面复杂，光洁、平整、易擦洗就好。

5. 注意厨房安全

需着重提醒的是，厨房是水、火、电使用最频繁的区域，所以安全措施十分重要。洗菜池前面是最容易湿滑的地方，因此，要选用宽大的洗菜池，控制水龙头水流的流速，尽量避免水和菜汁的溅出；用电插座的选择上，也必须选择安全系数高的插座，保证厨房插座用电的安全性；燃气器具，最好带有报警安全装置，可以免于忘记关闭火时的危险。

四、卫生间设计

卫生间是老年人使用频率最高的空间。但随着老年人身体机能的下降，很多意外，也容易发生在这个"高危"空间。数据显示，我国每年大约有4000万老人会因为地面湿滑而滑倒，其中50%就发生在卫生间。同时，由于卫生间是一个密闭缺氧的环境，洗澡时湿度更大，如果长时间待在其中，很容易引起大脑和心脏缺氧。另外，心脑血管病患者如果蹲厕时间过久，或者排便结束后快速站立，容易诱发短暂性脑缺血，发生头晕、眼花、摔倒。所以，卫生间是老人最危险的地方，对卫生间的设计要求也最高。其具体注意事项如下：

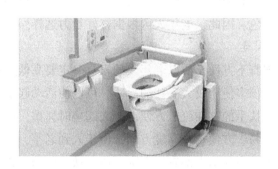

1. 除了要保持通风干燥外，卫生间内地面一定要具有高度的防滑效果，或者是铺上防滑垫，这样才能够加大地面的摩擦力。

2. 卫生间一定要宽敞到能够容纳两个人，因为老年人有时需要帮助才能如厕和洗澡。

3. 卫生间的洁具不宜用蹲坑，通常坐便器、淋浴间附近墙面应安装扶手，辅助老人如厕时起坐，在洗浴过程中转身把扶等。有条件的话可以采用新型的带温水冲洗的抽水马桶，可免除老人回身擦拭的麻烦。

4. 老年人洗浴宜采用淋浴的方式，考虑到老年人不能站立太长时间，浴室内应设置老年人淋浴用的淋浴凳。老年人最好不要使用浴缸，因为非常容易在浴缸中摔跤滑倒而出现危险，若是用浴缸，则要选择高度相对低一些的，浴缸外要设有扶手，方便老年人出入。一些专为老年人或行动不便者设计的坐式淋浴器，既节水又便捷，尤其适合心脏病患者。

五、家具的选择

随着年龄的增长，身体灵活性和协调能力开始下降，因此在选择老年人家具时，需要充分考虑符合老年人的身心特点，家具以安全简单舒适为首要选择原则。

（一）家具材料

家具材料的环保最关键。人到老年，体质和抵抗力下降，健康已成为老年人生活中主要关心的问题。因此，在材料的选择上，要特别注意其环保性。选择板式家具，首先要看板材的环保性能，尽量选择品牌产品。不少老年人更喜欢木材、竹、藤等天然材料，也是不错的选择。木材是传统的建筑与家具用材，其良好的物理性能也比较适合家具的加工制作，并且木材本身具有天然纹理，且具有非常好的装饰效果；竹、藤等材料在视觉和心理上都能符合现代人的环保健康意识，所制造的家具体量一般都比较轻，体现出一种淳朴休闲、清凉和典雅的造型特色。因此，老年人可根据喜好量力选择。

（二）家具的尺寸

大多老年人腿脚不方便，所以老年人的家具一定要高低适宜。在家具整体尺寸的设计上，应该多使用较大一些的尺寸，可以使活动起来更加自由。坐具应尽量设有扶手，扶手的存在可以方便老年人起坐时抓握，增加身体平衡的支点，起坐时更加容易、方便。在高度方面，由于人到老年，身高相对青年、中年时偏矮，再加上臂力和腿力都有所下降，高度低一些的家具坐起来更加方便舒适。对于带有抽屉和顶柜的柜类，不宜有低于双膝的抽屉和高过头的顶柜，以减少老年人的躬身和爬高，减少不安全因素的存在。另外，家具最好是全封闭式的，避免落灰，方便打扫。

（三）家具的形状

家具要选择一些无尖角、圆滑的形体，以减少磕碰、擦伤等意外情况的发生。尽量选用一些对称且具有均衡感的形体，确保家具的稳定性。最好不要给老人选择带滑轮的可以移动的家具，如可以滑动的小茶几、小柜子等，避免老人一靠就挪动，容易导致摔倒。也不要选择自重过轻的家具，可能容易导致老人扶靠不稳。

（四）主要家具的设计

1. 沙发

老年人在选购沙发时座位不能过低，否则坐下去和站立时就会感到困难。沙发也不宜选择过于柔软的。那种人一坐上去就深陷里面，会令腿脚不便的老人站起来比较吃力，不适合老人使用。

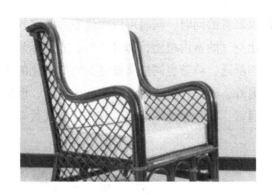

2. 椅凳

老年人使用的椅子、板凳，最好能带靠背，以托住人体脊柱，保持全身肌肉用力平衡，减轻劳累。椅凳的靠背板和椅面的宽度也要适中，否则舒适度会降低，久坐后会导致肌肉紧张，血液循环受阻，对身体健康不利。

3. 桌子

老年人用的桌子，既不宜过低也不能太高。过低的桌子则会使老年人感到书写不适，易导致肩部疲劳、胸闷、起坐吃力等。过高的桌子则容易导致老年人肌肉疲劳、脊柱侧弯、视力下降等。特别是长期伏案的老年人，还会因此导致颈椎疾病。

4. 床具

老年人的床不宜过高，以免上下床不方便。为了预防和治疗腰部疼痛，最好选择木板床。床以硬床垫或硬床板加厚褥子为好。使用时，可在铺板上加一层厚一些的棉垫，使之松软，这样不仅可使老年人躺得更加舒服，而且可使脊柱保持正直的状态。床单、被罩等床上用品要选择保暖性好的、全棉等天然材料制作的。过软的床透气性差，长期睡卧，会使人脊柱弯曲，腰部易发生酸痛，加重劳损症状。对于本身患有风湿、腰肌劳损、骨质增生的老人来说，睡软床会加剧病情。

六、居家绿化设计

老年人由于时间充裕，很多人都喜欢在家中种养花花草草，既美化了居家环境，还可以怡情养性，陶冶情操。但是，老年人体力有限，身体免疫力下降，因此，老年人在选择居家绿化植物时，也应考虑自身的特点，尽量选择适合老年人种养的品种。那么适合老年人种养的花草有哪些呢？

1. 具净化空气作用的植物

一些植物在提供观赏的同时，同时可以净化室内的空气，为老人健康养生助力。常见的可净化空气的室内植物，如君子兰，能够释放出大量的氧气，使家里空气变得清新与舒适。芦荟也同样有较好的空气净化的作用，同时其种植也是非常方便的。另外，吊兰、龟背竹、绿萝、虎尾兰、散尾葵等，也具一定的净化空气作用。通常，叶片较大的绿植，其净化空气效果也更明显。

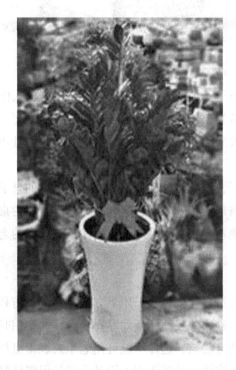

2. 驱虫杀菌的观赏植物

有的植物具有特殊的香气或气味，对人无害，而蚊子、蟑螂、苍蝇等害虫闻到就会避而远之。这些特殊的香气或气味，有的还可以抑制或杀灭细菌和病毒，因此，也对老年人的健康有利。这些植物包括晚香玉、除虫菊、野菊花、紫茉莉、柠檬、紫薇、茉莉、兰花、丁香、苍术、玉米花、蒲公英、薄荷等。

3. 中小型盆栽的植物

老人家中摆放的植物，通常应该以中、小型盆栽或插花方式为主，避免选用大型盆栽，以免阻碍空间，增加压迫感。需要格外注意的是，老年人行动不便，所以家中千万不能种养带刺的植物如仙人掌，也尽量少养爬藤类的植物，以免牵绊导致摔跤。

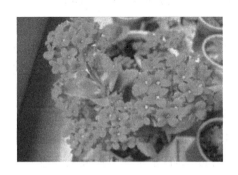

4. 具有好的寓意的植物

好的寓意，对老人来说，也是一种精神寄托。比如长寿花，寓意长命百岁、大吉大利，绝对是老年人的不二选择。长寿花的叶片较为肥厚，开着艳丽的小花，花期较长，还具有较高的观赏价值。同时，长寿花的养护也较为简单，所以很适合老年人。

第五节　老年人住宅的适老化改造

一、适老化改造的基本内容

适宜的居住环境对老年人幸福感的提升有着重要作用。尤其对于居家养老来说，家应该是最安全最舒适的地方。但随着年龄的增长人的身体机能不断下降，老年人身体的灵活性逐渐降低，四肢力量变弱，行走不稳，出现视力听力障碍，对外界反应迟钝，应急能力差，遇到紧急情况无法保持身体平衡或姿势不协调，因此容易摔倒造成意外事故。据调查数据显示，在老年人跌倒人群中，有一半以上是在家中发生。

长期以来，我国很多的家庭住宅设计环境并未考虑老龄化需求，尤其是那些建设年代比较早，使用时间比较长的老旧小区，存在着种种安全隐患。常见的危险因素有：地面太滑、门槛过高、家具尖锐容易碰伤、过道有障碍物、橱子椅子床过高或过低、家具摆放混乱，马桶过低无扶手等。这些都给居家养老的老年人造成了极大的安全隐患，容易造成老年人跌倒、坠床、骨折、烧伤等，尤其对于那些行动不方便，生活不能完全自理的独居老人，更是雪上加霜，严重降低了老年人晚年生活的品质和质量。因此，推进老年人住宅"适老化改造"，是改善养老环境至关重要的一个环节。

适老化（elderly-oriented），意思为适应老年人。适老化改造，包含室外环境改造，也包含室内环境改造。很多地区开始试点的老旧小区外墙加装电梯等，属于室外环境改造，主要由政府主导。本书所谈的适老化改造主要指后者，也即所谓住宅"适老化改造"，是指充分考虑到老年人的身体机能及行动特点，对老年人居住的房子，包括房间的客厅通道、卧室、厨房、卫生间等基本生活场所，作出相应的改造设计，谋求居家环境的改善，以便更利于老年人的通行、如厕、休息、洗澡等日常生活，最大限度地为老年人的日常生活和出行提供方便。室内的适老化改造一般需要自行联系施工方解决。

适老化改造的目的是解决老人在日常生活中遇到的不方便，增强老人生活的安全性和便利性，改造主要包括四大方面：建筑硬件改造、家具家装改造、辅具配备、智能化用具配备。

1. 建筑硬件改造具体可分为：地面、出入口、通道的无障碍改造，扶手及抓杆安装，地面防滑处理等；

2. 家具家装改造具体可分为：室内家具、装饰的棱角防撞设计，推拉门改装，马桶增高设计，水龙头扳手式改造等；

3. 辅具可分为：轮椅、助行器、浴凳等；

4. 智能化用具可分为：防走失手环、紧急呼叫设施、远程断电装置等。

二、适老化改造具体案例

（一）整体改造案例

王奶奶90岁，老伴多年前去世，独居在一栋六层居民楼的一楼。目前生活起居能基本自理，但是因为身体功能衰退，不能久站，也没法走出院子很远。为此，设计师对房屋进行了全屋的无障碍化设计。无障碍设计是充分考虑具有不同程度生理伤残缺陷者和正常活动能力衰退者（如残疾人、老年人）的使用需求，使他们与健康人享有"平等地位"的环境设计，即保证他们对环境的可接近性、可操作性与安全性。

1. 客厅

改造前存在的问题：

（1）入户大门的宽度仅 71cm（实际门洞 63cm），不足以通过轮椅；

（2）客厅桌子摆放位置不合理，动线曲折；

（3）西侧墙面无可借力的家具或扶手；

（4）整体墙面乳胶漆脱落，颜色发黄，加之灯光晦暗，客厅整体光线不足；

（5）开关太高，老人使用时踮脚费力。

改造方案：

因为老人对旧家具有感情，舍不得丢弃。客厅除实木沙发外（座高太矮，老人起身费力），所有桌椅均保留。具体改造措施如下：

（1）拓宽入户大门，换成品防盗门，以方便进出；

（2）将桌子移至窗下，以拓宽空间；

（3）在墙面做连续扶手（800mm 高），以方便扶持；

（4）墙面重粉刷乳胶漆，更换顶灯，增加光源照明；

（5）降低开关高度，同时客厅两边增加双控开关，方便开关。

2. 卧室

改造前存在的问题：

（1）开关设在门口，晚上起夜不便；

（2）卧室内收纳柜太多，阻碍通行；

（3）乳胶漆脱落发黄，灯位于墙角，屋内灯光晦暗；

（4）卧室缺少坐具，老人平时只能坐在床上看电视。

改造方案：

（1）在床头和门口设双控开关，方便开关。

（2）将太旧的箱子移走，仅保留五斗柜，方便行走。

（3）粉刷墙体，更换顶灯，增强照明。

（4）增加一张休闲沙发便于老人平时看电视。

3. 卫生间

改造前存在问题：

（1）卫生间面宽太小，马桶横向放置，如厕时脸直贴墙壁，同时还导致老人通向淋浴间很困难。且马桶太低，四周无扶手支撑，老人起身困难。

（2）无洗漱台盆，日常洗漱只能在厨房解决。

（3）地面不平整，走廊、马桶、淋浴区均有高差，存在安全隐患。

改造方案：

（1）将淋浴区调整到北阳台，调整马桶位置，更换合适高度的马桶。增加 L 形多功能扶手，增加前置扶手。

（2）增加洗漱台，同时配备镜子、镜前灯、小橱柜。

（3）进行地面改造，取消各区域高差，重新铺设上下水管道。重做地面结构（防水层等）、铺设防滑地胶。

（4）重贴瓷砖，安装地漏、排气扇、厕纸架、毛巾架、镜子。为使老人照镜子时看起来气色更好，特意装了暖黄色的镜前灯。

4. 储藏室

改造前存在问题：

（1）储物空间不够，物品摆放混乱。

（2）与北阳台交界的窗户陈旧，没有将北阳台合理利用。

改造方案：

（1）增加一个新的大衣柜，方便储藏衣物。

（2）衣柜内部功能清晰，满足不同物品和衣服的储物要求。

（3）将窗所在墙体打掉，原窗后北阳台空间改为洗衣房。

5. 厨房

改造前存在问题：

（1）橱柜加煤气灶太高，老人需举高手臂才能做菜。

（2）水管煤气管洞口太大，屋内虫蚁成灾。

（3）老式的碗柜占地方且不实用。

（4）操作台的水易流到地面，导致地面湿滑，存在安全隐患。

改造方案：

（1）更换橱柜，换内嵌式灶台，降低总高度。

（2）墙面铺砖，重做吊顶，吊顶中央加灯，增加照明。

（3）去掉碗柜，增加吊柜，扩大空间。

（4）采用防滑地胶的同时，将操作台面边缘做高，方便操作。

（二）局部改造案例

杨叔叔，75 岁，腿脚不太好，目前一个人独居。

房子本身建筑面积 89 平方米，卫生间经测量不到 6 平方米。杨叔叔的个人习惯，喜欢在洗手间看报纸、抽烟，喜欢用热水瓶蓄水，换衣服需要有坐的地方。

杨叔叔的儿子在异地工作，由于不能随时照顾，考虑到卫生间安全性能对父亲的重要性，希望通过对卫生间的局部改造，提升父亲生活中最基本的安全和舒适度。

目前卫生间存在问题：

①地面未做防滑处理；②坐便器未安装扶手；③进出浴缸存在安全隐患；④卫生间收纳空间不足。

设计师提出三套解决方案：

方案 A：保留浴缸。①地面铺设防滑地胶；②浴缸、坐便器侧面均安装扶手；③改良收纳空间。原先浴缸右侧管井较大，如可以减小管井尺寸的话，可以再分隔出部分空间作为壁龛、收纳洗浴用品；门口放置柜子，柜门做镂空处理，方便寻找物品；柜子中间段开放，方便放置换洗衣物，最底层开放，收纳拖鞋。柜子旁边放置换衣凳，可以收起，不占用空间。

方案 B：改浴缸区域为淋浴间。考虑到杨叔叔的身体状况，使用浴缸洗澡存在较大摔倒隐患，设计师建议改用淋浴的方式洗澡。因此，方案 B 是在方案 A 的基础上以淋浴房替代浴缸。

方案 C：增加洗衣机空间。杨叔叔曾表示希望卫生间改造中多出一块安放洗衣机，这样生活会更加方便。为此，方案 C 就是在方案 B 的基础上压缩了淋浴区，为洗衣机腾出空间。

总结：三个选择，各有取舍，最终杨叔叔选中了 B 方案，割舍了浴缸泡澡的享受（使用率太低，安全隐患太高）。

第四章　家庭中老年饮食照顾

第一节　健康饮食指导建议

世界卫生组织对影响人类健康的众多因素进行过评估，结果表明，遗传因素对人体健康影响居于首位为15%，膳食营养因素的影响为13%，仅次于遗传因素，而医疗因素仅为8%。流行病学调查研究的结果也表明，大约有40%的肿瘤的发生与膳食直接相关。早在1992年，世界卫生组织就发布了著名的《维多利亚心脏健康宣言》，提出健康生活方式的四大基石——即"合理膳食、适当运动、戒烟限酒、心理平衡"，其中，居于首位的就是合理膳食。可见，膳食营养对人体健康非常重要。

人类的食物主要包括以下五类：第一类是谷物粮食，富含碳水化合物；第二类是动物性食物，包括富含动物蛋白质的瘦肉、禽、蛋、鱼类等；第三类是富含植物蛋白质的豆类，以及乳类和乳制品；第四类是蔬菜、水果；第五类是油脂。食物中所含的营养素包括水、蛋白质、碳水化合物、膳食纤维、脂肪、矿物质、维生素与微量元素等。此外，食物中还含有许多具有抗氧化作用的生物活性物质。据统计，一个人一年的平均饮食消费量达1吨之多。同时，人体对不同的营养素需要量相差极大，不同食物的营养素成分不同。因此，只有科学安排饮食，才能促进人类健康。相反，如果膳食安排不合理，就会损害健康，甚至引发疾病。

一、世卫组织的膳食指导建议

科学界一致认为，均衡是健康饮食的核心。所谓均衡膳食，就是强调由多种天然食物组成的膳食，可提供人体基本的营养需要，在支持正常发育、保持合适体重，预防营养不良的同时，减少同营养过剩相关疾病的发生。2018年

11 月 20 日，世界卫生组织发布官宣，对健康饮食给出了相关建议。世界卫生组织认为，健康饮食取决于文化对所能获得的食物及进食方式的影响，也受年龄和体力活动程度的调控，而合理的饮食结构可以增加抵御疾病的能力，并降低肥胖、心血管疾病、糖尿病、癌症等非传染性疾病的患病风险。为此健康饮食的关键是，吃不同食物、减盐、减少某些脂肪和油的使用、限制糖摄入、避免酒精的有害作用。具体可以总结为健康饮食的十字要领，即多样、减盐、少脂、限糖、避酒。

1. 多样

人类身体结构极为复杂，除了婴儿时有母乳喂养的情形以外，没有任何单一食物可以全面提供人体需要的所有营养成分，只有囊括各种必需营养的新鲜食物才能保持身体健康。为了确保饮食均衡，世界卫生组织建议，日常饮食中应尽量含有小麦、玉米、大米、土豆等多种主食，并增加豆类、新鲜水果和蔬菜，以及肉类、鱼类、蛋类、奶类等动物来源的食品；在食材方面，尽可能选择未经加工的富含纤维的全谷类，比如玉米、小米、燕麦、糙米等；肉类多选瘦肉，烹饪多蒸煮少煎炸；零食应是生蔬菜、不加盐的坚果、新鲜水果，避免进食高糖、高脂、高盐的加工食品。

2. 减盐

减盐是健康饮食的要点，因为高血压是心脏病和中风的主要风险因素，而盐会使血压升高。世界卫生组织推荐将每天的盐摄入限制在 5 克以内，但多数人的每日平均盐摄入量都在 10 克以上。对减盐，需要特别注意的是，加工食品和饮料中含有盐。为了减少盐的摄入，建议烹饪少用盐，并减少酱油、高汤、鱼露等咸味酱及调味品的使用；避免高盐食品零食；罐头、干蔬菜、坚果等，要选择不加盐和糖的品种；注意查看标签，选择低钠产品；相信味蕾是可以迅速调整并让人适应低盐美味的，因此，不要再在餐桌上摆放盐瓶和含盐调味品。

3. 少脂

饮食离不开脂肪，但摄入过多脂肪，尤其是反式脂肪，会使罹患心脏病的风险增加近 30%，并带来肥胖。减少脂肪对健康的不利影响，建议用大豆油、菜籽油、玉米油、红花籽油、葵花籽油等替代黄油、猪油、酥油；食材多选家禽和鱼类等白肉，少选择高脂肪的红肉，限制摄入加工肉制品；避免食用含有工业生产的反式脂肪的快餐、油炸食品，以及人造黄油或酥油、预包装的零食、焙烤或煎炸等加工食品。

4. 限糖

摄入过多的糖会增加超重或肥胖的风险，也会损害牙齿，带来多种慢性健康问题。限糖的要点是要注意隐藏在加工食品和饮料中的糖，因此，建议限制甜食和碳酸饮料、果汁、果汁浓缩液或粉、加味水、能量和运动饮料、即饮茶和咖啡、加味乳饮料等含糖饮料的摄入；选择新鲜的零食，摒弃加工类零食；避免给孩子吃含糖食品，2岁以下儿童辅食不应添加盐和糖，2岁以上也应限制摄入量。

5. 避酒

饮酒过量或过频，会对肝脏带来长期影响，增加肝损害、癌症、心脏病、精神疾患的风险。世界卫生组织认为，饮酒没有安全阈值。对许多人来说，少量饮酒也可能带来严重的健康风险，并强调在怀孕或哺乳、驾驶操作机械或从事相关的活动、患有酒精会加重病情的疾病、服用与酒精直接作用的药物、对酒缺乏自制力等情况下，要完全杜绝酒精类饮料的摄入。

二、我国政府的膳食指导建议

世界各国人口、生产力水平、生活习惯各异，形成了不同类型的食物结构。各国为指导本国居民的膳食结构，也纷纷出台相关政策。如瑞典早在1968年就最早提出名为《斯堪的纳维亚国家人民膳食的医学观点》的膳食指导原则，产生了积极的社会效果。之后，世界卫生组织（WHO）和联合国粮农组织（FAO）建议各国仿效。至今，全球已有20多个国家公布了各自的《膳食指南》。《膳食指南》是根据平衡膳食理论制订的饮食指导原则，是合理选择与搭配食物的陈述性建议，目的在于优化饮食结构，减少与膳食失衡有关的疾病发生。我国政府于1989年首次发布了《中国居民膳食指南》，之后于1997年和2007年进行了两次修订。2016年5月，根据《中国居民营养与慢性病状况报告（2015）》[1]中指出的我国居民面临营养缺乏和营养过剩双重挑战的情况，结合中华民族饮食习惯以及不同地区食物可及性等多方面因素，参考其他国家膳食指南制定的科学依据和研究成果，国家卫计委专门召开新闻发布会，发布了《中国居民膳食指南（2016）》[2]，提出了符合我国居民营养健

[1] 中华人民共和国国家卫生和计划生育委员会：《中国居民营养与慢性病状况报告（2015）》，2015年。

[2] 中国营养学会：《中国居民膳食指南（2016）》，人民卫生出版社2016年版。

康状况和基本需求的膳食指导建议。其核心有以下六个方面：

1. 食物多样，谷类为主

平衡膳食模式是最大程度保障人体营养需要和健康的基础，食物多样是平衡膳食模式的基本原则。每天的膳食应包括谷薯类、蔬菜水果类、畜禽鱼蛋奶类、大豆坚果类等食物。建议平均每天摄入 12 种以上食物，每周 25 种以上。谷类为主是平衡膳食模式的重要特征，每天摄入谷薯类食物 250~400 克，其中全谷物和杂豆类 50~150 克，薯类 50~100 克；膳食中碳水化合物提供的能量应占总能量的 50% 以上。

2. 吃动平衡，健康体重

体重是评价人体营养和健康状况的重要指标，吃和动是保持健康体重的关键。各个年龄段人群都应该坚持天天运动、维持能量平衡、保持健康体重。体重过低和过高，均易增加疾病的发生风险。动则有益，推荐每周应至少进行 5 天中等强度身体活动，累计 150 分钟以上；坚持日常身体活动，平均每天步行 6000 步；尽量减少久坐时间，每小时起来动一动。

3. 多吃蔬果、奶类、大豆

蔬菜、水果、奶类和大豆类食物是平衡膳食的重要组成部分，坚果是膳食的有益补充。蔬菜和水果是维生素、矿物质、膳食纤维和植物化学物的重要来源，奶类和大豆类富含钙、优质蛋白质和 B 族维生素，对降低慢性病的发病风险具有重要作用。提倡餐餐有蔬菜，推荐每天摄入 300~500 克，深色蔬菜应占 1/2。天天吃水果，推荐每天摄入 200~350 克的新鲜水果，果汁不能代替鲜果。吃各种奶制品，摄入量相当于每天液态奶 300 克。经常吃豆制品，每天相当于大豆 25 克以上，适量吃坚果。

4. 适量吃鱼、禽、蛋、瘦肉

鱼、禽、蛋和瘦肉可提供人体所需要的优质蛋白质、A、B 族维生素等，有些也含有较高的脂肪和胆固醇。动物性食物优选鱼和禽类，鱼和禽类脂肪含量相对较低，鱼类含有较多的不饱和脂肪酸；蛋类各种营养成分齐全；吃畜肉应选择瘦肉，瘦肉脂肪含量较低。过多食用烟熏和腌制肉类可增加肿瘤的发生风险，应当少吃。推荐每周吃鱼 280~525 克，畜禽肉 280~525 克，蛋类 280~350 克，平均每天摄入鱼、禽、蛋和瘦肉总量 120~200 克。

5. 少盐少油，控糖限酒

我国多数居民目前食盐、烹调油和脂肪摄入过多，这是高血压、肥胖和心脑血管疾病等慢性病发病率居高不下的重要因素，因此应当培养清淡饮食习

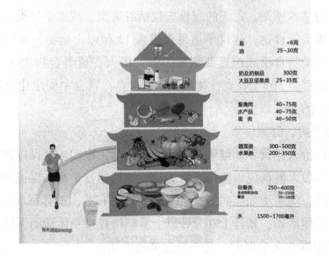

惯，成人每天食盐不超过 6 克，每天烹调油 25~30 克。过多摄入糖可增加龋齿和超重发生的风险，推荐每天摄入糖不超过 50 克，最好控制在 25 克以下。水在生命活动中发挥重要作用，应当足量饮水。建议成年人每天 7~8 杯（1500~1700 毫升），提倡饮用白开水和茶水，不喝或少喝含糖饮料。儿童少年、孕妇、乳母不应饮酒，成人如饮酒，一天饮酒的酒精量男性不超过 25 克，女性不超过 15 克。

6. 杜绝浪费，兴新食尚

勤俭节约，珍惜食物，杜绝浪费是中华民族的美德。按需选购食物、按需备餐，提倡分餐不浪费。选择新鲜卫生的食物和适宜的烹调方式，保障饮食卫生。学会阅读食品标签，合理选择食品。创造和支持文明饮食新风的社会环境和条件，应该从每个人做起，回家吃饭，享受食物和亲情，传承优良饮食文化，树立健康饮食新风。

第二节 老年人的营养需要

营养是供给人类用于修补旧组织、增生新组织、产生能量和维持生理活动所需要的合理食物。食物中可以被人体吸收利用的物质叫营养素。营养素是机体为了维持生存、生长发育、体力活动和健康以食物的形式摄入的一些需要的物质。人体所需的营养素有蛋白质、脂类、碳水化合物、维生素、矿物质五大类。具体又可分为宏量营养素和微量营养素。

一、宏量营养素

宏量营养素包括碳水化合物、脂肪、纤维素、蛋白质以及水。由于人类对它们的需要量多，在膳食中所含的比重大，称为宏量营养素。

碳水化合物是人的一切生命活动都需要的物质，是膳食能量的主要来源，是人体不可缺少的重要营养素之一，占总能量的 50%~60%。随着年龄的增长，碳水化合物需要逐渐降低，因此老年人不宜进食大量的碳水化合物，以免出现血糖波动等不良反应。

脂肪是人体重要的组成部分，能量的储存库，且有御寒滋润皮肤耐饥饿作用，如果没有脂肪，就得不到足够的维生素 A、D、E、K 等脂溶性营养物质。老年人胰脂肪酶分泌减少，对脂肪的代谢减退，且活动量少，应减少脂肪的摄取量。另外，老年人代谢能力较差，容易引起餐后血脂增高，故用餐时宜将脂肪分配到各餐中，避免过于集中。

蛋白质是生命活动的基础，是细胞构成的主要成分。老年人体内的分解代谢增加，合成代谢减少，所以老年人要适当多吃一些富含蛋白质的食品，至少应当和成年期吃得一样多，每天每公斤体重为 1.0~1.2g 蛋白质，到 70 岁以后可适当减少。但也要注意，由于蛋白质代谢后会产生一些有毒物质，老年人的肝、肾功能已经减弱，清除这些毒物的能力较差，所以，如果蛋白质吃得太多，其代谢后的有毒产物不能及时排出，反而会影响身体健康。一般来说，老年人蛋白质摄入量占总热能的 14%~15%，其比例一般不应超过总热能的20%。老年人蛋白质宜选优质蛋白。大豆的蛋白质含量高，质量好，如豆浆、豆腐、豆干、豆腐皮等均是较好的来源。

人体水分的总量随年龄的增高而减少，失水 10% 会影响机体功能，失水20% 即可威胁人的生命。如果水分不足，再加上老年人结肠直肠的肌肉萎缩，肠道中黏液分泌减少，很易发生便秘，严重时还可发生电解质失衡等。但过多的饮水也会增加心肾功能的负担，因此老年人每日饮水量（除去饮食中的水）一般以 1500 mL 左右为宜，饮食中可适当增加汤羹食品，这样既能补充营养，又可补充相应的水分。老年人应少盐，一般食 5g/d 为宜。

纤维素有利于消化和肠的蠕动，使食物容易被消化吸收，避免便秘，改善肠道菌群，利于防止肠癌及降低胆固醇，减少冠心病的发病机会。同时，膳食纤维，尤其是可溶性纤维，对血糖、血脂代谢都起着改善作用，也有利于糖尿病与肥胖病的预防。粗粮及蔬菜中含有大量的膳食纤维，老年人应注意加强这方面食品的摄入。

由于基础代谢下降、体力活动减少和体内脂肪组织比例增加，老年期对热能的需要量相对减少，因此每日膳食总热能的摄入量应适当降低，以免过剩的热能转变为脂肪贮存体内而引起肥胖。热能摄入量应随年龄增长逐渐减少。60岁后应较青年时期减少20%，70岁以后减少30%。

由于老年人糖耐量低、胰岛素分泌减少且对血糖的调节作用减弱，易发生血糖增高。有报告认为蔗糖摄入多，可能与动脉粥样硬化等心血管病及糖尿病的发病率有关。因此老年人不宜食含蔗糖高的食品。过多的糖在体内还可转变为脂肪，并使血脂增高。但是，水果和蜂蜜中所含的果糖，既容易消化吸收，又不容易在体内转化成脂肪，是老年人理想的糖源。

二、微量营养素

微量营养素包括矿物质和维生素。矿物质和维生素因需要量较少，在膳食中所占比重也小，称为微量营养素。

各种矿物质对人体发挥着不可或缺的作用。如，钙是建造骨骼和牙齿的成分，影响幼儿的生长发育，而我国人的摄入量还不到人体所需的50%。铁是构成血红蛋白、肌红蛋白的必要成分，也是许多酶的生物活性部分。锌也是许多酶的重要组成成分，或必须有锌参与才能被激活，锌与人体上百种的酶都有关系，所以非常重要。

维生素也称维他命，是人体不可缺少的一种营养素，是"维持生命的营养素"。维生素的种类很多，通常按其溶解性分为脂溶性维生素和水溶性维生素两大类。脂溶性维生素包括维生素A、D、E、K；水溶性维生素则包括维生素B1、B2、B6、B12，以及烟酸、叶酸、维生素C。

人体衰老与免疫功能下降、自由基反应增强、过氧化物增多有一定的联系，多种维生素与之有拮抗作用。因此，维生素虽然既不参与构成人体细胞，也不为人体提供能量，而且人体对它的需要量很小，但它对人体的各项生命活动，如调节物质代谢、促进生长发育和维持生理功能等方面却发挥着重要作用。如维生素A能促进免疫耐受性、淋巴器官增生及增强自然免疫活力。维生素 C 可防止老年血管硬化，促使胆固醇排出体外，增强机体抵抗力，在机体的体液免疫和细胞免疫中均有重要作用。维生素 D 可促进正常粒细胞渗导分化，增加巨噬细胞及 T 细胞的作用，并可防止骨质疏松症。维生素 E 是自由基清除剂，机体组织中维生素 E 可随年龄的增长而下降，导致抗氧化能力下降，引起衰老。因此，如果长期缺乏某种维生素，就会导致各种疾病。如膳食中如缺乏维生素，就会引起人体代谢紊乱，以致发生维生素缺乏症。

　　老年人由于身体成分和生理功能的变化，对维生素 A、维生素 C、维生素 B₆、维生素 E、维生素 D、叶酸、钙、锌、铁和锌的需求增加。同时，由于其口腔状况变差，咀嚼及吞咽功能受损，消化吸收功能及肝肾功能下降，活动水平低，精神状态受损，且常伴多种急慢性疾病等原因，也会增加微量营养素缺乏的发生风险。而一旦微量营养素缺乏，容易导致老年人健康受损和疾病的发生。因此，合理补充微量营养素，可改善其肌肉力量、认知功能、免疫功能及生活质量。

第三节　老年人的饮食原则

　　随着年龄的增加，老年人的器官功能出现渐进性的衰退，如牙齿脱落、消化液分泌减少、消化吸收能力下降、心脑功能衰退、视觉听觉及味觉等感官反应迟钝、肌肉萎缩、瘦体组织数量减少等。这些生理和代谢的变化，使得老年人对食物营养的吸收、利用效率和程度均与年轻人有着很大差异，导致老年人营养需求也和年轻人大不相同。因此，我们必须结合老年人的自身特点，合理安排老年人的饮食，以使老年人更好地适应身体机能的改变，努力做到合理营养、均衡膳食，减少和延缓营养相关疾病的发生和发展。根据 2016 年修订的《中国老年人膳食指南》，在普通人群膳食指南的基础上，老年人应该注重如下饮食原则。

一、少食多餐，预防营养缺乏

　　不少老年人牙齿缺损，消化液分泌减少，胃肠蠕动减弱，容易出现食欲下降和早饱现象，以致造成食物摄入量不足和营养缺乏，因此，建议老年人的饮食应量少多餐，进餐次数可采用三餐两点制或三餐三点制；每次正餐提供的能量占全天总能量 20%～25%，每次加餐的能量占 5%～10%，且宜定时定量用餐，不宜随意化。

维生素大部分不能在人体内合成，或者合成量不足，不能满足人体的需要。因而，必须从食物中摄取。如维生素 A 主要来自于动物肝脏，全脂奶及其制品、绿色和黄色蔬菜、红心甘薯、胡萝卜、青椒、南瓜等。维生素 C 主要来自于柑、桔、橙、柚、鲜枣、猕核桃、草莓、犁、菜花、莴苣叶、柠檬、西红柿、山楂以及各种深色蔬菜。维生素 D 主要来自于海鱼、动物肝脏及蛋黄、奶油、干酪、鱼肝油等。钙含量高、吸收性也好的食物首推乳类，其次是蛋黄、鱼贝、泥鳅、蚌、螺、虾皮等。

但是，老年人常因生理机能减退以及食物摄入不足等缘故，容易出现某些矿物质和维生素的缺乏，引发钙、维生素 D、维生素 A、维生素 C 缺乏，或者贫血、体重过低等问题。对于老年人来说，缺铁可使老年人发生不同程度的贫血。因此，老年人应注意选择含铁丰富的食物，如瘦肉、动物肝脏、黑木耳、紫菜、菠菜、豆类等。由于老年人体内胃酸较少消化功能减退，钙吸收能力低户外活动少，故老年人应选择豆类豆制品，以及坚果花生核桃等。锌是维持和调节人体正常免疫功能必需的一种微量元素，血液中的锌含量过低，可能导致行动迟缓，也易发生某些感染性疾病以及记忆力减退、畏寒无力、齿落等综合性衰老现象。在缺锌的情况下，很多老年人味蕾减少并萎缩，对食物的酸甜感觉反应迟钝，尤其对咸味的感受退化最厉害，导致食欲下降。在此情况下，有些老年人在烧菜时就会多放盐，导致饭菜过咸，久而久之将会增加高血压的发生危险。我国成人锌的需要量为 15～20mg/d，而老年人平均摄取量只有 4～7mg/d。适量补锌，可多吃鱼、牛、羊肉、牡蛎肉、核桃、榛子、香菇等含锌高的食物增加食欲，确保有足够的锌量摄入，增加味蕾对食物的敏感性，避免营养不良的发生。

可见，维生素在调节和控制代谢，推迟衰老方面极为重要，老年人每天需供给足够的维生素，而合理饮食就是补充这些营养的最有效途径。当然，出现贫血，钙和维生素 D、维生素 A、维生素 C 等营养缺乏的老年人，也可以在医生的指导下，选择适合自己的其他营养强化食品或营养素补充剂。但需要注意少饮酒和浓茶，避免影响营养素的吸收。

二、主动足量饮水，积极户外活动

老年人本身消化功能不好，多喝水能滋润肠道，防止便秘，同时，多排尿还能预防泌尿系统疾病。但是很多老年人由于行动不便，出于怕上厕所等原因，导致喝水量不足，对老年人的健康造成潜在的不良影响。所以，老年人应该养成主动、足量、定时饮水的习惯。

正确的饮水方法是主动饮水、少量多次，每次50~100mL，如在清晨一杯温开水，睡前1~2小时喝一杯水，运动前后也需要喝点水，而不应在感到口渴时才饮水。饮水首选温热的白开水。根据个人情况，也可选择饮用矿泉水、淡茶水。2016年版的《中国居民膳食指南》中则指出，老年人每天的饮水量应不低于1200mL，以1500mL~1700mL为宜。

适量的户外活动能够让老年人改善肺活量，促进食欲，减少抑郁和焦虑情绪，便于睡眠。同时多接受紫外光照射，有利于体内维生素D更好地合成，延缓骨质疏松和肌肉衰减的发展。老年人的运动量应根据自己的体能和健康状况即时调整，量力而行，循序渐进。一般情况下，每天户外锻炼1~2次，每次30~60分钟，以轻度的有氧运动，如慢走、散步、太极拳等为主；身体素质较强者，可适当提高运动的强度，如快走、广场舞、各种球类等，活动的量均以轻微出汗为度；或每天活动折合至少六千步。每次运动要量力而行，强度不要过大，持续时间不要过长，可以分多次运动，每次不低于10分钟，要有事先的准备和事后的整理活动。

三、吃动结合，维持适宜体重

骨骼肌肉是身体的重要组成部分，延缓肌肉衰减对维持老年人活动能力和健康状况极为重要。延缓肌肉衰减的有效方法是饮食和运动相结合，一方面要增加摄入富含优质蛋白质的瘦肉、海鱼、豆类等食物，另一面要进行有氧运动和适当的抗阻运动。

一些老年人因为担心高血压、高血脂等疾病，而拒绝肉、蛋、禽类食物，容易膳食能量和蛋白质摄入不足，如长期积累，将导致身体消瘦、体重不足。其实这类食物可以提供人体必需的蛋白质，也是肌肉合成的重要原料。尤其是30岁以后，每10年骨骼肌量减少3%~8%。如果老年人肉、蛋、奶、鱼等吃得少，肌肉势必会出现加快萎缩的状况。无论是体重降低还是肌肉萎缩，都是一个危险的信号，这意味着身体的免疫功能和抵抗力下降，将增加对疾病的易感染性。体重不足的老年人，还易出现易怒、倦怠、精神抑郁、不安或失眠等精神症状，而且一旦生病，低体重的老年人更加经不起疾病的消耗。

当然，老年人中也存在由于营养过剩，导致体重超标的情况。对此，建议减少高糖、高脂等高热量食物摄入。同时，根据身体情况增加活动量，使体重接近理想范围。这里需要强调的是，对于老年人来说，不应过度苛求减重，也不宜过快减重。如果要减重，也应在医生指导下进行。

体重过高或过低都会影响健康。体重减轻是老年人营养不良的主要表现，体重超标则反映营养过剩。因此，老年人应该定期测量体重，监测自己的身体状况，使自己的体重尽量维持在正常稳定水平。《中国居民膳食指南》2016年版中建议，从降低营养不良风险和死亡风险的角度考虑，体重是否适宜，可根据自己的BMI来衡量。BMI指数（Body Mass Index，简称BMI）是国际上常用的衡量人体胖瘦程度以及是否健康的一个标准，计算方法是体重（公斤）除以身高（米）的平方。一般认为，BMI≥24.0为超重。从降低营养不良风险和死亡风险的角度考虑，老年人的BMI最好不低于20.0kg/m²，最高不超过26.9kg/m²。

四、摄入充足食物，鼓励陪伴进食

老年人每天应至少摄入12种的食物。采用多种方法增加食欲和进食量，吃好三餐。早餐宜有1~2种以上主食、1个鸡蛋、1杯奶、另有蔬菜或水果。中餐、晚餐宜有2种以上主食，1~2个荤菜、1~2种蔬菜、1个豆制品。饭菜应少盐、少油、少糖、少辛辣，以食物自然味来调味，色香味美、温度适宜。《中国居民膳食指南》2016年版中建议的老人每日食物摄入量如表4-1。

表4-1　　　　　　　　**65岁以上老年人每日食物推荐摄入量**

食物类别	推荐摄入量（克/日）	食物类别	推荐摄入量（克/日）
谷类	200~250	坚果（/周）	50~70
全谷杂豆	50~150	畜禽肉	40~50
薯类	50~75	蛋类	40~50
蔬菜	300~450	水产品	40~50
水果	200~300	油	25~30
乳类	300	盐	<6
大豆（/周）	105		

由于老年人咀嚼功能下降，所以，日常烹饪应以细软食物为主，具体注意事项如下：

（1）将食物切小切碎，或延长烹调时间。

（2）肉类食物可切成肉丝或肉片后烹饪，也可剁碎成肉糜制作成肉丸食用；鱼虾类可做成鱼片、鱼丸、鱼羹、虾仁等。

（3）坚果、粗杂粮等坚硬食物可碾碎成粉末或细小颗粒食用。

（4）多选嫩叶蔬菜，质地较硬的水果或蔬菜可粉碎榨汁食用；蔬菜可制成馅、碎菜，与其他食物一同制成可口的饭菜（如菜粥、饺子、包子、蛋羹等），混合食用。

（5）多采用炖、煮、蒸、烩、焖、烧等进行烹调，少采用煎炸、熏烤等方法制作食物。高龄和咀嚼能力严重下降的老年人，饭菜应煮软烧烂，如制成软饭、稠粥、细软的面食等；有咀嚼吞咽障碍的老年人可选择软食、半流质或糊状食物，液体食物应适当增稠。

良好的进餐环境是促进老年人心理健康、增进食欲、改善营养状况的良方。为此，建议家人与老年人一起吃饭。家庭中保持良好的情感沟通，既可以使老人享受家庭乐趣，消除孤独，也有助于预防老年人心理疾病的发生。同时感情交流人开心，也会有利于食物的消化。老年人也应积极主动参与家庭和社会活动，主动参与烹饪，常与家人一起进餐。独居老年人，可去集体用餐点或多与亲朋一起用餐和活动，以便摄入更多丰富的食物。

此外，老年人是慢性病的高危人群，具有患病率高、伤残率高、医疗利用率高等特点，易导致各种并发症和功能障碍，不仅严重损害老年人的健康与生活质量，而且给家庭、社会带来沉重的经济和照顾负担。众所周知，药物有副作用，长期服用会损伤肝和肾。所以，对于老年慢性病患者，以饮食疗法为代表的非药物疗法就显得尤其重要。不同的老年病饮食护理的要求不同。常见老年病的饮食护理详见第八章。

第五章 家庭中老年人日常起居照顾

第一节 老年人睡眠照顾

睡眠是人的生理需要。人的一生大约有1/3的时间是在睡眠中度过的。当人们处于睡眠状态中时，可以使人们的大脑和身体得到休息、休整和恢复。睡眠有助于人们日常的工作和学习。睡眠不好会严重危害老年人的身心健康。

一、老年人的生理睡眠特点

随着年龄的增长，人的睡眠结构发生变化，睡眠功能也会逐渐退化。老年人的正常睡眠已与青壮年时不同。

1. 早睡早起

在睡眠和觉醒方式上，总体是早睡早起，这是由于老年人的生理节律改变的缘故。老年人的睡眠程度浅，易唤醒，男性老年人夜间深睡眠的消失要较女性老年人更早①。

2. 睡眠质量

老年人入睡前的觉醒期有所延长，由青壮年期的5~15分钟延长为10~25分钟。睡眠中的醒来次数增加，青壮年人在睡眠中可能醒来一两次，而老年人醒来的次数甚至可能超过5次。

3. 睡眠效率

睡眠效率（睡眠中睡着时间占总卧床时间的百分比）随年龄增长而下降。青年人的睡眠效率一般达95%，而老年人约为80%~85%。老年人白天易打瞌睡。由于老年人夜间深睡眠大为减少，睡眠中醒来次数增多，睡着时间约为6

---

① 李玮：《中医学对老年人睡眠与养生的认识》，载《吉林中医药》2011年第7期。

小时，睡眠效率下降，致使精力恢复不佳，势必要以白天打瞌睡来弥补。

总的说来，老年人晚上睡眠特点是深睡减少、浅睡增加、觉醒增加和睡眠片断化，而白天出现以微睡为主要表现的打盹。另外，老年人会出现睡眠时间相对提前，即有早睡和早起的倾向。这种改变可能是由社交、健康需要和心理社会因素的基本变化引起；也有可能是由于老年人孤独、缺乏社交活动造成的；还有可能是由于老年人户外活动减少，就寝时间、进餐时间或服药时间等因素造成的。由于老年人的身体机能逐渐衰退，很容易感到疲劳。因此，合理、科学的睡眠对老年人来说是十分重要的。

二、营造舒适的睡眠环境

进入老年期以后，"睡眠问题"是普遍存在的一个问题。不易入睡，睡眠过浅，容易惊醒，醒后不易再睡，清晨醒来过早，而白天却昏昏沉沉，总打瞌睡，这些情况几乎是老年人共同的苦衷。

睡眠环境直接影响老年人的睡眠质量。要根据老年人的生理特征，帮助老年人做好睡前准备，通过改善老年人的睡眠环境，促进老年人睡眠，提高老年人的睡眠质量。

（一）选择合适的睡具

选择合适的睡具对促进老年人的睡眠有着重要的作用。

1. 枕头

枕头高度以 10~15 厘米为宜。具体尺寸还要因每个人的生理弧度而定。每个人的生理弧度不同，因此选择的枕头高度也略有差异。长期使用过高的枕头，颈部被固定在前屈位，就会使患有颈椎病的老年人加重症状。而枕头过低，流入头部的血液偏多，血管充血，颈部肌肉也不能放松，早晨起床后，老年人会觉得头部胀痛、颈酸和眼皮浮肿[1]。

枕头的硬度要适中，一般荞麦皮、谷糠、茶叶都是比较好的选择。当然也有一些药物作用的也是可以的，比如决明子、野菊花。

枕头的长度正常情况下比肩膀要宽一些。不要睡太小的枕头，否则翻身时，枕头无法支撑颈部，而过小的枕头还会影响睡眠时的安全感[2]。

[1]　刘海：《老年人用具高低有讲究》，载《祝您健康》2011 年第 5 期。
[2]　曹梅平：《好枕头，注意 4 个"度"》，载《家庭医药·快乐养生》2009 年第 5 期。

枕芯要柔软、有较好的弹性、透气性、防潮性、吸湿性等。现代科技使得枕芯的性能大为改善，记忆棉、太空棉、乳胶都使得枕芯的性能越来越好，对睡眠的帮助大为有益。

2. 棉被

选用保温性能较好的棉芯被褥，厚薄应随季节的变换进行调整，松软适中。如果老年人患冠心病、高血压等心脑血管疾病，盖过于厚重的棉被更容易突发"夜半卒中"，后果常会危及生命。因此，冬季应尽量避免盖过于厚重的棉被，可选用质轻、保暖性能好的材料作盖被，或者使用能增加室温的暖气设备来解决御寒问题，以减少中风的发生。

3. 睡衣

首先是质地，最好选择纯棉或者真丝的。老年人新陈代谢缓慢，大多有皮肤干燥瘙痒的困扰，而真丝对皮肤的刺激性最小。真丝还有吸湿、易干、排热的特性，尤其适合夏天穿着。秋冬更宜选择纯棉质地睡衣。其次看款式，最好是两件套，上衣是短袖或长袖开衫，下身是中裤或长裤。上衣可以适当长些，这能避免睡觉时腰部受凉，裤子的长度最好以能覆盖膝盖为宜。最后看大小，睡眠时穿着的衣服应尽量宽松，可以比外衣大一个尺码。

（二）睡前准备

1. 通风

在老年人睡前可以开窗通风20~30分钟。通风可以调节室内温度并能够降低室内空气中的细菌数量，保证室内空气新鲜，减少疾病的发生几率。

2. 老年人准备

洗漱完毕，排便完毕，以减少起夜造成对睡眠的影响。

（三）环境布置

关闭房间窗户与窗帘，因老年人睡眠易受声音和光线的影响。

调节室内空调，调整温度与湿度。夏季室内温度应保持在26~30℃，冬季室内温度应保持在18~22℃，相对湿度应为50%~60%。

规整老年人室内设备，靠墙摆放，尽量避免占用过道，以防止老年人起夜时被碰伤。

检查老年人床铺有无渣屑，按压床铺以检查硬度。展开被褥平整铺床，使被褥松软、枕头蓬松。

调节室内光线，关闭房间大灯，打开夜灯。老年人视觉适应能力衰退，光线过暗会造成看不清周围景物的情况，容易发生跌倒等安全问题。因此，在夜间照护老年人睡眠时，要配备适当的夜间照明设备。

第二节　老年人清洁卫生照料

清洁照料是老年人生活照料的重要环节，环境、身体、用物的清洁可以有效防止疾病和细菌的产生。干净、整洁的环境、身体、用物可以让老年人感受到尊重，提升老年人的幸福指数，同时也能够避免老年人患病。

一、晨、晚间照料

晨、晚间照料是老年人生活照料的重要内容，晨间照料包含为老年人清理床铺，房间的换气通风，面部、身体及口腔护理，褥疮的预防等；晚间照料包括为老年人更换衣物，面部、身体及口腔护理，室内环境的调节以及促进睡眠的照料等。

（一）晨间照料

1. 脸、手清洁，梳头

准备用物：方巾一条，毛巾一条，热水，脸盆、洗面奶、润肤霜、香皂、梳子。

将洗脸水的温度调节至老年人觉得适宜的温度，将老年人扶坐于床边，脸盆放在健侧。

老年人用健侧自行洗脸，按照眼睛—额头—鼻—脸颊—耳—颈部的步骤清洗。先用清水将面部打湿，涂抹一定量的洗面奶按一定方向以小圆圈路径进行清洗，接着用清水将泡沫清洗干净。因老年人眼部分泌物较多，故眼周是重点清洁的地方，在清洗时提醒老年人闭眼。清洗完毕为老年人涂抹润肤霜。针对介护老年人，由家属或者照护人员代为清洗，同样按照清洗步骤完成。

待老年人洗脸完毕，鼓励其利用健侧自行洗手。指导老年人用健侧带领患侧洗手，先将双手打湿，健侧手拿香皂，在掌心涂抹后，以健侧手掌为主导揉搓患侧掌心、手缝、大拇指、指尖、手背及手腕上 10 厘米的位置，用清水洗净。最后涂润肤乳。

指导老年人用健侧梳头，如老年人完成困难配合辅助工具帮助完成。梳头顺序由前发际缓慢梳向后发际，并边梳理边揉擦头皮。一般在 10 分钟以上，要求用力适中，以头皮有麻热感为止。

2. 清洁床铺

检查老年人床单是否干净，清洁。拉起一边床栏以防老年人跌倒，将老年人转为侧卧位面对床栏于床侧。操作过程中应注意老年人的保暖。

将床单从床垫下抽出，用床刷清扫平整后，将床头部位床单反折压于床垫下，床尾床单同样方式压好后，中间部分平整、紧实压于床垫下。

一边清扫完后，放下床栏，拉起另一边床栏，将老年人翻身面向拉起床栏床侧，同样方法清扫反向床铺，折叠压实。

将老年人转为仰卧与床上，整理被服。

（二）晚间照料

晚间照料主要包括对老年人的口腔、脸、手、背部、会阴、足部等部位的清洁，其中脸、手清洁按照晨间照料脸、手清洁方法操作。

1. 背部清洁

① 准备脸盆、热水、毛巾、大毛巾（浴巾）。

② 操作步骤

将浴巾垫在老年人背部，协助老年人转为背向照护人员的侧卧位，掀开衣物，检查背部受压状况，注意保暖。

将毛巾裹在手上。毛巾绕手一圈，将指尖多余的面积对折至掌心，压在掌心毛巾内侧紧贴掌心。

从上到下连贯分段擦洗背部，擦洗完毕将老年人背部暂时用棉被盖上，擦拭完毕用身下的浴巾将老年人背部擦干。

在无压疮的情况，可以轻轻打圈作按摩，用手指按摩骨凸处。用压在身下的浴巾将背上残留的水擦干，拉下衣服，盖好被子，将浴巾取回收好。记录压疮情况。

2. 会阴清洁

① 准备便盆、热水、棉球、中单、持物钳。

② 操作步骤

对于能自己完成会阴清洁的老年人，鼓励其自己完成，对于介护老年人，由照护人员擦洗。

中单压于老年人臀部下方，以防清洗过程中弄湿床单。将便盆放在老年人会阴部正下方，注意老年人体位舒适度。用棉被遮盖住其他部位，注意保暖。

开始擦洗，用持物钳夹热水浸湿的棉球，按照阴阜—阴唇—尿道口—肛门的顺序擦拭。由外向内，自上而下，每颗棉球限用一次，污染棉球扔至便盆中。

如有冲洗壶的情况，按照同样顺序冲洗擦干。撤走用物，协助老年人穿好裤子，盖好棉被。

3. 足部清洁

① 准备大毛巾（浴巾）、脚盆、毛巾、热水。

② 操作步骤

老年人在仰卧状态下，弯曲双腿，将浴巾对折，放在双脚下方，卷起裤腿至膝盖下方。脚盆盛上温水放在浴巾上，用手试水温。将毛巾拧干后，擦拭老年人小腿。将老年人双脚放至脚盆中，毛巾裹住脚部，一只一只轻轻搓洗。清洗完毕，将双脚放至浴巾上，撤离脚盆。用浴巾擦干，放下裤腿，盖好棉被。

二、口腔清洁卫生照料

人的呼吸、吞咽、言语等都是通过口腔参与完成的，且口腔具有一定的湿度和温度，这就为细菌的培养与繁殖提供了有利的环境。口腔疾病不仅可能导致牙齿疼痛、脱落，更会影响心脏、肺、肾等重要脏器功能。口腔卫生差者容易发生牙周病，牙周病会增加肺部感染的发生。和牙齿相关的口腔感染会导致急性或亚急性感染性心内膜炎诱发或加重动脉粥样硬化。所以老年人应格外注意口腔卫生，养成良好的卫生习惯。

（一）常见口腔疾病

老年人常见的口腔疾病主要要龋齿，牙龈红肿，牙龈萎缩等疾病。

1. 龋齿

龋齿俗称虫牙、蛀牙，是细菌性疾病，如不及时治疗，病变继续发展，形成龋洞，终至牙冠完全破坏消失。未经治疗的龋洞是不会自行愈合的，其发展的最终结果是牙齿丧失。

2. 牙龈红肿

大部分患者是由于口腔不清洁，使食物残渣、牙垢、牙结石经常堆积在牙体周围，口腔内的细菌大量繁殖，导致牙龈炎从而出现牙龈出血现象，病人常常伴有口臭。由于刷牙方法不正确、烂牙根、不良牙套等刺激牙龈肿胀发炎都可能会引起牙龈出血。

3. 牙龈萎缩

牙龈萎缩是一种常见病，因牙周疾病所引起，在牙龈底部有牙结石，牙结石可以造成牙龈萎缩、牙齿松动脱落等。牙龈萎缩分为病理性萎缩和生理性萎缩两类，病理性萎缩主要是龈缘部分存在异物（牙石）又长期得不到清理，细菌滋生刺激所致①。多数老年人或多或少都会发生牙龈萎缩，使牙根暴露，属于生理性萎缩，是不需治疗的，但可以通过保健延缓。

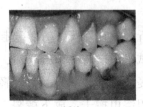 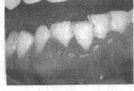 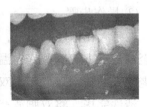

龋齿　　　　　　　　　牙龈红肿　　　　　　　　牙龈萎缩

（二）口腔清洁与护理

随着年龄的增长，老年人的牙齿和口腔黏膜会发生增龄性变化，也就是会出现牙齿磨损、牙龈萎缩、多种口腔黏膜病出现等问题。如果想要非常好的口腔健康，老年人需要做的口腔护理远比年轻人要多。

1. 常用工具

（1）一次性压舌板。

（2）手电筒。

（3）普通牙刷。

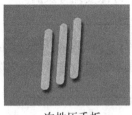 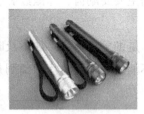 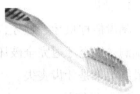

一次性压舌板　　　　　　手电筒　　　　　　　普通牙刷

（4）喷雾牙刷：电动喷雾牙刷就是在其牙刷柄内装了一罐气雾挤牙膏，

---

① 孙新国：《正畸治疗对牙龈萎缩的干预作用》，载《全科口腔医学电子杂志》2015年第8期。

在牙刷头上设有牙膏通道与喷口，喷口隐藏于牙刷毛丛中，在喷口处也设有一个软胶单向阀堵住喷口，气雾挤牙膏在气压的作用下顶动软胶单向阀从喷口喷出。打开电动牙刷后气雾挤牙膏会定时定量地喷到牙齿上，不管电动牙刷的刷毛如何抖动气雾挤牙膏都能完全与牙齿相接触并全面发挥功效。

（5）电动牙刷：只是单纯地震动、旋转，其频率和力度都很大，而且是固定的。超声波牙刷一般不会对牙齿和牙龈造成危害，而且能把牙齿清洗得非常干净，但较昂贵。

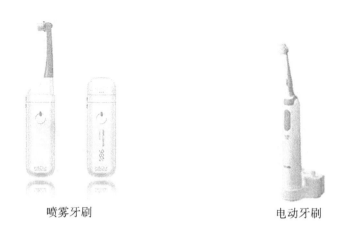

喷雾牙刷　　　　　　　　　　　　　电动牙刷

（6）牙线：牙线可用棉、麻、丝尼龙或涤纶制成，不宜过粗或太细。有含蜡和不含蜡牙线，也有含香料或含氟牙线。含蜡牙线一般用来去除牙间隙的食物残渣和白垢，但不易去除菌斑。不含蜡牙线上有细小纤维与牙面接触，有利于去除牙菌斑。

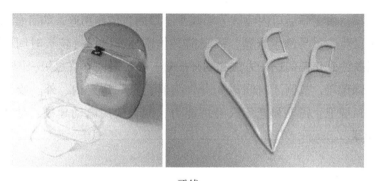

牙线

（7）齿间刷：在牙龈乳头萎缩或牙周治疗后牙间隙增大时，可用齿间刷来清洁邻面和根分叉处①。

（8）冲牙器：冲牙器的清洁作用主要是利用在一定压力下喷射出来的高速水柱的冲击力来实现的。冲牙器的高速水流有其独特的清洁保健功能并且用法简单。冲牙器以前一直是作为牙刷的辅助补充用具，设计为单水柱有限水量专冲牙缝及牙龈沟等牙刷不易清洁的地方。但市场上已有多水柱不限水量的水龙头冲牙器。它不仅可保持冲牙器传统功能由一个凸孔接触引导精确冲洗牙龈沟和牙缝，而且可以多水柱"扫射"大面积牙面及舌头和口腔黏膜等。

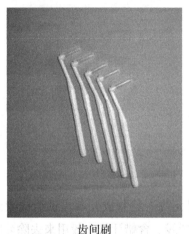

齿间刷

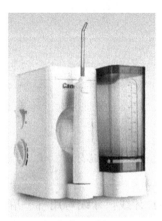

冲牙器

2. 正确刷牙的方法及步骤

每天至少要早晚各刷牙一次，最好能够做到每餐后刷牙，如果做不到，则应饭后漱口。由于睡后口内唾液分泌减少，口内自洁作用差，如有食物残渣残留，口内微生物更易滋生繁殖，故睡前必须刷牙，以保持较长时间的口腔清洁。同时要注意正确的刷牙方法和刷牙质量，刷牙时间不宜过短，因时间不够不足以清除菌斑，故刷牙时间以 3 分钟为宜，且一定要内、外、咬合面都刷到。根据口腔卫生需要和老年人经济能力，配合使用电动牙刷、牙线、齿间刷、冲牙器。

---

① 刘凤芹：《一副好牙的养成》，载《农村科学实验》2016 年第 3 期。

三、身体、头发清洁照料

身体、头发清洁是老年人个人卫生清洁的重要环节。身体、头发清洁可以让老年人保持健康的状态和愉悦的心情，整个清洁过程也可以增进老年人对照护人员的信任，让老年人感受到关怀和呵护。

（一）协助老年人淋浴

老年人淋浴一般采用坐在洗澡椅上的方式。对于有高血压、心脑血管等疾病的老年人，洗澡时要重点关注。老年人体质较虚弱，浴室通气性差，湿度大，长时间洗澡容易出现头晕、胸闷等症状。因此淋浴时必须保证房间空气含氧量，及时补水，洗澡时间不宜过长。

淋浴时间的选择是弹性的，但切忌老年人空腹淋浴或餐后立即淋浴，一般选择在午休起床稍作整顿后淋浴。淋浴过程中最好备与老年人日常身体状况相关的急救药，在浴后提供水或其他能量补给物。

协助老年人淋浴主要包括环境布置、脸部清洁、清洗身体、清洗头发、浴后照料等相关步骤。

1. 环境布置

（1）准备用物：淋浴设施、毛巾、浴巾、沐浴露、洗发露、润肤霜、梳子、洗澡椅（携带把手）、防滑拖鞋、防滑垫、干净衣裤。

（2）保证房间温度适宜，冬天提前将取暖设备打开。将毛巾、浴巾、沐浴露等工具放在浴室方便拿取的地方；干净衣裤放至不会潮湿的地方；将洗澡椅放在浴室空间较大的区域，防滑垫放在洗澡椅前侧地面上。为老年人换好防滑拖鞋，用拐杖或轮椅送入浴室。关闭浴室但门不要扣死，保护老年人隐私，如天气闷热，可适当开启排风设施，保持浴室透气。

2. 清洗脸部

为老年人淋浴首先清洗脸部，操作步骤如下：

（1）调节水温，按照先冷水后热水的顺序调节避免烫伤老年人，水温40℃为宜，不宜过烫。

（2）协助老年人按照从上到下，从健侧到患侧的顺序脱衣裤并在洗澡椅上坐稳，告知老年人手扶洗澡椅扶手。

3. 清洗身体

操作步骤如下：

（1）手持淋浴头，淋湿老年人身体，由上至下均匀涂沐浴露，颈部—胸腹部—上肢—腋下—背部—会阴—下肢—足部，协助清洗时可以鼓励老年人用健肢参与淋浴。

（2）轻揉肌肤直至出现丰富泡沫。

（3）手持淋浴头，将老年人身上泡沫洗净。

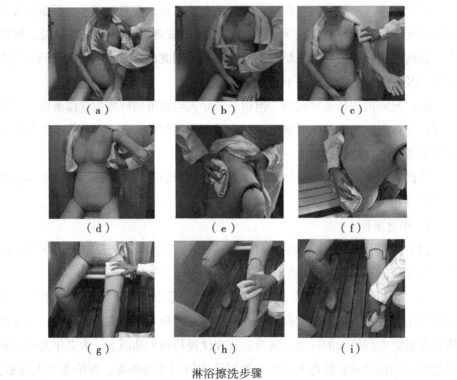

淋浴擦洗步骤

4. 清洗头发

操作步骤如下：

（1）让老年人身体紧靠椅背，头后仰，手持淋浴头淋湿头发，将适量洗发露在手心揉搓出泡沫后，由发根至发梢均匀涂抹，以指尖按压和打圈的方法揉搓头皮及头发，出现丰富泡沫为宜。

（2）在清洗过程中注意避免洗发露进入老年人的眼睛，及时询问老年人的感受。

（3）手持淋浴头，将洗发液全部洗净。

（4）擦干头发、身体，更衣。用浴巾擦干头发及身体，在身体干燥部位涂抹润肤霜，注意保暖，及时为老年人更换干净衣裤。

5. 浴后照料

照护人员将洗浴工具收好，湿滑地面擦干，为老年人倒一杯温水及时补充淋浴所消耗的水分。

（二）协助卧床老人清洁头发

1. 准备用物：方巾、毛巾、枕头、干发巾、茶杯、脸盆、冲洗壶、温水、洗发露、污水桶、梳子、电吹风。

2. 操作步骤：

保证房间温度适宜。将头发清洁的工具放在方便拿取的位置。

茶杯倒扣盆中，用方巾垫在杯底，也就是倒扣被子的上方。

将老年人的枕头下移至脖颈处，垫上干净的擦头巾，把盆放于老年人头部下方，头枕在杯底方巾上。

冲洗壶内备上温度适宜，足量的温水供冲洗用。

盆中倒入适量温水，用毛巾将老年人头发浸湿。将洗发露挤在手心，揉搓至有泡沫后涂抹在老年人的头发上，轻轻揉搓发根，按摩头皮。沿发根向下，清洗头发直至发梢，清洁完毕用冲洗壶将头发洗净，对头发长且干枯的老年人可以用护发素加强。

3. 干燥头发

用毛巾将头发擦干后，撤离盆。将枕头移至老年人头下方枕好。用在枕头上的毛巾将头发再次擦干。擦干后，将头发包裹好，用电吹风吹干。

（三）协助老年人修剪指（趾）甲

左手握住修剪的手或者脚，右手帮助老年人修剪，对于糖尿病老年人，要特别注意不能刮伤刮破皮肤。检查老年人指（趾）甲是否有红肿、疼痛等异常现象。先修剪指甲，再修剪趾甲，剪指（趾）甲，先剪指甲中间部分，再修两边，避免边角修剪过度，造成修剪后指（趾）甲不平整，新长出的指（趾）甲嵌到肉里。剪下的指甲放在纸巾上。

用指甲锉把老年人修剪后不平整的指甲修平，以不刮手为宜。

用纸巾将指甲包裹好丢废物桶，把剪指甲工具收好。

（四）为卧床老年人更衣

调节室内温度，确保温度适宜，将干净衣裤放在方便拿取的位置。

1. 更换上衣

在棉被里面从上到下帮老年人解开衣扣。在被褥下脱去老年人一侧的衣袖，注意保暖。如果是偏瘫老年人先脱患侧，同时可以鼓励老年人帮助更衣。用手将干净衣袖套住，抓住老年人的手，为其套上干净衣服的衣袖。用手在被子中将干净衣服拉至老年人身体中轴线，完成前侧半边的更换，将老年人侧翻，把被更换的衣服压在老年人侧方，同时将干净衣服压制老年人侧方被更换的衣服的上方。更换侧卧位至仰卧位，抽出被更换的衣服。由另一侧手臂脱下被更换的衣服。抽出干净衣服，将衣袖套在照护人员手上，为老年人穿上。为老年人扣好扣子盖上棉被。

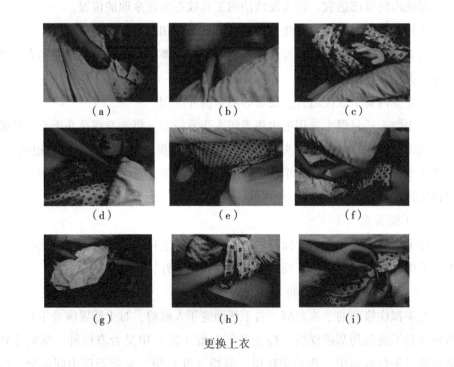

更换上衣

2. 更换裤子

将老年人臀部抬起，在棉被下将两边裤子褪至臀部下方直至膝关节。将膝关节微抬，裤子褪至脚踝。先把一边脚从裤子中拿出，再脱另一边。照护人员右手穿进裤腿。左手反绕裤子，穿好。照护人员右手抓住老年人一只脚，用左手将裤腿套至脚踝。另一只脚套另外一边，将裤子拉起，更换完毕。

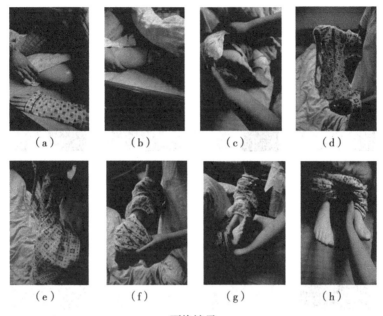

|（a）|（b）|（c）|（d）|
|（e）|（f）|（g）|（h）|

更换裤子

（五）更换床单位

确保房间温度适宜；将整理好的干净物品按拿取顺序，即床单—被套—枕套从上到下依次放于床尾、床旁椅或床头柜上，床刷放于旁侧。

1. 更换床单

更换老年人的被褥和床单。将床单从床垫下抽出，注意床头和床位一并拉出。将老年人由仰卧位转换成侧卧位，有床栏的情况下提前拉好床栏，一般居家床具无床栏注意为老年人遮挡以免出现老年人跌倒的情况。抽出部分的床单压至老年人侧卧位下方。用床刷清洁床垫，保证床垫的干净、平整。将干净的床单平铺于床铺的半边。拉下折叠好的床单边缘（床单的折叠方法显得尤为重要），折叠好的床单方便使用。平铺半边床单。床单两头的压叠方式相同，先压床头后压床位，以床位为例，先将床垫下方多余的床单压于床垫下。

将一个三角折压于床垫下，再将有大面积床单的三角压于床垫下，确保床单平整。两头床单都压实于床垫下后，将中间部分的床单压实，完成半边床单的更换，另一侧方法相同，将老年人反方向侧卧位，床单从身下抽出，整理即可。

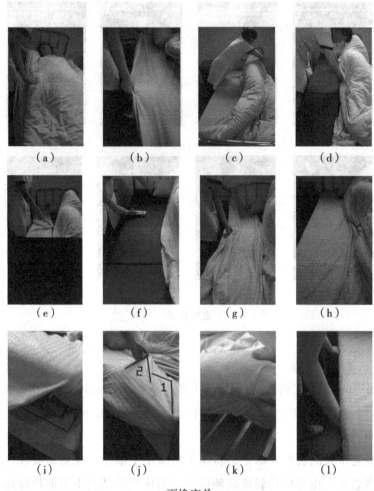

更换床单

2. 更换被套

将老年人被褥彻底松开，护理人员在被套里完成被芯的整理，将被芯在被套中折叠成 S 形拿出，将干净的被套平铺在被更换的被套上，将被芯放进干净的被套中拉平，将被套绳子或拉链拉上，抽出被更换的被套，将侧面和老年人肩部的棉被整理好，整理好脚部棉被。

3. 更换枕套

手托老年人头颈，将枕头拿出，将枕芯更换至干净的枕套中，轻拍枕头，调整枕芯位置和松软度，托起老年人的头颈，将枕头放回老年人头颈部。

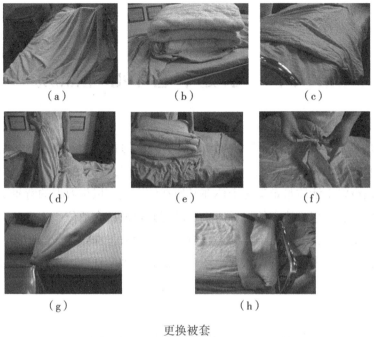

更换被套

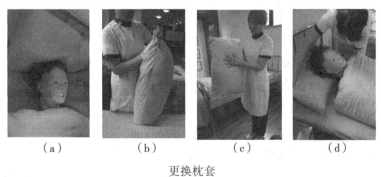

更换枕套

4. 整理物品

将老年人的床铺整理整齐，将被更换的物品卷起收走。

第六章　家庭中老年心理照顾

1998 年，世界卫生组织（WHO）提出健康的新概念："健康不仅仅是没有疾病或虚弱，而是身体上、心理上和社会适应上的完好状态。"同时，世界卫生组织也将生活质量定义为个体在其所在的文化、风俗习惯的背景下，由其生活的标准、理想、追求的目标所决定的对其目前社会地位、生活状况的认识和满意程度。人，不仅是个体的人，也是社会的人，在预防、诊断和治疗疾病的时候，不仅要考虑到身体状况，还要考虑到心理、社会因素对人体健康的影响。

第一节　老年人的心理特征

2015 年，世界卫生组织发布的《关于老龄化与健康的全球报告》[①] 中，将"健康老龄化"定义为发展和维护老年健康生活所需的功能发挥的过程。在这一定义中，"内在能力"和"功能发挥"是两个核心概念。"内在能力"是指个体在任何时候都能动用的全部体力和脑力的组合；"功能发挥"是指为使个体能够按照自身观念和偏好来生活和行动的健康相关因素。世界卫生组织认为，"内在能力"只是决定老年人能做什么的因素之一，而作为个体与环境的结合及其相互关系的"功能发挥"更为重要。因为对于能力处于任一水平的老年人，能否完成自己认为重要的那些事情，最终要取决于其生活环境中存在的各种资源和障碍。所以即使老年人内在能力有限，如果能够得到抗炎药物、辅助器材（如拐杖、轮椅、助力车）或者居住在易用的交通设施附近，他们仍然能够去商场购物。显然二者不是恒定不变的，世界卫生组织认为，保证老年人的"功能发挥"才是健康老龄化的终极目标。

---

① 世界卫生组织：《关于老龄化与健康的全球报告》，2015。

总之，健康的本质是功能的实现，在健康的特征体系中，既包括生理健康，同时也包括心理健康。但是，随着年龄的增长，老年人的生理和心理功能都会发生较大的变化，其中，作为日常活动核心的基本心理能力的老化，也将直接影响到老年人的日常生活。具体表现为如下几个方面。

一、感知觉方面

感知觉，就是人的感觉和知觉能力，包含触觉、视觉、嗅觉、听觉、味觉等。感知觉虽是一种极简单的心理过程，但却在人的生活实践中具有重要的意义。有了感知觉，我们就能分辨出颜色、声音、软硬、粗细、重量、温度、味道、气味等；有了感知觉，我们才能了解自身各部分的位置、运动、姿势、饥饿、心跳等；有了感知觉，我们才能进行其他复杂的认识过程，比如思维、记忆等全都要依靠感知觉来实现。

人老了，最常见的是视力和听力的老化。视觉分辨精细物体的能力，在45岁之前有一个和缓的下降过程，45岁以后下降速度加快，60岁以后急剧衰退。2019年10月，世界卫生组织发布第一份《世界视力报告》，报告指出，全世界共有10亿多人因无法得到必要的医疗或护理服务来解决近视、远视、青光眼和白内障等问题而视力受损。人口老龄化、生活方式改变和获得眼科护理机会有限，是视力障碍人数不断增加的主要因素，在低收入和中等收入国家尤其明显。

另外，老年人的听觉系统对不同频率的声音感受性降低，听懂言语的能力也在下降，特别是在不良听觉条件下或有噪音背景的情况下更甚。老年人的皮肤感觉也逐渐老化，如老年人的眼角膜与鼻部的触觉降低较为明显，所以，他们对流眼泪或流鼻涕常常毫无知觉，需要别人加以提醒。味觉方面，老人对甜、酸、苦、辣、咸五种味觉要素的敏感程度都会减退，当然，对食物散发出来的香气的感受性也变差了。

二、记忆力方面

一般来说，记忆力从50岁开始就有所减退，70岁以后更明显。专家们认为老年人记忆力下降的主要原因是脑神经功能的衰退。老年人由脑细胞减少带来的脑萎缩，导致脑功能的衰退，加之视觉、听觉等感觉器官功能低下，使记事能力变差，特别是瞬间记忆能力下降。记忆力下降还与心脑血管供血不全、脑动脉硬化、精力不集中、不良环境、生活与疾病压力有关。但老年人的记忆减退存在较大的个体差异，下降程度有高低之分，下降速度也有早晚、快慢之分。这些差异与个人的健康状况、精神状况、受教育程度、记忆的训练、社会环境都有关系。

三、思维方面

老年人的思维能力也会随年龄增长而下降，表现在思维的强度、速度和灵活性方面都不如中青年时期。特别是抗干扰能力和调控思维的能力明显降低，他们常常难于连贯地思维，而且一旦思路定势后，不易转向思维，常常固执己见。通常表现为不能集中精力思考问题、思维迟钝、思路易打乱、联想缓慢、计算能力减退等。当然，人在老年期思维能力的弱化也存在个体差异，有些人思维仍很清晰，甚至仍有创造性思维，而有些人却有严重的思维障碍。

四、智力方面

智力是学习能力或获得实践经验的能力。老年人在限定时间内的学习速度比年轻人慢，学习新东西、新事物的能力不如年轻人，也易受干扰。但受遗传、身体状况、文化水平、职业等因素的影响，智力本身存在着较大的个别差异、功能差异和质量差异，而且，文化、职业等因素对智力的影响，有时甚至远远大于年龄因素的影响。所以，所谓的智力老化的差异性很大，表现为有的减退速度缓慢，有的不随年龄增长而减退，更有的甚至还有所提高。

五、情绪方面

由于生理老化、社会角色改变、社会交往减少，以及心理机能变化等主客观原因，老年人经常会产生消极情绪体验和反应，如紧张害怕、孤独寂寞、无用失落以及抑郁焦虑等，也容易对自己不熟悉的事物和领域畏惧甚至拒绝。但另一方面，随着年龄的增长，知识经验的增多，老年人也更能够客观、冷静地分析事物，对外界事物很少表现为纯粹地肯定或否定，在情绪表达方式上更为含蓄。"得而不乐，失而不哀"常常是老年人情绪状态的表现。

六、人格行为方面

人的特征或个性，包括素质、气质、能力、兴趣、爱好、习惯和性格等心理特征。步入老年后，许多老年人由于体力和精力不足，可能导致自信心下降，容易表现为固执、保守、猜疑、心胸狭窄等。许多老年人在多年的社会实践中，养成了一定的生活作风和习惯，随着年龄的增长，这些作风和习惯不断受到强化。因此，他们在评价和处理事物时，往往容易坚持自己的意见，不愿意接受新事物、新思想，经常以自我为中心，很难正确认识和适应生活现状。但多数心理学家认为，从成年到老年，人的性格既有稳定的一面，又有变异的一面，但稳定大于变异。

老年人随着上述各种生理器官和功能的逐渐退化，大脑接受信息的速度变慢，对外界事物的认知加工变得狭窄，而固有的知识经验已经在个人体内根深蒂固，对事物的认识理解程度已在老年人心中形成定式，一旦这种生命中的早期经验开始退化，就造成了老年人心理的焦虑和抑郁情绪，表现出挫折感和失败感，并且可能直接引发老年人抑郁、焦虑和愤怒等负性的生活态度，导致一系列心理问题。

第二节　老年人心理健康的标准

现实中，心理健康的人大多情绪正常，人格和谐，且能善待自己，善待他人，有较好的适应环境的能力，所以，心理健康的人也更容易拥有美好生活。要做到心理健康，首先必须了解心理健康的标准。

一、心理健康标准的相关研究

一般认为，人的心理健康指标包括以下七个方面：智力正常、情绪健康、意志健全、行为协调、人际关系适应、反应适度、心理特点符合年龄。美国心理学家马斯洛和米特尔曼提出的心理健康的十条标准，被公认为"最经典的标准"：

（1）充分的安全感。

（2）充分了解自己，并对自己的能力作适当的估价。

（3）生活的目标切合实际。

（4）与现实的环境保持接触。

（5）能保持人格的完整与和谐。

（6）具有从经验中学习的能力。

（7）能保持良好的人际关系。

（8）适度的情绪表达与控制。

(9) 在不违背社会规范的条件下，对个人的基本需要作恰当的满足。

(10) 在集体要求的前提下，较好地发挥自己的个性。

日常生活中，我们可以此为依据进行大致的对照诊断。如果发现自己的心理状况某个或某几个方面与心理健康标准有距离，可以有针对性地加强心理锻炼，以期达到基本的心理健康。

对于老年人来说，随着年龄增长许多心理功能都出现了衰退，如反应迟缓、记忆力衰退、抗干扰能力减弱等。因此，老年人的心理健康标准也有别于其他人群，且呈现出比较复杂的特点。事实上，随着老龄化的加剧，对老年人的心理老化机制及其老年人心理健康特征的研究，一直是认知老化领域的研究热点之一。如我国学者刘华山[1]提出，心理健康指的是一种持续的心理状态，在这种状态下，个体具有生命的活力、积极的内心体验、良好的社会适应，能有效地发挥个人的身心潜力与积极的社会功能。彭华茂、王大华[2]通过采用实验室研究和干预实验设计，通过操纵感觉功能（知觉压力水平）、干预加工速度与工作记忆，考察了基本心理能力的年龄差异的变化。

美国学者 Schaie[3] 认为以下五种能力是具有代表性的基本心理能力，分别是：(1) 归纳推理能力（inductive reasoning），认识或理解新概念及其概念间的关系的能力，包括解决逻辑问题的能力；(2) 空间定向能力（spatial orientation），对二维或三维空间结构的认知和操作能力，能够辨别空间方向以及知觉客体的空间位置关系；(3) 数字能力（number skills），理解数字关系、快速准确解决简单数量问题的能力；(4) 语义能力（verbal ability），理解词义的能力；(5) 词汇流畅能力（word fluency），写作或谈话中产生词汇的难易程度及速度。

Luthans 和 Youssef[4]等人提出了心理资本的概念。他们认为，心理资本是指个体在其成长和发展过程中所表现出来的一种积极心理状态，是个体一般性的核心心理能力，它主要由自我效能感、希望、韧性和乐观四种要素构成，心

---

① 刘华山：《心理健康概念与标准的再认识》，载《心理科学》2001 年第 4 期。

② 彭华茂、王大华：《基本心理能力老化的认知机制》，载《心理科学进展》2012 年第 8 期。

③ Schaie, K. W："The impact of longitudinal studies on understanding development from young adulthood to old age"，International Journal of Behavioral Development，2000 (3)：24.

④ Luthans F，Youssef CM："Avolio BJ. Psychological capital：developing the human competitive edge"，New York：Oxford University Press，2006.

理资本水平高的个体往往倾向于采用积极的应对方式，从而其心理健康水平也越高。德国心理学家 Baltes 的 SOC 理论则提出，老年人首先要勇于直面渐次衰退的自然趋向，并通过选择（Selection）、优化（Optimization）和补偿（Compensation）三种策略来巩固自身的心理功能。

二、老年人心理健康标准

综合众多心理学家们提出的各种有关老人心理健康的研究，结合老年人的生理心理特征，老年人的心理健康大致包括如下几个方面：

1. 充分的安全感

安全感需要多层次的环境条件，如社会环境、自然环境、工作环境、家庭环境等。因此，要促进老年人的心理健康，我们必须逐渐完善老年人所处的各种外部环境，以此提升老年人的安全感。当然，对于老年人来说，居家的时间更长，所以家庭环境对安全感的影响最为重要。

2. 充分了解自己

充分了解自己，是指能够客观分析自己的能力，并作出恰如其分的判断。能否对自己的能力作出客观正确的判断，对老人的生活和心理是有很大影响的。如果老人过高地估计自己的能力，勉强去做超出自己能力范围的事情，常常会得不到预期结果，而使自己的精神遭受失败的打击；而过低地估计自己的能力，自我评价过低，缺乏自信心，又容易产生抑郁情绪。

3. 生活目标切合实际

生活目标的制订，既要符合实际，还要留有余地，不要超出自己及家庭经济能力的范围。老年人要根据自己的经济能力、家庭条件及相应的社会环境来制订生活目标。老子曾说："乐莫大于无忧，富莫大于知足。"老人们只有在现实的基础之上，去经营自己的晚年生活，才能过得踏实、过得自在。

4. 保持人格的完整与和谐

心理学上的人格，是指构成一个人的思想、情感及行为的特有统合模式，主要包括四个成分气质、性格、认知风格和自我调控，其中性格是核心成分。每个人的人格各不相同，且这种人格特点大多会伴随一生，即所谓"江山易改，禀性难移"，但人格的稳定性并不意味着它在人的一生中是一成不变的。随着生理的成熟，人格也有可能产生或多或少的变化，这是人格可塑性的一面，正因为人格具有可塑性，才能培养和塑造人格。要建设并保持人格的完整与和谐，就要依靠自我调控。所谓自我调控，是指人格中的内在系统或自我调控系统，负责对人格的各种成分进行调控，保证人格的完整、统一与和谐。文学大师季羡林先生也说过①："人类自从成为人类以来，最重要的是要处理好三个关系：一是人与自然的关系；二是人与人的关系，也就是社会关系；三是个人内心思想、感情的平衡与不平衡的关系。"对老年人来说，内心的和谐显得更为重要。只有这样，才能保证老年人的心理健康，也才能保证晚年生活的幸福。

5. 与外界环境保持接触

与外界环境保持接触包括三个方面，即与自然、社会和人的接触。老年人退休在家，有着过多的空闲时间，如果长期闭门不出，容易产生抑郁或焦虑情绪，所以，必须走出家门，保持与外界环境的接触。这样，一方面可以丰富自己的精神生活，另一方面可以及时调整自己的行为，以便更好地适应环境。

6. 具有一定的学习能力

在现代社会中，为了适应新的生活方式，就必须不断学习，老年人也应当如此。学习还可以锻炼老年人的记忆和思维能力，对于预防脑功能减退和老年痴呆有益。相比年轻人，老年人更可以结合自己的兴趣爱好进行学习，充分发挥自己的特长，从中获得满足和成就感。

7. 保持良好的人际关系

人际关系既能够发挥正面积极的作用，也能够发挥负性消极的作用。所以，人际关系的协调与否，对人的心理健康有很大的影响。中老年人在退休前，有正常的生活圈子与工作圈子，而一旦"退"下来后，圈子就会急剧缩小。很多老人甚至因此变成闭门不出的"宅人"，这样是极不利于身心健康的。老人们在退休后，依然需要积极地拓展自己的人际关系，多认识人多交往，这样能让自己的身心始终处在一个不寂寞的"激活"状态，才能够有效地抵抗衰老。

8. 能适度地表达与控制自己的情绪

情绪是通过人们对事物的评价而产生的，不同的评价结果引起不同的情绪反应。如果有不愉快的情绪，老人们必须学着释放，也可以宣泄，不能郁结在心。当然，也不可以发泄过分，否则，既影响自己的生活，又加剧人际矛盾。老人们要善于做自己情绪的主人，让自己多往积极的方向去想，而不是沉湎在负面情绪中。

---

① 季羡林：《风风雨雨一百年》，华艺出版社 2009 年版。

9. 发挥自己的才能与兴趣爱好

人有兴趣才不会孤单和寂寞，也才会过得充实。退休后的老年人，有了更多可以自我支配的时间，如果能够适时培养一些兴趣爱好，既有利于发挥自己退休后的价值，也能让自己在有趣的事物之中找到乐趣，拥有健康快乐的身心，防止退休综合征。

10. 能以积极心态迎接适度的挑战

心态对老年人特别重要。"对衰老的恐惧，可能缩短你的生命"，这是联合国卫生署根据世界范围研究衰老问题专家的调查而作出的提示。衰老是自然的规则，生理上的衰老无法逆转，但我们可以永保年轻的心态，积极的生活态度。保持心理上的年轻不衰老状态，更有助于延年益寿。

第三节　老年人的人际交往

一、老年人人际交往的意义

"人际交往"即人际关系，是人们在生产或生活活动过程中所建立的一种社会关系。心理学将人际关系定义为人与人在交往中建立的直接的心理上的联系。人是社会动物，虽然每个个体均有其独特之思想、背景、态度、个性、行为模式及价值观，但日常生活中，我们每一个人都是社会大舞台中的一个成员，都会在其中扮演自己的某种角色。每一个人也都会与他人发生各种各样的人际交往，并在此基础上建立起一定的关系。人际关系可谓是我们生活的一部分，并贯穿生命的始终，且对每个人的情绪、生活、工作都有很大的影响。很多学者如叶妍[1]、张秀敏[2]、伍海霞[3]等一致认为老年人社会交往对于其心理健康产生积极影响，通过参与各种社会活动包括宗教活动，都可以增加老年人的社会参与度，可以为他们注入新的友谊和情感，提高老年人的幸福感，还有

[1]　叶妍等：《社会关系对老年人主观幸福感的影响研究——以厦门市为例》，载《老龄科学研究》2016 年第 2 期。

[2]　张秀敏、李为群、刘莹圆：《社区老年人主观幸福感现状及影响因素分析》，载《人口学刊》2017 年第 3 期。

[3]　伍海霞、贾云竹：《城乡丧偶老年人的健康自评：社会支持视角的发现》，载《人口与发展》2017 年第 1 期。

很多中外学者如 Litwin，H. ①、贾云竹②、邓敏③、向琦祺④等中外学者也从社会关系对老年人主观幸福感、城乡丧偶老年人的健康自评、社区老年人主观幸福感现状及影响因素等不同角度，验证了社会支持对于老年群体心理健康及幸福感的积极作用。美国研究人员曾经对近千名老年人进行了长期跟踪调查，得出结论显示，经常参加社交活动，可增强神经系统和骨骼功能，有助于老年人维持生活自理能力，从而起到防止体能衰退的作用。调查结果也显示，与较少参与社交的人相比，社交活跃的老人在进食、洗澡、穿衣或上厕所等事务方面保持自理能力的几率要高出一倍；在打电话、做饭以及自行吃药等日常活动方面保持自理能力的几率则高出 50%⑤。

总体而言，老年人开展人际交往意义重大，简单概括起来，主要表现为如下几个方面：

1. 有助于老年人的身体健康

人到老年，身体体能下降，导致不少老年人除了买菜购物，几乎不出家门，也很少参与社会交往。久而久之，身体各项机能退化衰老的速度就会加快，也有可能诱发心肌梗塞、高血压、冠心病和癌症等疾病。对于老年人而言，虽然体育运动也对人的寿命产生影响，但社交活动比体育运动更有适合于老年人。与人交往可增强老年人的免疫力，经常参加社交活动的老人更容易保持生活自理能力，防止老年痴呆症和抑郁症的发展。所以，如果老年人能够积极参加社交活动，将十分有助于身体健康，提高生命活力。

2. 有助于满足老年人的心理需求

人际交往是人类的一种内在需要，更是人类生存、活动的重要支点。通过人际交往，不仅能够增加我们的自我认识，也有助于我们的个人发展和自我完善。从某种意义上说，逐渐老去对于老年人来说其实并不是最令人难以适应

---

① Litwin, H. , & Shiovitz-Ezra, S. "Network type and mortality risk in later life", The Gerontologist, 2006（6）：46.

② 贾云竹：《城乡丧偶老年人的健康自评：社会支持视角的发现》，载《人口与发展》2017 年第 1 期。

③ 邓敏：《社会关系、心理健康水平与老年人主观幸福感改进》，载《人口与发展》2019 年第 3 期。

④ 向琦祺、李祚山、方力维、陈晓科：《老年人心理资本与生活质量的关系》，载《中国心理卫生》2017 年第 9 期。

⑤ 《科学时报》，2011 年 2 月 24 日，A4 国际版。

的，因为它是一种慢慢发生的自然生理现象。相反，离开原来的工作岗位所带来的人际关系的衰减变化，也许更令人难以接受。例如，一旦退出职业生涯，在职业关系中建立起来的那些人际关系将随之慢慢淡化甚至消失。这是老年人社会属性方面的重大变化。这种变化，很容易导致老年人出现心理落差，产生失落、孤独等不适心理情绪。所以，老年人要自我调整好心态，多与同龄人交往，多参与社区活动，既可以填充老人退休后的空余时间，也可以从中认识更多的同龄人，有效排解老年人的孤独，缓解老年人"焦虑症""抑郁症"等问题，并在潜移默化中改变老年人对老化的态度，使他们保持健康的心态。

3. 有助于丰富老年人的精神生活

老年人退出工作岗位或失去劳动能力后，社会交往的圈子本身会大大缩小，社会隔离严重，常常导致老年人精神生活的减少乃至缺失。但是，任何人都生活在一个特定的社会群体之中，不可能脱离社会或群体而离群索居，老年人同样如此。所以，积极投身到小区或某个领域的兴趣小组中，通过社会交往，参加群体活动，不仅可以帮助老年人获取新信息，交流感情，也能够在不知不觉间让人心情愉快，不断丰富自己晚年的精神生活。

二、老年人家庭关系的处理

对老年人来说，社会关系网中最亲密的关系是家庭关系，家庭关系中最重要的是子女和配偶的关系。费孝通教授早年在其著作《生育制度》①　中，就提出了"社会结构中的基本三角"为模式的婚姻家庭结构论，并强调了家庭三角结构中的两种主要关系：夫妻关系和亲子关系之间的关系和互动。大量研究也发现，老年人的社会关系网络中，拥有最亲密的朋友和亲属人数越多，他们的生理功能方面越健康，心理健康状况越良好，这与中国传统文化普遍重视家庭观念有关。

（一）子女关系

居家养老，实际上是"在家养老"和"子女养老"的相结合，因此，两代人关系如何，会直接影响老年人对生活的满意度和幸福度，也进而直接影响老年人的心理健康。

俗话说："家有一老如有一宝。"可是老年人和子女之间存在较大的年龄差距，导致了两者之间代沟的产生，也容易导致各种矛盾的发生。北京律维银

---

① 费孝通：《生育制度》，天津人民出版社1981年版。

龄研究与服务中心（非营利机构）2015 年对北京 1 万名老年人发起的养老服务需求问卷调查显示，老年人对养老金担忧的只有 30%，却有近 50% 的认为缺少子女的陪伴是养老中最大的问题。可见，老人对于家庭幸福感的心理需求远大于物质方面的需求。美国老年医学会的一项研究也表明，老年父母与人到中年子女保持一种和睦挚爱的关系，可以延长老年人的寿命。研究人员还发现，在考虑了诸如老年人的健康、年龄、婚姻状况以及受教育、医疗等情况后发现，与儿女保持密切关系的老人，更不容易患抑郁症或成为痴呆病人。在晚年生活里得到儿女生活上和精神上帮助的老年人，与得不到这种帮助的老年人相比，其死亡的可能性减少了 20%。

随着时代的发展，因社会发展带来的生活压力导致中青年一代能够陪伴老人的时间越来越少，同时，由于生活习惯、年龄差异、价值观等各方面的原因，老年人与子女之间交流机会也越来越少。那么如何保证家人间的和睦相处呢？我们认为，无论是父母还是子女都应该是独立的个体，父母和子女互相理解是家庭关系融洽的最重要前提。

站在老年人的角度，在信息化的时代，知识以前所未有的速度在更新，老年人原来所积累的知识和经验大多已经过时，因此，与年轻人的沟通常会出现信息不对等的情况，容易造成代际隔阂。所以，老年父母要尽可能克服消极被动和依靠的思想，以积极的态度接受新生事物，尽可能跟随时代步伐，尽力弥补"代沟"。对子女各种不同于自己的消费观念、婚姻观念、生育观念、伦理观念等，应保持理解包容的态度。英国哲学家罗素说："老年人对孩子不要过分依恋，才能度过美好的晚年。"只有这样，老年人才能与子女有共同认识和共同语言，也才能和子女更好地相处。

作为子女来说，也应该记住，谁都会有变老的时候，老人的今天就是年轻人的明天。中华民族是一个崇尚孝道的礼仪之邦，自古以来就有"百善孝为先"的传统，"让所有的老年人都老有所依"是作为子孙后辈的应尽义务。《老年人权益保障法》（2018 年版）第十七条规定："家庭成员应当关心老年人的精神需求，不得忽视、冷落老年人。与老年人分开居住的赡养人，应当经常看望或者问候老年人。即使做不到每天回去看望，也至少要经常打电话进行有效沟通。可以关心、了解他们的近况，如吃了什么、最近身体如何等，也可以回报自己的生活、工作等情况。"需要提醒的是，子女打电话给老人时，务必选择合适的时间，不要在深更半夜打电话给老人，以免有的老人听到电话铃响，突然惊醒，慌忙起身去接听电话，导致跌倒、中风等意外。因为上了年纪的人，如果突然发生一些快速动作，就有可能导致某个血液凝块堵住通向大脑的动脉，从而诱发中风等现象。

（二）夫妇关系

婚姻是家庭的基础和起点，是家庭关系中最基本的关系，也是家庭关系的重要组成部分。特别是老年伴侣，如果他们能够保持恩爱和睦，不仅可以让家庭幸福生活有保证，也有利于老人健康长寿，所以老年夫妻关系尤其重要。但是，人进入老年期以后，男性变得容易失眠、健忘、急躁，而女性也变得容易焦虑不安、忧郁、多疑等。这就需要双方互相体贴、互相谅解。朝夕厮守的老伴能给予精神依托和生活照料，这是其他亲属所不能替代的。当一方因生理变化或发生某些意外而产生烦恼和苦闷时，另一方诚挚地心理安抚，会使对方从精神上得到慰藉。在对方患病时，另一方贴心地生活护理，能够鼓舞对方战胜疾病的信心。俗话说"少年夫妻老来伴"，一辈子的朝夕相处，难免磕磕碰碰，但只要大家注意相互克制，相互体谅，以积极的态度解决生活中的各种矛盾，就能避免争执，融洽相处，不断增近双方感情。否则，如果谁都不肯让步，如同针尖对麦芒，天长日久，将会伤害双方的感情，甚至产生不可调和的矛盾。这方面，周恩来和邓颖超同志根据亲身体验总结出的处理好夫妻关系的"八互"原则：互敬、互爱、互信、互帮、互慰、互勉、互让，值得所有的老年人学习借鉴。

三、老年人社会关系的处理

（一）邻里关系

除了上述家庭人际关系外，老年人还有与亲朋的关系，与老同事、老同学的关系，以及与邻里的关系。由于行动不便，居家时间长，对于老年人来说，如果不是和子女一起生活，邻居便是他们日常生活中接触最多的人，邻里关系是其中最主要的关系，所以邻里和睦也显得尤其重要。

常言道："远亲不如近邻。"处理好邻居关系，不仅是生活的需要，其实也是获得心理健康的需要。邻里之间既可在茶余饭后一起聊天、下棋、唱歌，增加老年生活的乐趣，也可以在彼此有需要的时候，及时搭把手，互相关心互相帮助，增加生活环境中的安全感。邻里关系融洽和谐，会使心情愉悦和舒服，幸福感也会油然而生。相反，邻里关系搞不好，为点滴小事耿耿于怀甚至指桑骂槐，就会使人生气郁闷。大量科学研究发现，邻里关系淡薄，会导致中年至晚年心理健康水平下降。反之，与邻居保持好的关系，可以大大改善中年人及老年人的心理状态。澳大利亚一项覆盖 2000 多名受访者的研究也显示，低社区参与度，与身心健康不佳有关。专家因此呼吁："大家只重视家庭和朋友，往往忽视邻里关系的重要性。好的邻里关系不可强求，但起码不要惹起争端，因为你不知道什么时候会需要他们的援手。"所以，老年人应处理好邻里关系，这样不仅有利于老年人的心理健康，也有利于社区和社会的和谐。

（二）社区组织

老年人的传统社交关系一般主要由家人、亲戚、邻里构成。但随着社会的发展，这种建立在血缘、姻缘、地缘关系上的关系网络也在日益发生变化，社区逐渐成为社会的基本单元。它既是老年人居住和生活的基本平台，也逐渐成为老年人开展生活交往，形成社会认同感和归属感的主要场所。

美国社会学家塔尔科特·帕森斯认为，有足够的社会成员作为社会行动者受到适当的鼓励并按其角色体系而行动，是社会整合的必备条件①。所谓社会整合，是指将社会不同的因素、部分结合为一个统一、协调整体的过程及结果，也称社会一体化。社会整合的可能性在于人们共同的利益以及对人们发挥控制、制约作用的文化、制度、价值观念和各种社会规范。从个人来看，个人只有参与社会才会有与他人之间的互动，才能在不同社会次系统中扮演角色，也才可能成为一个被包容的人而不是被排斥的人。

从心理学角度看，老年人除了生理、安全等比较低层次的需要，也仍然需要满足归属、自尊以及自我实现三大心理需要。从社会一体化的角度看，社区活动恰恰能够满足老年人的归属感、自尊感以及自我实现的心理需求。社区组织通过开展各种社会活动、文化娱乐活动、体育活动等，可以促进社区居民的相互交往与互动，提高社区居民的参与意识。同时，社区还为居民提供经济、政治、教育、康乐和福利等方面活动的参与机会，使居民对社区有更多的投入和更强的归属感和认同感。另外，不少老年人虽然离开工作岗位，但仍想发挥余热，从事一些力所能及又不紧张的工作或活动，能够让他们体验到老有所为的价值感。事实上，老年人阅历深、工作经验丰富，在社区等组织参加各种活动，积极利用自己的知识、经验和技术特长发挥余热，既能使自己有事可做，又可为社会贡献力量，无疑是防止心理老化，保持积极心态的最佳举措。

---

① ［美］塔尔科特·帕森斯：《社会行动的结构》，张明德译，译林出版社 2012 年版。

四、老年人的文化娱乐

老年人在退休之后，离开了熟悉的工作和集体，生活归于平淡，常常会感到时间的漫长。如果能够增加一些适当的文化娱乐活动，如养花、养鸟、下棋、烹调、摄影、绘画、旅游、跳舞、钓鱼、写作、书法、学唱歌等，不仅可以帮助老年人打发空余时间，也能够让他们的生活充满乐趣，过得有充实感，起到修养身心、养生保健的作用，更可以提高老年人生活水平和生活质量。

（一）棋牌类活动

棋牌作为益智休闲游戏，深受老年人喜爱。这类活动对老人痴呆等病的发生也有一定的预防作用。老年人经常下下棋或者打打牌，可以充分锻炼大脑细胞。大脑细胞不停地运转着，使得大脑传递信息的树突细胞数量增加，从而延缓衰老并预防老年记忆减退和老年痴呆等病症的发生。但必须注意的是，老人在玩棋牌类游戏时，不要过于顶真、较劲，情绪起伏不宜过大。否则不仅有悖棋牌娱乐活动的初衷，也损害老人自己的身心健康。

（二）跳舞

广场舞在老年人中十分流行。跳一曲广场舞，不仅可以欣赏到美妙的音乐，达到消乏、怡情、养性的目的，同时可以跟着音乐摆动自己的身体，起到锻炼身体的效果。实验研究表明，即使交谊舞中的慢步舞，其能量消耗也为人处于安静状态下的3~4倍。同时，和志同道合的伙伴一起跳跳舞，还可以交流信息、增进情感，身心都可以得到很好的放松。除了广场舞，还有交谊舞、太极拳等许多种类的舞蹈或运动可以供老年人选择。

（三）旅游

旅游对老年人来说也是一项不错的娱乐活动。出去旅游，饱览大自然的奇异风光，以及历史、文化、习俗等人文景观，不仅可以增长见识，让人获得精神上的享受，还可以达到放松心情，锻炼身体的目的。如果老年人行动上不够方便，也可以不用去太远的地方，去附近地方旅游，也同样能够达到放松锻炼的效果。

（四）养花钓鱼

养花是丰富老年生活的一种很好的活动。养花不仅可以令人欣赏到美丽的花草，还可以起到美化环境的效果，而且花的香气还能起到灭菌、净化空气的作用。老人在养花的同时，自己的心情也能得到舒展，神经系统功能也会得到调节，从而增加免疫力。

钓鱼对于老年人来说也是一项不错的娱乐活动。老年人通过钓鱼不仅可以享受鱼儿上钩的乐趣，还可以修养身心。适合垂钓的地方多在郊外，经常到郊外去走走，本身就是一种锻炼，有利于人体的新陈代谢，能起到镇静、催眠、降压、减轻疲劳的作用。

（五）散步慢跑

散步这种方式强度不大，好处很多，而且很多地方都可以随时进行，尤其对于那些身体不够好的老年人来说非常合适。如果精力许可，老年人也可以采用慢跑的方式。慢跑能够增加骨骼的韧性和对钙的吸收，可以帮助老人预防骨质疏松，延缓身体机能老化的速度。需提醒注意的是，老年人从事这些户外运动，运动量的大小要根据自己的体力而定，如感觉有气紧、胸闷等不适症状，就不宜再做运动。在慢跑的过程中要预防摔跤滑倒，最好选择舒适防滑性能好的鞋子。另外最好结伴而行，如有不适，同伴之间可及时互相照顾。

（六）读书学习

"终身学习"是现代社会一个很重要的观念。社会的变化日新月异，老年人虽然已经退出工作岗位，但是保持学习的习惯，可以使老人及时跟上社会的节奏。老年教育是终身学习的重要组成内容，也是丰富老年人生活的主要方式。同时老年人保持学习习惯，不断用知识充实自己的头脑，有利于激发老年人的大脑智力，帮助老年人保持大脑的灵活性，可以预防老年痴呆等疾病，使老年人晚年生活质量更高。

所谓活到老学到老。老年朋友可以多读一些自己喜欢的书籍或者直接参加一些读书小组，找到一些志同道合的人，相互切磋相互提高。老年大学是一个读书学习的好选择。对于老年人来说，老年大学既是老年人更新知识的课堂，更是老年人广交朋友、快乐生活的一个平台。老年大学的授课内容非常丰富，主要包括健康、烹饪、艺术等方面，如美术、书法、摄影、音乐、舞蹈、戏曲、器乐、电脑技术、保健养生等课程。不仅满足了老年人自身的需求，充实了老年人的精神生活，排除了老年人的寂寞孤独感，还可以进一步开发老年人的智力资源，发挥老年人的作用，为构建和谐社会起到重要作用。

第四节　老年人常见心理问题及其照顾

尽管老年人可以通过上述种种方式提高心理健康水平，但随着年龄的增长，老年人或多或少还是存在着不同程度的心理问题。了解老年病人的常见心理问题，并做好有效心理照顾，对恢复和增进老年病人的身体健康十分重要。

一、老年抑郁症

（一）常见症状

抑郁症是老年人常见的心理疾病之一。国外研究显示[1]，65 岁以上老年人抑郁症患病率在社区为 5%~15%，在老年护理机构中约为 6.0%~29.4%。调查显示老年抑郁障碍与其他疾病之间也有很大关系，老年抑郁障碍在内科疾病患者中的发病率高达 52%，中风患者中占 30%~62%，血管性痴呆患者中占 40%~50%，癌症患者中占 24%。国内学者于欣[2]研究发现，65 岁以上的社区老人，中、重度抑郁症的患病率为 5%左右，住院患者中的 10%~12%存在重度抑郁，长期养护机构中 17%~35%的人群患有轻度抑郁症状。总体来看，老年抑郁症已经是一种发病率仅次于老年痴呆的精神障碍[3]。

老年抑郁症患者通常以显著的情绪低落为核心症状，即对很多或所有事情丧失兴趣，缺乏愉快感，时常感到疲劳、提不起精神，越来越不愿意参加正常活动，如社交、娱乐，甚至闭门独居、疏远亲友。伴随的躯体症状通常表现为食欲不振、腹痛腹胀、恶心呕吐、头晕乏力、睡眠障碍、胸闷、身体麻木刺痛感等。严重的患者甚至伴有消极自杀观念和行为。

（二）家庭照顾

对于老年性抑郁症的护理，首先平时需要多观察注意这些常见的症状表现，尤其注意老年人的躯体变化，并且要注意合理地进行保健，具体注意事项包括如下几个方面：

---

[1]　Cuijpers P，van Lammeren P："Secondary prevention of depressive symptoms in elderly inhabitants of residential homes"，Int J Geriatr Psychiatry，2001，16（7）。

[2]　于欣：《老年精神医学新进展》，人民军医出版社 2011 年版。

[3]　闫芳、李淑然：《老年抑郁症的发病率及其随访研究》，载《中国心理卫生杂志》2000 年第 6 期。

1. 心理照顾

抑郁患者通常情绪低落、悲观厌世，护理人员要善于观察，及时从老年人的情绪变化中了解患者的心理动态，有针对性地做心理说服、解释、劝慰和鼓励工作，阻断负向思考，使患者仍能维持一个正向的身心状态。要充分利用治疗性的沟通技巧，鼓励患者抒发自己的想法，帮助患者多回顾自己的优点、长处、成就，增加正向的思维。鼓励患者多听一些轻松快乐的音乐，也可带病人到公园散步。也要为患者创造更多社交的机会，鼓励他们参加集体活动，如和其他老年朋友一起打牌、下棋、打球、跳舞等。有条件时，还可与其他老年人一同外出旅游。这种集体活动要远远优于老年人独自在家看电视，更有助于调节老年人的情绪和心理健康，可大大降低老年抑郁症的发病几率。

当然，预防老年抑郁症，除了老年人自身努力调节精神状态以外，家人也要多给予关心和理解。家人的支持和帮助，尤其是子女的关爱和陪伴，可大大增强老年人的生活信心，以及战胜困难的勇气。因此，子女应多抽出时间与父母进行交流和沟通，关心他们的生活和思想，给予老年人以精神寄托和安慰，以有效预防老年抑郁症的发生。

2. 饮食照顾

抑郁症患者因情绪低落，常伴有食欲下降，所以应注意加强病人的饮食护理。应鼓励患者积极进食，保证营养供给。严重厌食或拒绝进食者，可置胃管或行肠外营养。要注意平衡膳食，既要留意营养成分的摄取，又要保持食品的清淡，多做一些患者平时喜欢吃的食物。

具体饮食安排方面，研究表明，维他命 B 对治疗抑郁症有较大的帮助。可以多吃鱼肉、富含维生素 B 的食物及富含微量元素硒、锌、铜的食品。吃鱼可改善精神障碍，这是因为鱼肉中所含的 Ω-3 脂肪酸能产生相当于抗抑郁药的类似作用，使人的心理焦虑减轻。美国的学者曾经对精神障碍患者进行研究，结果发现患者在加服鱼油胶囊后发生抑郁症的间隔时间比只服常规药物的患者明显延长。通过对不同国家进行的调查和比较研究发现：在鱼类消费量最多的国家，抑郁症的发病率最低，杀人、自杀的发生率也低。而那些鱼类消费量少的国家，抑郁症的发病率相当高。

英国医学委员会精神病学院 2003 年的一项研究表明，维他命 B 对治疗抑郁症有较大的帮助。研究人员发现，如果抑郁症患者的血液中含有较多的维他命 B_{12}，患者治疗后的效果就比较显著。老年患者如果体内含有较多的 B_1、B_2 和 B_6，治疗效果明显好于其他抑郁症患者。此前芬兰研究人员也做过一项研究，发现自始至终在血液中 B_{12} 含量高的患者治疗后效果最好。维他命 B_{12} 可从动物身上获取，食用动物肝脏、鸡蛋黄和鱼类可提高维他命 B 在血液中的含量。缺锌会影响脑细胞的能量代谢及氧化还原过程。锌在人体内主要以金属酶的形式存在，其余以蛋白结合物形式分布于体内。食物中含锌量最高的是牡蛎，动物肝肾、奶制品中也有分布。体内缺铜也会使神经细胞的内抑制过程失调，使内分泌系统处于兴奋状态而失眠。乌贼、虾、羊肉、蘑菇等均含铜丰富。含硒的食物同样可以治疗精神抑郁问题。心理学家们发现人在吃过含有硒的食物后，普遍感觉精神好，思维更为协调。硒的丰富来源有干果、鸡肉、海鲜、谷类等。复合性的碳水化合物，如全麦面包、苏打饼干也能较好改善情绪。

3. 休息与运动

抑郁症患者的日常起居生活要有规律，适宜早睡早起。但抑郁症患者常伴有失眠症状，以入睡困难、早醒为多见，常表现入睡前忧心忡忡、焦虑不安。此时家人应多在其身边陪伴、安慰及劝导，这样能使病人产生一定的安全感，焦虑情绪也较易消除，对病人的睡眠也会有帮助。应尽可能安置患者住在设施安全的房间，墙壁以明快色彩为主，保证患者有一个安静、舒适的休息环境，以利于调动患者积极良好的情绪，焕发对生活的热爱。

对于一些病情轻的人，可鼓励其白天多参加愉快轻松的活动，培养生活情趣，如看书报电视、听音乐、种花养鸟等，分散其注意力以缓解病情。也可鼓励其参加一些力所能及的劳动，当病人能完成某项任务时，则给予鼓励，以增强他们的生活信心，使之感到自己仍是一个有用的人。晚上入睡前喝热饮、热水泡脚或洗热水澡，以促进睡眠。避免看过于兴奋、激动的电视节目，以免影响睡眠。

4. 药物治疗

抑郁症患者经常需要长期维持用药，以巩固疗效，防止复发。护理人员要密切注意患者对药物的不良反应，如果没有发现特殊情况，绝对不能自行停药，或对药量及药物的成分随意删减。服药后密切观察药物的反应，如患者表现兴奋，易激动，千万不能麻痹大意，此时最易发生意外。当患者出现一些口干、便秘等副作用时，应及时做好解释工作，鼓励其多饮水，多运动，多吃富含纤维素的食物。

5. 安全防护

老年抑郁症患者更容易出现自杀轻生的念头，因此进行老年抑郁症护理时，护理人员切不可疏忽大意，必须留有人陪伴。陪伴必须较能体贴、关心患者，并能体会病人的心境。通过与病人的交谈，密切注意其平时的言谈、行为，从中诱导病人倾吐内心的隐秘或痛苦，了解病人最关心、最需要、最担心的是什么，从而尽量给予帮助解决。同时注意观察病人的情绪变化及异常言行，如发现病人流露出厌世念头，应严密观察，警惕预防病人自杀。凡能成为病人自伤自杀的工具和药物，都应妥善放置保管。

二、焦虑症

（一）主要症状

焦虑症又称焦虑性神经症，以广泛性焦虑症（慢性焦虑症）和发作性惊恐状态（急性焦虑症）为主要临床表现，常伴有头晕、胸闷、心悸、呼吸困难、口干、尿频、尿急、出汗、震颤和运动性不安等症，其焦虑并非由实际威胁所引起，或其紧张惊恐程度与现实情况很不相称。老年人发生焦虑症的原因，既与先天的素质因素有关，也与外界的环境刺激有关。如出于对各种生理功能减退的担忧，对死亡的恐惧，或由于职业角色转变的原因，以及家庭人际关系不良等，都会对老年人的心理发生影响。

老年人的焦虑更多的表现是躯体症状，比如头昏、头疼、喉咙不舒服、心慌、胃不好、浑身游走性疼痛、酸痛。由于焦虑症本身识别率低，极易被家人忽视，如果再发病于老年这一特殊时期，常常被人误解为身体素质下降的心理生理反应。近年来，焦虑症的发病有高龄化和普遍化的发展趋势，不仅危害老年人的心理健康，还会引发其他身心疾病，如高血压、心脏病、胃肠疾病等，也可能进而导致精神致残、自杀等行为的发生，成为老年健康的一大杀手。

（二）家庭照顾

1. 心理照顾

首先，当老年人出现焦虑时，家人或护理人员要进行正确的心理疏导，让患者充分了解焦虑症，意识到焦虑症并不可怕，充分调动患者的主观能动性，帮助他们树立起消除焦虑心理的信心，增加治愈的自信心。患者要勇敢面对产生焦虑的现状，分析焦虑产生的原因，并以积极的态度去解决问题。建议患者可以把某个焦虑的情形分解成几个小目标，循序渐进，以便逐渐适应这个情景，以后面对它时不再焦虑。

其次，如果觉得心烦，可以通过转移注意力来使身心松弛，让你暂时缓解心理压力。通常，可以采用听音乐、户外走动等方式转移注意力。一个人的心理承受能力有限，也可以对亲近的人进行倾诉，说出自己内心的想法。针对焦虑症会让人处于心慌、肌肉紧张、身体发抖等不良反应状态，还可以采用自我身体放松的方法，如作一些深呼吸、活动四肢、扩胸运动等舒解压力消除焦虑与紧张，甚至可以采用幻想的方式于让紧张感消失，从而克服焦虑心理。

另外，尽可能帮助患者适应社会环境的变化，如通过积极的户外生活、参加老年大学、加入老年俱乐部等。及时适应社会环境变化，可以减少焦虑的发生，缓解焦虑症状。当注意力转移到新的事物上去时，心理上产生新的体验，就有可能逐渐驱逐和取代原有的焦虑心理。

2. 饮食照顾

焦虑症患者平时应该多补充维生素类食物。维生素是人体营养、生长不可缺少的一种营养素，食物来源中，水果类包括苹果、木瓜、香橙、葡萄、草莓、橘子、荔枝、香蕉等；蔬菜类包括芹菜、菠菜、黄瓜、生菜、椰菜、西兰花、白菜及番茄等。在饮食上偏清淡一些，不要过于油腻，可多吃些鱼肉。在焦虑不安或苦闷忧伤时，吃些甜食可促使大脑分泌一种化学物质，这种物质能帮助人们平静下来，并使人减轻对痛苦的敏感度。含淀粉的食物均有此功效。建议摆脱用咖啡和茶来提神的习惯。

3. 药物治疗

除了心理调节外，焦虑症的治疗，通常还需要药物的干预。焦虑症患者需要及时认识自己的疾病，切莫讳疾忌医。抗焦虑药品繁多，其临床效果无太大差异，但存在个体差异。但许多的药物都有安眠成分，不建议盲目地用药物治疗焦虑症。可以在医生指导下进行药物调理，不可自行调整用药方案，在服药期间，注意和医生保持联系，以使出现副作用和其他问题及时解决。

三、神经衰弱

（一）症状

神经衰弱是指由于长期紧张、压力过大，导致的精神容易兴奋、脑力体力容易疲乏的疾病状态，可表现为烦闷、爱发脾气、睡眠不佳、肌肉紧张疼痛等。神经衰弱的症状时轻时重，病程可达数十年，症状可有间歇，病情容易反复。

神经衰弱是老年人比较常得的一种疾病，往往是由于长时间过于紧张过于劳累引起的。老年人神经衰弱主要表现为失眠、烦躁、容易疲劳、萎靡不振等，通常还伴有心血管、胃肠道和泌尿生殖系统症状。其中，睡眠障碍是老年人神经衰弱最主要的表现。老年人神经紊乱症状长期存在，虽然不会直接危及生命，但却可以直接导致循环系统、消化系统、内分泌系统、代谢系统及生殖系统等方面的多种疾病，以致影响身心健康和正常的生活。神经紊乱出现时，人体的植物神经系统就会紊乱，进而导致免疫系统功能减退，从而出现顽固性疾病，由此给老年人的身心健康造成的伤害较大。

（二）家庭照顾

1. 心理照顾

一般造成神经衰弱的原因就是心理问题，所以这是最主要也是非常必要的治疗。要对症下药，找到主要病因，重点在于患者自己需要对自己有一个正确的认识，不要对自己太过严格和苛刻。要明白人人都有不足之处，遇事不钻牛角尖，保持豁达和乐观的生活态度。要让老年人逐渐改变性格中的不良倾向，减轻心理上的负担，在此基础上，积极进行正确地调理和治疗，神经衰弱症状就会逐步改善。

2. 饮食照顾

神经衰弱患者要多吃新鲜的蔬菜，比如芹菜、西兰花、生菜、油麦菜等。多吃新鲜的水果，比如苹果、香蕉、雪梨、枇杷、哈密瓜等。多吃营养含量丰富的食物，比如鸡、鸭、鱼、虾、螃蟹等。少吃辛辣刺激性强食物，比如大蒜、辣椒、芥末等。少吃肥腻食物，比如猪肉、猪肝等。

3. 日常作息

如果神经衰弱患者缺乏规律的作息时间，则会导致病情更加严重。所以，首先应尽量给患者提供适当的睡眠环境，如安静、冬暖夏凉的房间，最好不要和别人同房；其次，护理人员要指导患者养成良好的睡前准备，如喝热牛奶，用热水泡脚，听轻音乐等，切忌睡前饮浓茶、咖啡。

另外，很多老年人很少愿意出去走动，这有可能造成他们免疫力下降。建议让老年患者选择适合的项目，参加一些适当的体育活动和劳动锻炼，并让患者每日进行，以养成良好的运动习惯，达到调节高级神经活动功能的目的。实践表明，不少体育活动，诸如散步、练拳等，对于稳定老年人的情绪、改善睡眠、减轻神经衰弱都是有帮助的。

4. 药物治疗

神经衰弱者虽不是一种严重的疾病，但病情严重时会使人萌生自杀念头。所以严重者应服用药物以治疗疾病。若症状无法缓解，应咨询正规精神科医生，根据医生建议采取有效的方法进行治疗。

四、老年性精神分裂症

（一）症状

老年期的精神分裂症，主要分两类。一类是年轻时起病，带病进入老年期；另一类是老年期晚发精神分裂症。老年人患精神分裂症时会出现的症状有很多，如出现精神恍惚、神志不清、失眠多梦、敏感多疑、情绪不稳定等症状，对周围的人，甚至是亲密的人都会表现出一定的情感淡漠，对周围的事物漠不关心，甚至还会有木僵状态的出现。另外，幻觉妄想也是较为明显的症状表现，特别是幻视、幻听症状。由于老年性精神分裂症患者常常无法与人沟通交流，也给治疗加大了难度，严重影响老年人的正常生活。

（二）家庭照顾

1. 心理照顾

要正确地对待患者，多关心体贴患者，取得他们的信任，鼓励患者表达自己的心理情感，及时了解患者的困难并予以帮助解决。家属应多陪伴患者，减轻患者孤独感。对于部分生活不能自理的患者，护理人员要帮助其进行日常的生活料理。保持乐观的情绪对维护和促进精神康复起着积极的作用，要引导他们乐观地面对生活，让其具有良好的心理素质。当病人叙述妄想内容时，要耐心倾听，不能与病人争辩妄想内容的真实性；避免当着病人面与他人耳语，以防引起病人的疑虑或反感，促使妄想泛化。

2. 饮食照顾

要加强饮食护理，饮食宜清淡、低盐、多纤维素，多吃蔬菜和水果，戒除烟酒等不良嗜好，勿盲目服用各类"营养剂"及"补品"。由于老年患者消化功能差，且常合并其他基础疾病，饮食上要给予高维生素、低脂肪、高蛋白质、清淡的食物。对吞咽困难的患者，要有专人护理，尽量食用容易消化的食物，同时保证营养充足。对于受精神症状支配和个别药物反应或动作迟钝的患者给予鼻饲营养。

3. 日常起居

合理、有规律的作息制度是促进患者康复的重要条件之一。要有良好的睡眠环境，减少刺激，尽量使患者处于平静的状态。对睡眠、语言或表情有异常的患者，在药物治疗的同时要做好精神安慰，及时消除其身心不适，以保证患者的睡眠时间，同时防止其自杀、自伤、外逃等情况发生。

4. 药物治疗

　　对于较严重的老年精神病患者，有效的药物治疗起着关键作用。但有些患者在服用一段时间药物后，由于感觉症状改变较慢，就擅自停药，护理人员应耐心与其沟通，确保药物的连续使用。

第七章　家庭中老年康复照顾

随着康复医学的不断发展，人们对康复的认识也在不断深化。家庭中老年康复是在社区康复基础上发展起来的康复途径，也是老龄化背景下我国社区康复的重点发展方向。

第一节　老年康复概念及意义

世界卫生组织倡导的全面康复措施包括医疗康复、教育康复、社会康复、康复工程以及职业康复①。积极开展家庭中老年康复，能够促使老年人获得最大程度的日常生活自理能力，对于提高老年人生活质量具有积极意义。

一、家庭中老年康复的范畴与意义

（一）康复的概念

康复是指为减轻残疾带来的影响和使残疾人重返社会而采取的各种有效的措施。世界卫生组织根据康复工作开展场所的不同，将康复划分为基于机构的康复、延伸的康复服务和基于社区的康复三种类型。

基于社区的康复（CBR）简称社区康复，是指在社区层面上，利用和依靠社区的各种资源和条件（人力、物力、财力、技术等）而采取的康复措施，包括依靠有残损、残疾和残障的服务对象本身、他们的家庭以及所在的社区等。社区康复是我国社区卫生服务的中心任务之一，相比于基于机构的康复以及延伸的康复服务，更加突出康复对象的能动性。除此之外，社区康复还要求同时具有固定的转介转诊系统，是康复体系中重要的环节。

---

① 李则：《康复医院：大专科小综合》，载《中国医院院长》2014 年第 17 期。

（二）家庭中老年康复

家庭中老年康复是针对居家养老的老年人群开展的康复活动，但这并非仅是简单地将康复场所界定在居家环境中，而是根据康复对象需求与特点而开展的针对性康复措施。例如，老年偏瘫患者在急性期和恢复期是以抢救生命、完成坐位平衡、日常生活动作训练以及协调性训练等基于机构的康复和延伸的康复服务为主；对于慢性期的老年偏瘫患者，其目标是学习健侧代偿并进行适应性训练，从而实现最大程度的生活自理，并回归社会。家庭中老年康复途径是实现这一目标的最佳选择。

（三）家庭中老年康复的意义

随着我国老龄化趋势的不断加剧，老年人的康复需求日益增加。由于目前我国的康复医疗服务系统尚不健全，大部分老年人在疾病急性期后无法利用机构康复服务，出院后的康复服务需求无法得到满足。家庭中老年康复是机构康复的延续，通过家庭中老年康复能够改善老年人康复的远期效果。老年人是慢性病高发群体，通过开展家庭中老年康复，针对慢性病老年人身体状况尽早进行康复评定，可以把握最佳的康复锻炼时机，从而使老年人保持最大程度的日常生活自理能力，有助于提高老年人生活质量。家庭中老年康复拓宽了社区康复的工作范畴，成为社区康复的重要组成部分，大力开展家庭中老年康复是促进我国老年康复工作的重要举措。

二、家庭中老年康复的特点

家庭中老年康复适应老年人需求，利用社区服务的便利性，突出对老年人的实用性。

1. 实用性

家庭中老年康复不仅包括躯体的功能康复，更加重视康复训练对于老年人日常生活的实用性，因而在家庭中老年康复过程中常将康复训练与老年人的日常活动训练相结合，以实现维持或恢复老年人最大程度自理能力的目标。

2. 可及性

居家养老耗费较少的人力、物力和财力，成本低，这样就可使更多的居家养老对象享受到专业医疗服务。由于家庭中老年康复可惠及大多数服务对象，因而具有成本低、覆盖率高的特点。

3. 广泛性

参考世界卫生组织的社区康复矩阵框架，家庭中老年康复的工作内容应包括健康、教育、生活、赋权、社会化等五个领域，其中健康领域又包括了预防、促进、一级和二级医疗保健、三级医疗保健与康复、辅助器具的使用等元素，在工作内容上具有广泛性的特点。

4. 参与性

不同于传统的机构康复服务，康复对象及其家庭在家庭中老年康复中应是积极主动参与的一方，要求康复服务对象主动转变角色，在确立康复目标、制订康复计划、实施康复训练、回归社会等全部环节都树立自我康复意识。

三、家庭中老年康复的对象

家庭中老年康复人群包括各类有康复需求的老年人群，不同人群根据其生理、心理特点有相应的康复项目。

1. 慢性非传染性疾病患者。慢性非传染性疾病也称慢性病，是指一种由多因素长期影响造成的慢性疾病。慢性病患主要包括呼吸系统疾病（如慢性支气管炎、慢性阻塞性肺疾病）、心脑血管疾病（如脑卒中、冠心病、心肌梗死等）、代谢性疾病（如糖尿病、骨质疏松症等）、各种慢性疼痛（如慢性下腰痛、颈椎病等）。

2. 残疾人。根据《中华人民共和国残疾人保障法》中对于残疾人的界定，残疾人包括听力残疾、视力残疾、肢体残疾、言语残疾、精神残疾、智力残疾、多重残疾以及其他残疾类型。残疾人主要是肢体残疾、智力残疾、精神残疾、多重残疾的老年人。其中，肢体残疾较常见的包括因颅脑损伤、脑卒中导致的偏瘫老年人、周围神经损伤或骨关节损伤的老年人等；智力残疾主要是老年痴呆症患者；精神残疾主要是抑郁症、孤独症患者；多重残疾多见于高龄老年人。

3. 失能老年人以及其他存在康复需求的老年人。失能指的是在心理、生理、人体结构上某种功能不正常或丧失，全部或者部分丧失以正常方式从事某种活动能力的状态。

第二节　常用家庭中老年康复训练方法

康复训练是家庭中老年康复的核心内容，包括日常生活活动能力训练、认知训练、运动疗法、音乐疗法、美术治疗、作业疗法等。

一、日常生活活动能力训练

日常生活活动能力训练一般包括生活自理能力训练（如进食、洗澡、修饰、穿衣、如厕等）、活动能力训练（如床-椅转移、平地行走、上下楼梯、操作轮椅等）、交流能力训练（如打电话、阅读、书写、识别标志物等）和家务活动训练（备餐、购物、整理家务、洗衣等）。日常生活活动能力训练的目的在于帮助老年人在其能力许可的范围内尽可能实现生活自理，减少对他人的依赖，在此基础上帮助老年人适应不同的环境，维持正常的社会交往，提高晚年生活质量。

对老年人进行日常生活活动能力训练首先应对其进行日常生活活动能力评定，在了解老年人原有活动能力、自理的程度、是否能安全完成的基础上，针对老年人的具体情况制定日常生活活动能力训练方案，教会老年人一些活动技巧，必要时可为其配置合适的辅助器具。基本日常活动能力训练方法包括进食训练、洗澡动作训练、修饰动作训练、穿衣动作训练、排泄功能训练、床-椅转移训练、行走训练、操作轮椅训练等[①]。

（一）进食训练

进食包括使用合适的器具将食物送进嘴里、咀嚼和咽下。进食训练包括进餐时的体位、进食动作训练和咀嚼、吞咽动作训练。

1. 进餐时的体位

取合适的进食体位，训练时应选择既有代偿作用又安全的体位。一般以坐位为宜，不能坐起的老年人可抬高床头，头部前倾，健侧肢体在下。

2. 摄食动作训练

对一侧上肢关节活动受限、肌力异常、偏瘫等老年人鼓励其练习用健侧手进食，同时加强上肢功能训练，练习摄食动作，另外可使用辅助器具帮助其训练摄食动作，如特制的勺子、万能的袖带等。长期使用胃管的老年人应教会老年人胃管喂食及胃管的日常维护。

3. 咀嚼、吞咽动作训练

吞咽障碍可由多种原因引起，应评估引起老年人吞咽障碍的原因，积极治疗原发病。对于有吞咽困难但无误吸的老年人可个别指导经口进食，进食时增

---

① 谢荣、巴玉兰：《医院-家庭康复模式对脑卒中偏瘫患者运动功能的影响》，载《新疆医学》2016年第10期。

加咀嚼次数，每口量不宜过多，速度不宜过快，循序渐进增加每口进食量及进食速度，食物可从便于吞咽的流质、半流质逐步过渡到普通饮食。

（1）发音动作训练。发音肌群与吞咽肌群有共同的作用，吞咽困难的同时常伴有言语障碍。训练时先利用单音单字进行康复训练，如嘱老年人张口发"ā"音，并向两侧运动发"yi"音，然后再发"wu"音，也可嘱老年人缩唇然后发"f"音，像吹口哨动作，通过张闭口动作促进口唇肌肉运动。

（2）颊肌喉部内收肌运动。目的是改变咀嚼吞咽相关肌力运动。嘱老年人轻张口后闭上，使双颊部充满气体，鼓起颊部，随呼气轻轻吐出①，也可将老年人手洗净后，做吮手指动作，以收缩颊部及轮匝肌肉运动，每日 2 回，每回反复做 5 次。舌部运动：将舌头向前伸出，然后做左右运动摆向口角，再用舌尖舔下唇后转舔上唇，按压硬腭部，每回运动 20 次。

（3）呼吸道训练。深呼吸和咳嗽训练，改善咳嗽排痰能力，引起咽下反射，防止误咽。

（4）反复轮换吞咽。除去咽部残留物，增强吞咽意识。每次进食吞咽后，反复做几次空吞咽．使食物全部咽下，防止食物残留引起误吸。

（二）洗澡动作训练

洗澡方式可为盆浴、淋浴或擦浴。盆浴和淋浴适用于有一定活动能力，能够自行完成洗浴的老年人。老年人进行盆浴和淋浴的过程中最重要的是安全问题，应教会老年人防止跌倒的措施，训练使用防止跌倒的用具，如扶手、助行器、防滑垫等。洗澡过程中可训练老年人使用长柄洗擦具和老年人浴室洗澡椅等。对于长期卧床、制动或活动受限（如使用石膏、牵引）及身体衰弱而无法自行沐浴的老年人需进行床上擦浴。床上擦浴时应训练老年人配合的方法，如翻身、穿脱衣服等。

（三）修饰动作训练

修饰包括洗脸、刷牙、梳头等，动作主要有开关水龙头、拧毛巾、开牙膏盖、涂牙膏、梳头等。偏瘫或者一侧肢体活动受限的老年人可用健侧手进行，同时加强上肢功能锻炼，练习洗漱动作，也可使用自助用具和辅助用具。

1. 拧毛巾。可将毛巾绕在水龙头上固定，再用健侧手拧干。

2. 刷牙。可用小支架固定牙刷，用健侧手挤牙膏进行刷牙；用带吸盘的

---

① 刘洪娥：《脑卒中的护理及健康教育》，载《世界最新医学信息文摘》2016 年第 6 期。

牙刷固定在洗手盆上，用健侧手打开刷牙；将牙刷柄加长或在牙刷柄上加尼龙搭扣圈或 C 形圈①，使手掌套入，便于握持使用；用电动牙刷。对于佩戴义齿的老年人，在能自理的情况下训练老年人义齿清洁护理的方法，每餐后取下义齿进行清洗，夜间休息时将义齿取下浸没于贴有标签的冷水中，每日换水一次。

3. 梳头。可用健侧手臂屈—内收外旋模式梳对侧的头发，用健侧手臂屈—外展—外旋模式梳同侧头发，或用长柄或弯柄梳。

（四）穿衣动作训练

1. 穿脱上衣训练

包括开身上衣的穿脱和套头上衣的穿脱。对于上肢活动受限、偏瘫、活动不灵活的老年人最好选用开身上衣，以便于穿脱。

（1）开身上衣的穿脱。穿衣时，按照先患侧后健侧的顺序进行。先将患侧肢体伸入衣袖内，再将衣领拉到肩部然后用健侧手从身后拉过衣服穿上袖子，最后系扣。脱衣时，遵循先健侧后患侧的顺序进行，先将患侧脱至肩以下，将健侧衣领拉倒肩以下，让两侧自然下滑，健侧手先出，再脱患侧手。

（2）套头上衣的穿脱。穿衣时，先将患侧上肢穿进衣袖至肘部以上，再穿健侧衣袖，最后套头。脱衣时，先将衣身拉到胸部以上，再用健侧手从颈后向前拉住衣服将头脱出，然后先伸出健侧手，最后脱患侧手。

2. 穿脱裤子训练

包括床上穿脱裤子和坐位穿脱裤子，老年人尽量选择有松紧带的裤子，以便于穿脱。

（1）床上穿脱裤子。穿裤子时同样遵循先患侧后健侧的原则。先坐起将患腿屈膝屈髋，放在健侧腿上，患侧穿上裤腿后尽量上提，再穿上健侧裤腿；然后躺下，做桥式动作把裤子拉到腰部后放下臀部，整理系带。脱裤子的顺序和穿裤子的顺序相反即可。

（2）坐位穿脱裤子。穿脱顺序同床上穿脱裤子。先将患腿放在健腿上，穿上患侧裤腿拉至膝盖以上，放下患肢；再穿上健侧裤腿，拉到膝盖以上，站起来向上拉至腰部，整理系带。脱的顺序与穿的顺序相反即可。

根据老年人的具体情况可选择一些辅助用具，如肩部活动受限的老年人可

---

① 赵宁、陶文静、马达：《浅谈作业疗法在脑卒中患者康复治疗中的应用》，载《中医临床研究》2013 年第 4 期。

选用穿衣夹；躯干屈曲困难或只能用一侧上肢或手穿脱衣服的老年人可使用穿脱衣钩或穿脱衣棍；有拉链的衣服可使用拉链延长器；对于手功能障碍、精细动作差或需单手系纽扣的老年人可使用系钩。

（五）排泄功能训练

1. 排尿功能训练

目的在于恢复排尿反射，重建规律排尿习惯，预防泌尿系统感染。老年人常见的排尿异常主要有尿失禁、尿潴留。膀胱功能训练应早期进行，训练时应循序渐进，每 2~5 小时训练 1 次，每次 10~15 分钟。常用的训练方法有以下几种。

（1）盆底肌功能训练。指导老年人可以取立、坐或卧位，在不收缩下肢肌、腹肌及臀部肌肉的情况下，先慢慢收紧盆底肌肉，再缓慢放松。每次吸气时持续收缩 10 秒，呼气时放松，重复 10 次，每日 5~10 次，可借助手检指导老年人进行训练。

（2）导尿。导尿是最基本、最简单的早期治疗方法之一，导尿方式有连续导尿、间歇导尿、间歇开放导尿等。在膀胱功能训练中，间歇导尿效果要优于留置导尿[1]。一般无尿失禁及自发排尿的情况下可 4~6 小时导尿 1 次。老年人可在专业医护人员的指导下学习间歇导尿方法，在家可自行进行。目前有研究显示，自行实施间歇导尿进行膀胱功能训练只需清洁操作即可。

（3）诱发排尿反射。定期利用持续而有节奏地轻叩耻骨上区、牵拉阴毛、摩擦大腿内侧、捏掐腹股沟[2]、刺激肛门和括约肌、会阴冲洗等方式进行刺激，以诱导排尿反射。

（4）屏气法。取坐位，身体前倾，腹部放松，快速呼吸 3~4 次以延长屏气增加腹压的时间。做 1 次深呼吸，然后屏住呼吸，用力向膀胱及骨盆底部做排尿动作[3]，促进尿液排出，适用于充盈性尿失禁者。

2. 排便功能训练

便秘是老年人最常见的排便异常。排便功能训练的目的在于建立规律的排

---

① 路晓芸、朱银星：《间歇导尿与留置导尿在脊髓损伤患者康复中作用的对比》，载《第三届世界灾害护理大会论文集》2014 年 6 月 21 日。

② 岳晓香：《综合康复训练对脊髓损伤患者膀胱功能的疗效分析》，载《中医临床研究》2013 年第 23 期。

③ 耿凤：《间歇导尿对急性脊髓炎患者小便功能恢复的效果评价》，载《养生保健指南》2018 年第 43 期。

便习惯，消除或减少由于排便失禁造成的自卑心理，预防因便秘、腹泻、大便失禁等导致的并发症①。

（1）饮食管理。尽可能保持坐位的进食姿势；饮食结构合理，多进食蔬菜、水果、粗粮等富含纤维素的食物；每日摄入 2000ml 左右的液体、水果汁等，以刺激肠蠕动和促进通便。

（2）养成定时排便的习惯。每天或隔天在同一时间排便，可采取"每天大便常规"的方式，即每天早餐后进行排便，因为此时胃结肠反射最强。

（3）诱发排便和排便反射形成。诱发排便可采用腹部按摩肛门局部刺激、甘油制剂（开塞露）和增加负压等方法。腹部按摩时取仰卧位、屈膝，用手掌沿升结肠、横结肠、降结肠、乙状结肠方向做环形按摩②，可在每日清晨、睡前进行，也可在排便前进行。

（4）使用缓泻剂、栓剂。根据排便情况可给予一定剂量的通便剂或温和的缓泻剂以改变粪便硬度，常用的有麻仁润肠丸、氧化镁、番泻叶等。

（5）灌肠、肛入药。有严重的便秘且上述方法无效时可用甘油灌肠，或用温水从肛门注入，促进排便，也可使用肛入药，使直肠的粪便上升诱发排便反射，这接近于自然排便。

（六）床-椅转移训练

床-椅转移包括从卧位到坐位，再从坐位到站立的练习，然后进一步在床与轮椅/座椅之间、轮椅与座椅之间等转移运动。

1. 从卧位到坐位

仰卧位时双上肢置于身体两侧，肘关节屈曲支撑于床面上，照顾者站在老年人侧前方，双手扶托双肩向上抬起，指导老年人利用双肘的支撑抬起上部躯干，改用双手掌支撑身体坐起③。从坐位到平卧位的练习顺序与上述相反即可。

2. 从坐位到站立

站立训练前需先进行患侧下肢的负重训练。开始时以健侧足进行，双脚分开，腰前倾，同时用健侧的手抓住身体侧方的平衡杠或扶手，上半身前倾，使

---

① 顾丽娜、高静：《急性心肌梗死患者血 B-型尿钠肽水平的变化特点观察》，载《当代医学》2014 年第 30 期。

② 李香、谢杰：《护理干预对骨科卧床病人便秘发生的影响》，载《黑龙江医药》2015 年第 3 期。

③ 程云、吴秀菊：《患者体位转换与实施技巧》，载《上海护理》2019 年第 1 期。

重心移至双足（主要在健侧足上），同时站起。患侧下肢负重增强后，可自行站立。

3. 床与轮椅之间转移

独立的床与轮椅之间转移需要老年人双上肢或双下肢的肌力、躯干控制能力较好。偏瘫的老年人在转移时将轮椅放在健侧，与床呈45°角，刹住车闸，将脚踏板向两边分开，利用从坐位到站位的方法站起，以健侧腿为轴转动身体，使臀部正对椅子坐下；截瘫或双下肢肌力较差的老年人主要依靠双上肢的力量进行转移，同时转移时床与轮椅间的高度差不能太大。轮椅与床边呈30°角，刹住车闸，老年人坐在床边，挪动身体尽量靠近轮椅，一只手扶住床边，另一只手扶住轮椅远侧的扶手，身体躯干前倾，用双手支撑起身体，使臀部抬离床上，转动躯干将臀部从床面转移到轮椅上。这一方法对双上肢力量要求较大，如老年人双上肢力量较弱，可在床与轮椅之间放一块滑板，通过一只手推床边另一只手拉轮椅完成转移。

4. 轮椅与座椅之间转移

（1）成角转移。轮椅与椅子前缘之间夹角呈30°～45°，步骤如下：①老年人向椅前移动，并将双足放好；②靠近椅子的扶手后握住椅子的最远侧或者扶手，另一只手扶住轮椅。若两腿不能站立，在转移前将两腿搬到椅子前①；③用两手撑起身体（可以用腿辅助）抬起臀部转移到椅子上；④两手扶住椅子的扶手，两腿调整到舒适的位置。

（2）侧方转移。轮椅和椅子并排放，步骤如下：①身体向椅子倾斜，握着椅子的远侧扶手或座位边缘，另一只手握着轮椅的扶手；②将臀部从轮椅上横过到椅子上；③调整两脚姿势慢慢坐下。

（3）滑板转移。适用于轮椅和椅子有高度差或者两者之间有一定距离时。轮椅和椅子并排放，滑板放在两者之间，坐在轮椅端的滑板上，将滑板和椅子固定住，横过滑板，移到椅子上后调整至舒适的姿势，然后去掉滑板。

（4）错车式转移。轮椅和椅子相对，将轮椅的踏板拉向旁边或卸掉，放在椅子的略左（或右）位置，向轮椅左（或右）侧迈双腿，向轮椅前移动，将左（或右）手放在轮椅扶手上，右（或左）手放在椅子后面，两手用力抬起臀部移到椅子上，调整两脚及臀部至舒适姿势。

---

① 程薇萍、欧阳佩佩：《康复护理技术中的转移技术在临床护理中的应用》，载《中外医学研究》2015年第36期。

（七）行走训练

行走训练包括扶持行走训练、独立行走训练及使用助行器行走训练。平地行走训练需要老年人能够从坐位站起、站稳、有一定的平衡能力，使用助行器行走的老年人还需先进行上臂、腰部及腹部肌肉的锻炼。

1. 扶持行走训练

在老年人行走需要扶持时，扶持者应在患侧或活动不灵活侧扶持，也可在老年人腰间系带子，便于扶持的同时避免限制下肢的活动。

2. 独立行走训练

首先确保老年人能够在站立时保持平衡状态。行走时，一脚迈出，身体倾斜，重心移至对侧下肢，两脚交替迈出，整个身体前进。训练时可借助平衡杠练习健肢和患肢交替支撑体重矫正步态。开始训练时也可在平行杆内练习。

3. 使用辅助器行走训练

辅助器是为老年人提供保持身体平衡和身体支撑物的器具，也是保证老年人行走安全的措施之一，常用的辅助器有手杖、腋杖、助行器。

（1）手杖是一种手握式的辅助用具，常用于不能完全负重的老年人。使用手杖时应由健侧手用力握住手杖。手杖需调节的高度为使用者自然站立，股骨大转子到地面的高度；或自然站立，屈肘 $30°\sim40°$，腕向上抬起约 $25°$ 角，小足趾前外侧 5cm 处到手掌面的距离。

使用手杖行走的方法有：①两点式：行走顺序为手杖和患侧下肢同时迈出，再迈出健侧下肢。这种方式行走速度较快，但对使用者平衡功能要求较高。②三点式：行走顺序为先伸出手杖，后迈患侧下肢，最后迈健侧下肢。这种方式稳定性好，但速度慢，多用于行走训练早期、长期卧床开始起床活动、高龄及平衡功能较差的老年人。

（2）腋杖是提供给短期或长期残障者进行活动的一种支持性辅助用具。使用腋杖最重要的是长度合适、安全稳妥。腋杖的长度应包括腋垫和杖底橡胶垫，合适长度的简易计算方法为使用者自然站立的身高减去 40cm。使用时，使用者双肩放松，身体挺直站立，腋窝与拐杖顶端间应相距 $2\sim3$cm，拐杖底端着地与同侧小足趾前外侧 15cm 左右。股骨大转子的位置为手的位置，握紧把手时，手肘可弯曲约 30①。

使用腋杖行走的方法有：①两点式：行走顺序为同时出右拐和左脚，然后

---

① 姜明芳、于秀娟：《浅谈防护具的应用》，载《中外健康文摘》2012 年第 25 期。

出左拐和右脚。②三点式：两拐和患肢同时伸出，再伸出健肢，患肢完全不能负重时，行走时患侧腿悬空。③四点式：先出右拐，而后左脚跟上，再出左拐，右脚再跟上，始终有三点着地。这种方式为最安全的步法，稳定性好，但行走速度慢，熟练后可逐渐过渡到两点式。④跳跃式：常为永久性下肢残疾者使用。先将两侧拐杖向前，再将身体跳跃至两拐中间处，这种方式行走速度快，但是有摔倒的危险，高龄、上肢肌力较差、体弱等老年人应慎用。

（3）助行器。一般用铝合金材料制成，是一种四边形的金属框架，自重轻，可将患者保护其中，也可根据使用者的需要调节高度，助行器支撑面积大，稳定性好，适用于上肢健康、下肢功能较差的老年人。常用的助行器有步行式助行器、轮式助行器和台式助行器。①步行式助行器：无脚轮，适用于下肢功能轻度受损的老年人。使用方法为使用时双手提起两侧扶手同时向前将其放于地面，向下放置时应四只脚同时着地以获得最大的稳定性，然后双腿迈步跟上。②轮式助行器：有脚轮，易于推行移动。使用时双手握住助行架，站稳后推动助行架向前移动；双臂支撑助行器，一侧腿向前移动，身体重心也随着向前，另一侧腿向前跟进。③台式助行器：有轮子和（或）支脚，有支撑平台或前臂支撑托架的器具。依靠上臂或与上身一起向前推进，上肢放在支撑架上，手闸可以控制移动速度，辅助站立和步行。适用于全身肌力低下、脑血管疾病引起步行障碍或慢性关节炎等老年人的步行训练。

（八）操作轮椅训练

轮椅作为代步工具主要用于使用各种助行器仍不能步行或行走困难者。轮椅的选择和使用应视老年人的具体情况而定。

1. 轮椅的选择

（1）座位宽度：两臀或两侧股骨大转子之间的最大距离加上 5cm。座位太窄，上下轮椅会比较困难，臀部及大腿组织易受到压迫；座位太宽，则不易坐稳，操纵轮椅不方便，易疲劳。

（2）座位深度：后臀部至小腿腓肠肌后缘之间的水平距离减去 5~7cm，太深会压迫腘窝部，影响血液循环；太浅则身体重心太集中，局部受压太重，重心太靠前，轮椅平衡难以掌握。

（3）座位高度：为足跟至腘窝的距离加上 5cm。放置脚踏板时，板面距地面至少 5cm，座位太高轮椅不能入桌旁，太低则坐骨承受重量过大。坐垫应选择透气性好的材料，为防止座位下陷，坐垫下面可以放置一张 0.6cm 厚的胶合板。

（4）靠背高度：轮椅的靠背高度要求尽可能低，为座面至腋窝的距离减去 10cm，但颈椎高位损伤者应选用高靠背，距离为座面至肩部的距离。

（5）安全性：选择轮椅时应充分考虑影响轮椅安全性的因素，如车轴的位置、脚轮的位置和直径、载物的位置等。轮椅的车轴前移时容易推动，但后部的稳定性下降，车轴后移时后方的稳定性增加，有利于高龄、躯干稳定性差的老年人使用。脚轮的位置越靠前、直径越大座席的位置越低越偏后、将携带物品放在座位下或偏后的位置时，发生向前翻倒的可能性减少。大轮和地面接触点的间距宽度是影响轮椅侧方稳定性的因素，当大轮平面与地面垂直线的夹角为 7°时侧方稳定性最好，且无需过度加宽轮椅。

（6）其他：如轮椅的价格、外观、舒适性、重量、大小、是否折叠、使用目的及场所等。

2. 轮椅的使用方法

（1）打开与收起。打开轮椅时，双手掌分别放在座位两边的横杆上，同时向下用力即可打开。收起时先将脚踏板翻起，然后双手握住坐垫中央两端，同时向上提拉。

（2）双手操纵轮椅。操纵前先将刹车松开，身体向后坐下，眼看前方，双上肢后伸，稍屈肘，双手紧握手轮的后半部分。推动时，上身前倾，双上肢同时向前推并伸直肘关节，当肘关节完全伸直后，放开手轮，如此反复向前推。

（3）一侧肢体功能正常，另一侧肢体功能障碍。使用健侧上下肢同时操纵轮椅，先将健侧脚踏板翻起，健侧足放在地上，健侧手握住手轮。推动时，健侧足在地上向前踏步，与健侧手配合，将轮椅向前移动。上斜坡时，保持上身前倾，重心前倾，其他方法同平地推轮椅。上坡时轮椅后倾，很容易发生轮椅后翻，需要注意安全。

（4）老年人驱动轮椅有困难。需根据能力和功能受限的程度选择各种驱动配件，如选用带推把的轮椅、电动轮椅、偏瘫用轮椅等。

（九）注意事项

1. 在日常生活活动能力训练之前，照护人员需要观察和了解老年人自理能力的程度和范围。

2. 进行训练的老年人意识状况、身体功能需符合训练项目的要求，以保证老年人的安全，同时训练过程中要有专人陪同，并在旁看护，注意排除影响老年人训练安全性的因素。

3. 训练的目标不能太高，要让老年人经过努力能够完成。由易到难循序渐进，复杂的动作可分解成若干单一动作，每一动作要反复练习，不可操之过急。

4. 训练方法应由老年人自己选定，尽量发挥老年人已有功能。

5. 老年人康复训练是一个长期的过程，对自己及家庭都可能会造成一定的心理负担，要多关注老年人的心理状况。

二、认知训练

认知训练指的是通过改变个体的认知过程和观念以纠正不良行为或情绪障碍的方法。对于居家养老的老年人来说，常见的认知障碍有失认症、失用症和记忆障碍等。常见的认知康复训练方法包括失认症训练、失用症训练、记忆障碍训练等。

（一）失认症训练

失认症训练是对人或物认识能力的缺失，包括视觉、听觉、触觉及身体部位的认识能力等。

1. 视觉失认训练

（1）颜色失认：使用各种颜色的卡片，先让老年人进行辨认、学习，然后进行颜色分类、匹配，拼出不同颜色的图案或给水果等轮廓涂上颜色等。

（2）面容失认：先用亲人的照片让老年人反复看，然后把亲人的照片混放在几张无关的照片中，让老年人辨认出亲人的照片；或从不同场景、不同角度、与不同人合影的照片中寻找熟悉的人①。

（3）视觉空间失认：训练老年人画钟面、房屋等，或在市区路线图上画出回家的路线等。不断提醒老年人集中注意其忽略的一侧，如站在忽略侧与其谈话和训练，在忽略侧放置色彩鲜艳的物品或灯光提醒其对患侧的注意，将所需物品放在忽略侧，鼓励其用健侧手越过中线去拿。

2. 听觉失认训练

主要是指导老年人利用其他感官进行代偿，如把门铃附加闪灯等。

3. 触觉失认（失实体觉）训练

---

① 黄春丽、汪家钰、黄洪：《视觉失认训练联合雷火灸干预脑卒中后认知功能障碍效果观察》，载《广西中医药》2019年第1期。

触觉失认也称为体觉障碍，包括实体觉和体像觉。实体觉训练方法同身体失认训练。体像觉是对身体各部分的定位及命名能力有障碍，训练时可用人体轮廓图让老年人学习人体的各部分及名称，刺激身体某一部分，让其说出名称。

（二）失用症训练

失用症即运动不能，老年人肢体无瘫痪，但不能准确完成有目的的动作。训练的原则为根据老年人的损伤和相应功能障碍有针对性地进行，从简单的分解动作到复杂的组合动作，从粗大运动到精细运动。

1. 肢体失用性训练

如训练老年人刷牙的动作，可将动作分解，先示范然后提示或教老年人一步一步完成。反复训练，动作改善后逐步减少提示。

2. 观念运动性失用

指老年人不能按指令完成复杂的随意动作或模仿动作，但却能在自然状态下自发地、自动地、反射地完成有关运动。如照护人员划火柴后让老年人吹灭，老年人不能吹灭它，甚至模仿吹灭的动作也无法完成；但是，若照护人员把火柴或火柴盒放到老年人手中，老年人会无意识地划亮火柴，并把点燃的火柴自动吹灭。因此要常常启发老年人的无意识活动，以达到恢复其功能的目的。

3. 观念性失用

表现为不能按指令要求完成系列动作，活动顺序紊乱或错误使用工具。可在墙上或者方便看到的地方贴图片，把常用的刷牙、洗脸等顺序用图片的形式表现出来，给老年人以视觉提示，或用言语指令来帮助老年人在上一个动作完成后，提示下一个动作。

4. 结构性失用

训练老年人复制几何图形，从简单的平面图开始逐步向复杂设计过渡；用积木、火柴、拼板等进行拼图复制练习，逐渐增加难度。先示范，再让老年人模仿练习，逐渐减少提示，并逐步增加难度。

5. 穿衣失用

把穿衣的动作分解，如把旧衣服的袖子剪下，专门练习穿衣袖，或把衣服放在桌子上专门练习扣扣子和解扣子，然后给娃娃穿衣服。在训练过程中可给予暗示、提醒和指导，或手把手教，逐渐减少帮助。

（三）记忆障碍训练

常用方法有图像法、层叠法、联想法、故事法、关键词法、数字分段法、组织法等。

1. 图像法

将字词或概念幻想成图像，这是记住姓名的好方法。用视觉想象帮助记忆姓名和面容，独特的面容特征用作姓名之间的区别和联系[1]。

2. 层叠法

将要学习的内容化成影像，然后层叠起来。如要记住雪茄、青蛙、苹果、酒这组词语，要求老年人将这些词语联系在一起，想象成一幅图。

3. 联想法

将新学的信息联系到已存在或熟悉的记忆中，在大脑中产生个印象有助于记忆。

4. 故事法

将所要记忆的重点转化成故事，通过语义加工，让老年人为了记忆而产生一个简单的故事，在这个故事中包含所有要记住的内容。

5. 关键词法

如需记住某一活动的顺序或同时有许多事要做，记住几个关键词不会将顺序记错。如要记住地方、大海、物理、博览这组词，可用地大物博这个词帮忙记忆。

6. 数字分段

有助于帮助记住一连串长的数字，如 86862806 可以分为 8686，2806 或者 86，86，28，06 等几组数字来记忆。

7. 组织法

在生活中养成习惯将物品放在固定的位置，用过之后放回原处，这样就知道在哪里找到它们，犹如文件归档一样。此外也可用一些代偿性记忆的方法，如记事本、活动日程表、定时器、便签贴等提示。

其他的认知训练包括：利用猜字游戏、删除作业、找差异等方法进行注意力训练；利用日记、图表、提示卡片代偿失去的定向力进行定向力训练；利用书写、口语等外部提示或教老年人自我提问的内部提示等方式进行执行功能训练等。

---

[1]　胡昔权：《脑卒中后认知障碍与康复》，载《中国实用内科杂志》2017 年第 8 期。

三、运动疗法

运动疗法是利用人体力学原理和运动的方法，针对局部或全身性功能障碍或功能低下，进行各种运动训练，以达到恢复或改善功能障碍的治疗方法。运动治疗的目的是改善关节活动度，增强肌力、耐力，改善平衡协调功能，提高整体运动功能。运动疗法按照用力程度可分为被动运动、助力运动、主动运动和抗阻运动；按照肌肉的收缩形式可分为等张运动和等长运动。社区居家养老老年人常用的运动疗法有关节活动度训练、软组织牵张训练、关节松动技术、肌力和耐力训练、平衡功能训练、协调功能训练等①。

（一）关节活动度（ROM）训练

包括关节活动度的维持和改善训练，是运动功能恢复的前提和关键，是恢复肌力、耐力、协调性、平衡等运动的基础。

1. 保持关节的功能位

关节处于功能位可以使肌肉萎缩和关节囊的粘连、挛缩处于最低限度。一般认为髋关节屈曲 20°、外展 10°、外旋 10°的体位即使发生强直也能步行和取坐位；膝关节功能位为屈曲 20°；肘关节功能位为屈曲 140；腕关节功能位为背伸 10°～30"，手指呈对掌位对其功能最有利。

2. ROM 训练

包括被动 ROM 训练、主动—辅助 ROM 训练和主动 ROM 训练。

（1）被动 ROM 训练（ROM 维持训练）。常用于肌力<2 级，或需保持ROM 但又不能或不宜进行主动运动者。

（2）主动—辅助 ROM 练习。适用于肌力 2 级以上者。在外力的作用下，主动收缩肌肉来完成运动。可利用平面或训练板提供助力，肢体置于一平滑的木板或桌面，让老年人在该平面上滑动肢体达到活动关节的目的。训练中以老年人主动运动为主，任何时候只给予完成动作的最小助力，以免助力替代主动用力。关节的各方向依次进行运动，每一动作重复 10～30 次，每日 2～3 次。

（3）主动 ROM 训练。适用于肌力 3 级以上者。其目的是改善与恢复肌肉功能、关节功能和神经协调功能等。最常用的是各种徒手体操，可根据老年人关节活动受限的方向和程度设计有针对性的动作。训练时动作要平稳缓慢，尽

---

① 夏蔚雯、郭宗芳：《手功能障碍的康复护理体会》，载《第十一届北京国际康复论坛 论文集》2016 年 12 月 2 日。

可能达到最大的 ROM，用力到引起轻度疼痛为最大限度，关节的各方向依次活动。每一动作重复 10~30 次，每日 2~3 次。

（二）软组织牵张训练

软组织牵张训练是通过牵拉挛缩或短缩的软组织，使其恢复长度、肌张力降低、关节活动度增加的一种训练方法。常用的牵张训练方法分为被动牵张和自我牵张。

1. 被动牵张

被动牵张包括手法被动牵张和机械被动牵张。手法被动牵张由康复者对发生紧张或挛缩的组织或活动受限的关节，通过用力并控制牵张方向、速度、强度和持续时间来增加挛缩组织的长度和关节活动范围。其可分为低强度缓慢的持续牵张和高强度快速的短促牵张，前者不引起牵张反射及肌张力增高，后者易导致软组织微小损伤。机械被动牵张是指借助机械装置，以低强度外在力量，较长时间作用于挛缩组织的一种方法。可采用重锤、滑轮系统、夹板等，时间至少 20~30 分钟。

2. 自我牵张

自我牵张是指自己完成的一种肌肉伸展性训练，利用自身重量作为牵张力，牵张强度和持续时间与被动牵张相同。该法能使老年人独立地保持或增加关节活动度。

自我牵张涉及被动牵张和（或）主动抑制，主动抑制指在实施牵张前或牵张过程中反射性地放松肌肉并使之伸展，使阻力降至最小，适合于神经肌肉支配完整、可自主控制者。

（三）关节松动技术

关节松动技术是老年人在关节活动允许范围内完成的用来治疗关节功能障碍如疼痛、活动受限或僵硬等的一种针对性很强的手法操作技术，属于被动运动。关节松动的基本方法有摆动、滚动、滑动、旋转、分离和牵拉。关节松动技术的手法分级，以澳大利亚麦特兰德（Maitland）的分级为例可分为四级：Ⅰ级：在关节活动范围的起始部分做小幅度、节律性地来回松动关节的运动；Ⅱ级：在关节活动范围的中间部分做大幅度、节律性地来回松动关节的运动，但不接触关节活动的起始端和终末端；Ⅲ级：在关节活动的中、末部分做大幅度、节律性地来回松动关节的运动，每次都能接触关节活动的终末端，并能感受到关节周围软组织的紧张；Ⅳ级：在关节活动的终末端做小范围、节律性的来回松动关节的运动，每次都能接触关节活动的终末端，并能感受到关节周围软组织的紧张。Ⅰ、Ⅱ级手法用于治疗因疼痛引起的关节活动受限；Ⅲ级用于治疗关节疼痛并伴有僵硬；Ⅳ级用于治疗因周围组织粘连、挛缩而引起的关节活动受限。

1. 运动方向

平行或垂直于治疗平面的方向。治疗平面指垂直于关节面中点旋转轴线的平面。一般关节分离垂直于治疗平面，关节滑动和长轴牵引平行于治疗平面。

2. 操作力度

手法操作力度应达到关节活动受限处。如治疗疼痛时，手法应达到痛点，但不超过痛点；治疗僵硬时，手法应超过僵硬点。不同的松动速度产生的效应不同，小范围、快速度可抑制疼痛，大范围、慢速度可缓解紧张和痉挛。

3. 操作强度

活动范围大的关节如肩关节、髋关节手法强度可以大一些，移动幅度要大于活动范围小的关节，如手腕部关节。

4. 治疗时间

每一种手法重复3~4次，每次总的治疗时间在15~20分钟。根据老年人的反应，可以每天或隔1~2天治疗1次。

5. 治疗反应

一般治疗后症状有不同程度地缓解，如有轻微的疼痛多为正常的反应，通常4~6小时后消失，如治疗24小时疼痛未消失或较前加重，应调整强度或缩短治疗时间或暂停治疗1天。如经过3~5次的正规治疗症状仍无缓解或反而加重，应重新评估，调整治疗方案。

（四）肌力和耐力训练

肌力训练根据超量负荷的原理，通过肌肉的主动收缩来改善或增强肌肉的力量①。肌力与耐力训练之间的差别在于所能承受负荷量的大小和次数的不同。肌力训练一般需遵循超负荷训练、渐进抗阻力训练、个体化训练、反复训练、适度疲劳等原则。

1. 助力训练

适用于肌力1~3级者，训练方法有：

（1）徒手助力训练：当肌力为1级或2级时，康复者帮助老年人进行主

----

① 陆菁、钱晓路：《痉挛型脑瘫住院患儿早期功能锻炼的进展》，载《母婴世界》2016年第13期。

动训练。

（2）自助式或器械助力训练：利用健侧肢体辅助患侧运动或借助于滑轮、悬吊带、滑板等减轻重力来训练。

2. 抗阻训练

当肌力在 4 级时可进行抗阻运动，可用哑铃、沙袋、弹簧、橡皮条或者组合器械等进行。抗阻训练的方式有渐进抗阻训练、短暂最大负荷等长收缩练习、等速练习。渐进抗阻训练时先测定连续重复 10 次全幅度活动所能承受的最大阻力，即 1RM。训练分三组进行：第 1 组用 50% 的 1RM 重量，第 2 组用 75% 的 1RM 重量，第 3 次以 100% 的 1RM 重量，分别以 10~15 次/分钟的速度做 10 次锻炼，组间休息 1 分钟，每日或隔日 1 次。最大负荷量每周重新测量 1RM 后进行调整。

（五）平衡功能训练

平衡功能是指人体能够维持稳定的能力。平衡训练是针对老年人平衡障碍的关键因素，提高坐站和行动时平衡能力的锻炼方法。平衡功能一般分为静态平衡（Ⅰ级平衡）、自动态平衡（Ⅱ级平衡）和他动态平衡（Ⅲ级平衡）三种。训练由静态平衡开始，逐步向自动态平衡和他动态平衡过渡。常用的训练方法有坐位平衡训练和站立平衡训练两种。

1. 坐位平衡训练

（1）静态平衡训练：取坐位，康复者首先帮助老年人保持静态平衡，逐渐减少辅助力量，待老年人能够独立保持静态平衡 30 分钟后，再进行动态平衡训练。

（2）自动态平衡训练：训练身体重心向前、后、左、右各个方向活动时的动态平衡，可通过向各个方向活动、触碰物体、抛接球等训练逐渐增加难度。③他动态平衡训练：取坐位，康复者向各个方向推动老年人，刚开始推动幅度要小，待老年人能够恢复平衡后再逐渐加大推动的幅度，可通过坐于治疗床、平衡板及训练球上逐渐增加训练难度。

2. 站立平衡训练

（1）静态平衡训练：先进行辅助站立训练，再进行独立站立训练①。辅助站立训练时可由他人扶持或者自己用助行器、拐杖等辅助器械或站立平行杆

----

① 杨曼、周亮、甘文杰：《护理干预对海洛因海绵状白质脑病患者预后的影响》，载《中华现代护理杂志》2016 年第 11 期。

内扶助步行。站立训练时老年人面对镜子保持站立位对线关系，即头平肩水平保持平衡，上身直立，肩在髋的正上方，髋在踝前，双脚分开几厘米。

（2）自动态平衡训练：双足分开站立，分别进行抬头向上、向两侧转动头和躯干向后看，每做完一个动作回到中间位置再做另一个动作训练。取物训练：站立，向前、向两侧方、向后取物，物体放置的位置超过手臂长度，鼓励老年人伸展至稳定极限再回来。侧方步行：手扶着墙或扶手，侧方步行训练在伸髋时使体重从一侧转移到另一侧。拾起物体：站立位，降低身体高度，朝前方、侧方后方拾起物体或触碰物体并回来。

（3）他动态平衡训练：保持独立站立，康复者站在老年人旁边，向不同方向推动老年人，并逐渐增加推动的力度和幅度，或根据老年人能力站在硬而大的支撑面或软而小的支撑面、活动的支撑面来增加训练的难度。

（六）协调功能训练

协调训练是指恢复平稳、准确高效的运动能力的锻炼方法，即利用残存部分的感觉系统及视觉听觉和触觉来促进随意运动的控制能力[1]。协调训练包括上肢、下肢、躯干分别在卧位、坐位、站立位、步行和增加负荷的步行过程中训练。协调训练应由易到难，循序渐进。从简单的单侧动作开始，逐步过渡到比较复杂的动作：先做容易完成的大范围快速的动作，熟练后再做小范围缓慢的动作；先睁眼训练后闭眼训练；先从残疾较轻的侧开始，两侧程度相同时先从右侧开始。上肢和手的训练应从动作的正确性、反应速度快慢、动作节律性等方面进行，下肢的训练主要是下肢各方向的运动和各种正确的行走步态训练[2]。训练时先进行单块肌肉的训练，再进行多块肌肉协调动作训练。

1. 单块肌肉训练方法

一般采用头部抬高的仰卧位，要求老年人把注意力集中在所训练的肌肉上。康复者给老年人做辅助动作让其想象这一运动过程，体会肌肉运动的感觉，同时配合声音刺激，提示"用力，再用力一点"。当训练的肌肉能做有力的动作并能控制运动时，逐渐减少辅助，直至老年人能独立地完成所训练肌肉的主动收缩。

2. 多块肌肉协调动作训练方法

---

① 杜雷飞：《术后关节僵硬相关研究与康复治疗》，载《美中国际创伤杂志》2018年第1期。

② 杜晓霞、邢乃飞：《脑血管母细胞瘤术后共济失调康复1例报道》，载《中国康复理论与实践》2015年第1期。

（1）轮替动作训练：如侧手掌手背交替拍打另一手掌、足跟着地做打拍子动作、做太极拳云手动作等上下肢双侧交替动作。

（2）定位及方向性活动训练：如指鼻、对指、接沙包、钉木板等活动。

（3）文体活动：如跳舞、做操、自行车等。

四、音乐疗法

音乐治疗是指具有资格的音乐治疗师使用音乐和（或）音乐元素（声音、节奏、旋律与和弦），通过一个有计划的过程，推动和促进交流、联系、学习、迁移、表达、组织及其他相关的治疗目标，从而满足老年人在躯体、情绪、心理、社会和认知方面的需要①。音乐治疗可以增进老年人的精神卫生和心理健康、缓解高血压、止痛、增进食欲和促进消化、促进康复等，对老年人的生理、心理、精神健康等方面均有作用。

（一）乐器法

在音乐治疗中乐器为一种治疗工具，在各项活动过程中驱动人各项能力的出现。乐器演奏有两种治疗模式，分别是由治疗师根据康复对象的治疗目标事先设计好的演奏模式和让康复对象自由即兴演奏的模式。

（二）歌曲法

在音乐治疗中常用的有：

1. 选择性歌曲聆听

又可分为被动聆听和主动聆听。前者作为支持性治疗的一种，更多的是起到一种影响的作用；后者是介入式治疗中的一个步骤，结果是综合起来达到治疗的作用。

2. 歌曲讨论

把歌曲作为一个中介，引发对康复对象的治疗动力，由旋律带出歌词，又由歌词烘托出旋律背景，两者合并即为歌曲，由治疗师或康复对象选择。

3. 歌唱矫正

指利用歌曲中旋律和歌词的功能性以及歌唱发声的功能性，来对语言障碍者进行矫正，可以促进康复对象在语言认知、语言表达、文字书写、语言情境等方面的改善。

---

① 张勇：《音乐治疗概念的中西方界定》，载《音乐传播》2018 年第 4 期。

（三）音乐聆听想象法

主要用于心理康复治疗，也可辅助刺激功能性障碍者的认知能力。选曲必须围绕治疗目标，由治疗师选好，在音乐背景驱动下进行自发性想象或引导性联想。

（四）音乐运动法

指在音乐或特定的节奏伴奏下的一种肢体运动，可以直接有效地提高神经后遗症者的能力，可分为音乐步法训练、音乐手功能训练和音乐空间感、定向力训练。

五、美术治疗

美术治疗是指正遭受痛苦、创伤、生存挑战及寻求个人成长的人，在一种专业性的关系中治疗性地运用美术创作。在欧美等发达国家，美术治疗已发展为一项专业化的心理服务。美术治疗在我国发展较为缓慢，治疗对象主要为精神分裂患者、海洛因依赖者、情绪障碍的学生等，较少涉及老年人。美术治疗有利于提高精神病者的注意力、现实定位及人机互动，也有助于脑卒中后的老年人认识脑损伤后的变化以及损伤、能力丧失和残疾的含义等。

美术治疗的过程一般在第一次与当事人的会谈中对其进行诊断性评估，可采用当事人自由创作、治疗师布置作业或两者结合的方法。正式的治疗课主要开展美术创作、作品诠释等活动，其实质是当事人、治疗者围绕创作过程与作品进行的多维互动。在这一过程中，治疗者采取合适的技巧尤为重要，待治疗对象的行为和情绪等有明显改善后，治疗进入结束阶段。因治疗者以不同心理学理论及心理疗法为出发点，美术治疗呈现出多种不同的方法，主要有心理动力方法心理教育、人本主义方法、系统方法、折中的方法等。

六、作业疗法

作业疗法指的是为了促进患者功能的复原，从日常生活活动、生产劳动、认知劳动中有目的和针对性地选择一些作业，对患者进行治疗和训练，以缓解患者症状改善功能的一种治疗方法。对于居家养老的老年人而言，作业疗法并非传统意义上的职业劳动，而是借助活动、游戏、手工艺等促进肢体功能，维持必要的日常生活能力，提高居家养老老年人生活质量的重要途径，尤其是对发生中枢神经系统损伤、骨骼运动系统损伤或术后外周神经损伤、老年痴呆、心肺疾患以及发生精神功能障碍如抑郁精神分裂症的居家养老老年人，作用更加明显。

按照治疗的目的和作用，作业疗法可以分为用于增强肌力的作业、用于增加协调与平衡能力的作业、用于减轻疼痛的作业、用于增强耐力的作业、用于改善关节活动度的作业、用于改善个体整体功能的作业等。按照作业的名称，作业疗法可以分为日常生活行动、认知作业、手工艺作业、文书类作业、编织作业、书法绘画园艺作业、木工作业、治疗性游戏等。根据其功能，作业疗法可以分为功能性作业治疗、心理作业治疗、日常生活活动训练、矫形器配制和使用训练、娱乐活动、环境干预等。例如，针对偏瘫老年人的社区作业疗法包括抑制手指痉挛屈曲的作业疗法、抗痉挛体位等内容。

第八章　老年常见慢性疾病的护理

老年病又称老年疾病，是指人在老年期所患的与衰老有关的，并且有自身特点的疾病。老年病通常包括以下三类：（1）仅发生在老年期，由于机体老化而导致的疾病，如老年性痴呆、老年性白内障等；（2）多发生于老年期，发生与机体老化后抗病能力下降有关的疾病，如高血压、冠心病、高脂血症、恶性肿瘤、老年性变性骨关节病、老年性白内障、老年骨质疏松症、颈椎病、脑萎缩症等；（3）老年期与青中年期同样容易发生，但具有不同于青中年期发病特点的疾病（其中不少是青中年时期的疾病的延续），如老年性肺炎、慢性胃炎、糖尿病、类风湿性关节炎、颈椎病等。

慢性病的护理是老年人家庭照顾的重要内容，其目的是通过早期预防和控制，减少和控制症状，改善功能，减轻或限制病情的发展，提高老年人的生活质量。

第一节　老年痴呆症患者的家庭照顾

随着人均寿命的延长，老年人特别是高龄老年人的比例不断上升，老年期痴呆症的发病率日益增高。痴呆症患者在疾病进展过程中出现认知障碍、精神行为症状及日常生活能力下降，导致生活质量下降、费用增加、照顾者负担加重等，成为当前老龄化社会所面临的重要公共卫生问题。

一、概述

（一）定义

老年痴呆症是指老年人出现持续时间较长的智能损害，主要表现为记忆、计算、思维、语言、定向力和情感障碍及人格的改变，并有社会活动能力和自身生活能力的减退，持续时间达 4 个月以上①。老年痴呆症主要包括阿尔茨海默病（简称老年性痴呆）、血管性痴呆、混合痴呆和其他类型痴呆，如帕金森病、酒精依赖、外伤等引起的痴呆。其中以阿尔茨海默病和血管性痴呆为主，约占全部痴呆症的 70%～80%。

（二）危险因素

阿尔茨海默病主要危险因素是年龄的增长。90 岁以上的老年人半数以上患有此种疾病。此外，有家族史的患病率明显高于无家族史者；脑外伤、受教育水平和晚年心理、生理活动减少等也是阿尔茨海默病的危险因素。血管性痴呆主要与糖尿病、高血压、高脂血症和既往脑卒中等血管性疾病有关。

（三）临床表现

痴呆症是一种渐进性恶化的脑部疾病，尽管不同患者症状和体征差异较大，但通常有逐渐加重的记忆力逻辑思维和日常生活能力的丧失。在疾病的最早期，与老化带来的影响难以区别。

1. 认知功能障碍。认知指的是人类各种有意识的神经活动，从简单地对自己和周围环境的感知、确认、理解、判断到复杂的数学计算、逻辑推理等都属于认知范畴，时刻存在于人们的觉醒状态下。认知功能障碍是痴呆患者的核心症状，以记忆障碍为最突出的首发症状，伴有失语、失用、失算，并随着病情进展，解决问题能力、人际交往技能、逻辑和推理都进行性受损和加重，最后较高智能完全丧失。

2. 精神行为症状。患者常出现紊乱的知觉、思维内容、心境及行为等，可能出现于疾病进展过程中的各个阶段。早期，患者除了出现短期记忆功能减退外还会出现情感异常，如对新的事物缺乏兴趣、动机缺乏、与他人交流减少、较为自私等；精神行为异常较多出现于中晚期，也是患者送往精神科或被送往医院的主要原因，常见妄想、焦虑、幻觉、抑郁、异常行为、睡眠紊乱、饮食状况改变等；在终末期，随着大量脑神经元的死亡，精神行为症状会逐渐减少，最终处于类植物人状态。

3. 日常生活能力下降。日常生活能力下降是由认知功能降低（特别是执行功能障碍）、感知觉能力、行为、运动技能、现患疾病等多种复杂因素相互作用导致，职业能力的丧失是首发表现，随之使用日常生活工具的能力降低，

① 宋美英：《138 例无陪护老年脑卒中住院患者的护理》，载《当代护士》（学术版）2013 年第 5 期。

最终基本日常生活能力丧失。

根据认知能力和身体机能的恶化程度分成三个时期。

第一阶段（1~3年）：这个阶段为轻度痴呆期，表现为记忆减退，对近事遗忘突出；判断能力下降，难以处理复杂的问题；工作或家务劳动漫不经心，不能独立进行购物、经济事务等，社交困难；能够认识周围的人，但对自己所处的地理位置定向困难，会容易迷路。

第二阶段（2~10年）：这个阶段为中度痴呆期，记忆力严重衰退，不能单独进行室外活动，在穿衣个人卫生以及保持个人仪表方面需要帮助，容易出现各种神经症状；情感由淡漠变为急躁不安，常走动不停，小便失禁。

第三阶段（8~12年）：这个阶段为重度痴呆期。患者已经完全依赖照护者，严重记忆力丧失，仅存片段的记忆；日常生活不能自理，大小便失禁，呈现缄默、肢体僵直。

二、家庭照顾

老年痴呆患者的家庭照顾是一项长期而艰巨的任务，照顾者需要了解痴呆症的特点，心理上接受其认知能力逐渐下降的事实。

（一）照顾原则

1. 不要突然改变生活环境，确保日常活动有规律、有秩序。

2. 对话时尽量使用简短、易懂清楚明确的语句。

3. 如有必要，应根据需要尽可能地随时重复重要的信息。

4. 记忆时间、日期、地点及名字对老人有帮助。

5. 对待老人要有耐心，耐心等待老人做出反应（以分钟计，而非秒）。

6. 虽然有时存在困难，但应尽量使老人能够理解自己所说话语和意思。

7. 避免无意义的争论。不要坚持自己的意见，而应该忍让老人或转变话题。

8. 称赞比批评更有效。尽量避免指责老人，如反应正确，应该给予关爱的语言和手势或一个微笑。

（二）饮食护理

1. 尽量在相同的时间、地点，利用经常使用的器皿进食。

2. 饮水困难时可使用吸管、大勺子或固定在手上的勺子。

3. 老人会对温度不敏感，在进食时应防止烫伤。

4. 每口吃的量要少，缓慢进食。

5. 食物要切碎，易于老人咀嚼和吞咽。

6. 重度老年痴呆患者可采用流食。

（三）生活照顾

1. 脱换衣裤

（1）老人经常会出现忘记穿脱衣的方法、穿与季节不符的衣服。因此，应准备更换方便的衣物，衣物应按穿着顺序放置。

（2）老人如拒绝穿脱衣服，应挑选平时喜欢的颜色或样式的衣服。

（3）尽量让老人自己换穿衣裤。

（4）反复教老人穿衣服的方法。

（5）准备防滑鞋子。

2. 洗澡

（1）养成经常洗脸或洗澡的习惯，让老人认为洗澡是件愉快的事。

（2）在老人身体状况良好或情绪稳定时洗澡，并向老人说明洗澡的过程。

（3）不情愿或拒绝洗澡时应暂停，在情绪良好时再洗。

（4）空腹或饱食后不宜洗澡。

（5）尽量让老人自己洗澡，但应注意安全。

（6）尽量不要在夜间洗澡，早上最佳，每周 1~2 次。

（7）异食症者，香皂等物品应放置在老人拿不到的地方。

3. 大小便管理

（1）按大小便间隔时间制成时间表，定时督促。

（2）在卫生间门上用大的字体做标记。

（3）让老人多食蔬菜、水果，以防止便秘。

（4）睡觉前尽量限制老人饮水。

（四）沟通

老年痴呆患者理解能力、注意力都下降，在沟通过程中应注意：

1. 走近老人时可握着老人的手，叫名字。

2. 在对话之前最好集中患者的注意力。

3. 注意倾听老人所述，并给予尊重。

4. 避免在散漫或嘈杂的环境中对话。

5. 与老人面对面，眼光接触，也可利用文字、图画、照片或身体接触等非语言性交流方式。

6. 尽量使用患病前使用的语言或易理解的语言。

7. 如没有攻击性行为，双方距离最好在 1 米以内。

8. 句子要简短，一个句子里不包含两个信息。

9. 每次见面时就当是第一次见面，先介绍自己，称呼姓名，尽量避免"你认识我吗"等提问式语言。如没有反应，稍等一会儿，再次询问。

（五）居住场所

1. 避免过多的家具和装饰物，使老人能够自由活动，以增加其独立性，减轻自身苦恼及照顾者的负担。

2. 避免电视或收音机等不必要噪声。

3. 镜子和闪光的表面会使老人产生恐惧感。有的患者可能会将自己的镜像看成为陌生人，以引起焦虑；有些患者也可能会判断不出一个玻璃门或窗子是开着还是关着。

4. 杂乱会增加定向力的混乱。在房间里最好只放置日常需要的物品，并尽量确保每一样东西都在原来的位置上。

5. 老人可能需要帮助来辨认房间和识记如何在房间中找到出路。为提醒壁橱、抽屉等里面装有什么东西，可以借助于图形说明，这对有定向力障碍的老人来说是很有益的，可使他获得安全感。

6. 用黑板或便条纸将每天需要做的事情列举出来，可以帮助老人安排自己的时间，减少混乱感。

7. 选用大字清楚显示日期、容易识读的挂钟和日历，对短时间内的发作者来说会有很大帮助。

（六）药物护理

1. 不应让老人自己服用药物，照顾者应对其所服用的药物进行管理，特别是治疗糖尿病的药物、抗癌药物、免疫抑制剂等药物。

2. 防止发生药物误服、多服、重复服用等。

3. 服用药物期间充分摄入水分。老年人容易出现脱水症状，而痴呆的老年人不会准确表达口渴，更容易出现脱水。为预防脱水，除进餐时的水分摄入，老年人应额外摄入 500ml 左右的水。

第二节 老年高血压患者的家庭照顾

在我国，老年高血压存在着患病率、致残率和死亡率较高，而防治知识知晓率、高血压规律治疗率和控制率较低的"三高、三低"问题。提高老年人的高血压相关知识，强化以家庭照顾为主的保健模式，是有效控制老年人血压的前提。

一、概述

我国老年人群（年龄≥65 岁）高血压患病率高达 49%。早期人们认为老年高血压是血压随年龄增长而升高的生理现象，不必治疗，但长期研究表明，老年高血压是危害老年人生存和生活质量的重要因素，积极治疗可明显降低脑卒中等重要心血管事件的危险性。无论年龄大小，都应该在医生的指导下控制血压，使之尽量降至正常范围。

（一）定义

老年性高血压是指年龄大于 65 岁，在未使用降压药物的情况下，非同日 3 次测量血压，收缩压≥140mmHg 和（或）舒张压≥90mmHg。如患者既往有高血压史，目前正在使用降压药物，血压虽然低于 140/90mmHg，也应诊断为高血压。收缩压≥140mmHg 和舒张压<90mmHg 为老年单纯收缩期高血压①。根据血压升高水平，又可进一步将高血压分为 1 级、2 级和 3 级。由于诊室血压测量的次数较少，血压又具有明显波动性，在不能进行 24 小时动态血压监测时，需要数周内多次测量来判断血压升高情况，尤其对于轻、中度血压升高者。如有条件，应进行 24 小时动态血压监测或家庭血压监测。

高血压分为两类：①原发性高血压，又称高血压病，是指原因不明的以体循环动脉血压升高为特征的伴有心、脑、肾等脏器受损的一种全身性疾病，约占高血压的 95%②。通常所指的高血压就是指原发性高血压，是健康管理的重点；②继发性高血压，又称症状性高血压，约占高血压的 5%，是由其他疾病引起的、有明确的病因，经过治疗后高血压症状能得到一定程度的控制或者完全缓解。继发性高血压的主要病因包括肾脏疾病、某些肝脏疾病（肝硬化）、内分泌系统疾病（甲状腺功能亢进、肾上腺素肿瘤等）、免疫系统疾病（红斑狼疮、结节性动脉周围炎）或服用某些药物（可的松、泼尼松、雌激素、布洛芬、阿司匹林等）。

① 赵秉清：《高血压患者不良生活习惯及相关行为调查分析》，载《中外医疗》2012年第 21 期。

② 胡欢平、吴春凤、祝路：《社区护理干预在老年高血压患者中的应用分析》，载《中国医学创新》2019 年第 11 期。

（二）危险因素

原发性高血压病因不甚清楚，目前认为是遗传与环境因素相互作用的结果，其中遗传因素占40%，环境因素占60%。

1. 遗传因素

有高血压家族史的人发生高血压的概率是无家族史的15倍。

2. 环境因素

（1）饮食因素：高钠、低钾膳食是我国大多数高血压患者发病最主要的危险因素。过量饮酒（每日超过50g）可使血压明显升高，且血压上升幅度随着饮酒量增加而增大。

（2）超重与肥胖：尤其是腹型肥胖者，腰围男性≥90cm或女性≥85cm，发生高血压的风险是腰围正常者的4倍以上。

（3）精神应激：从事脑力劳动者、精神高度紧张、长期生活在噪声环境中听力敏感性减退者高血压患病率明显增加[1]。

（4）其他因素：缺少体力活动、吸烟等也是高血压发病的危险因素。

（三）临床表现

原发性高血压大多起病缓慢，一般在开始几年或十几年没有明显症状或缺乏特征性的临床表现，老年人表现为头痛、头晕、烦躁、心悸、失眠等。原发性高血压使血管与心脏长期处于紧张和高负荷状态，可引起心、脑、肾等重要脏器损害，产生相应的临床表现，少数可表现为恶性急进型高血压，病情急骤发展，如不及时有效降压治疗，预后很差，常于数月或数年死于肾衰竭、脑卒中或心力衰竭。

老年高血压患者有一定的特征，包括：①血压调节能力减弱：血压波动大，容易受运动、情绪、季节以及体位的影响，如一年之内冬季偏高，夏季偏低；易发生体位性低血压；夜间血压可以持续增高。②单纯性收缩期高血压多见：主要原因为老年人动脉老化，动脉的顺应性下降，常表现为收缩压增高，舒张压不变或下降，脉压增大。③假性高血压发病率高：由于老年人肱动脉过度硬化（如硬橡皮管一样），测量血压时肱动脉间接测量血压数值可以明显高于实际血压值。④多种疾病同时存在：常伴有糖尿病、血脂异常、代谢综合征等，一人多病的现象常见，或多个脏器同时患病，这些疾病可相互影响，互为因果，使病情更加复杂。⑤易出现并发症，临床表现不典型：易发生心力衰

---

[1] 兰珊珊：《高血压的诊断、预防调摄与康复》，载《饮食保健》2017年第26期。

竭、心律失常、脑卒中、肾功能不全等并发症。由于老年人多有反应性低下的特点，各种并发症的临床表现经常不典型，易造成漏诊和误诊。⑥易发生水、电解质平衡紊乱：老年人代谢能力减退，对缺水的耐受性明显减低，应用利尿剂治疗时，容易出现水和电解质紊乱。⑦病情进展快：老年人的各种器官稳态功能减退，一旦发生并发症，病情常迅速恶化[1]，如一些老年人一旦受到感染或发生严重疾病，可顺次发生心脑肾肺等两个或多个脏器的衰竭。⑧用药疗效欠佳，易产生副作用：由于老年人的肝肾功能下降，对药物的分解、排泄能力减弱，对降压药的敏感性及耐受性均降低，治疗效果减弱，易出现副作用和药物毒性反应。

二、家庭照顾

大多数老年高血压患者需长期甚至终生治疗，其家庭照顾主要有以下内容。

（一）家庭血压监测

家庭血压监测主要用于监测一般老年高血压患者的血压变化。家庭血压监测有助于增强患者的参与意识，改善患者的治疗依从性。家庭血压监测值一般低于诊室血压测量值，高血压的诊断标准为≥135/85mmHg，与诊室血压140/90mmHg 相对应。

1. 家庭血压监测需选择使用经过验证的上臂式全自动或半自动电子血压计。

2. 每天早晨和晚上测量血压，每次测 2~3 次，取平均值。血压控制平稳者，可每周测 1 天血压。对初诊高血压或血压不稳定的患者，建议连续家庭测量血压 7 天（至少 3 天），每天早晚各 1 次，每次测量 2~3 次，取后 6 天血压平均值作为参考值。

3. 应详细记录每次测量血压的日期、时间以及所有血压读数，而不是只记录平均值，应尽可能向医生提供完整的血压记录。

4. 对于精神高度焦虑患者，不建议自测血压。

（二）控制体重

超重老年人可通过适当降低体重降低血压，注意减重的速度因人而异，通常以每周减重 0.5~1.0kg 为宜。

___

① 高仲阳：《老年人患病特点及用药安全》，载《天津医药》2017 年第 6 期。

（三）饮食护理

1. 控制盐的摄入量

在环境因素中，高盐摄入被认为是最重要、最关键的高血压饮食因素之一。WHO 和欧洲高血压指南建议钠盐摄入量低于 5 g/d。中国、日本和美国的高血压指南建议钠盐摄入量低于 6 g/d。不同盐摄入量的定义如下：

正常盐摄入：NaCl < 6 g/d，相当于 Na < 2.36 g/d（24 小时尿钠 < 100 mmol）；

中等盐摄入：NaCl 6 - 12 g/d，相当于 Na 2.36 - 4.72 g/d（24 小时尿钠 100 - 200 mmol）；

高盐摄入：NaCl > 12 g/d，相当于 Na > 4.72 g/d（24 小时尿钠 > 200 mmol）。

2. 控制能量摄入

高血压患者在饮食上，应注意不能吃得过饱，饮食常留三分饥，将体重控制在合理范围内。对于年老的高血压患者，应在日常饮食的热量中，再适当地进行减少。高血压患者在食用食物时，尽量少用动物油脂，最好用植物油烹饪。有研究表明，高血压患者高脂肪餐后各时间点血清 TG 水平及其增长值与餐后 TG 曲线（TG—AUC）的关系甚为密切。由此可见，高血压患者要注意限制脂肪类食物的摄入，要多摄入含钾、钙丰富而含钠低的食品，同时限制盐的摄入量，适量摄入蛋白质。

3. 多吃钾、钙丰富，含钠少的食品

水果富含维生素和钾、镁、铁、钙等矿物质，可降低血液中胆固醇的含量，还可增加血管壁的抗病能力，对高血压脑出血有一定的预防作用。土豆、茄子、莴笋，牛奶、酸牛奶、虾皮、海鱼等食物，对降低高血压也有促进作用。另外，高血压患者在生活中应该控制自己吃馒头和米饭的次数，多吃一些杂粮、粗粮，因为杂粮、粗粮所含的粗纤维可以有效地降血压。

4. 控制饮酒

饮酒有一定的兴奋作用，尤其能够兴奋心肌，而引起心率增快，导致血压升高。所以很多脑出血的患者都是在饮酒之后出现的，建议一定要慎重。尤其过量饮酒，对于高血压患者来说是非常有害的。

（四）推荐食物

1. 浆果

所有浆果如蓝莓、草莓等，都含有称为黄酮类的心脏健康化合物。根据研究，富含抗氧化剂的水果可能有助于降低高血压。

2. 脱脂牛奶

脱脂牛奶含有丰富的钙和维生素 D，其中两种可以帮助自然降低血压。根据英国国家健康服务中心的数据，每天喝一杯脱脂牛奶可以减少三分之一的血压。

3. 酸奶

研究表明，每周饮用 5 份或更多份酸奶的人患高血压的风险低于几乎不吃酸奶的群体。

4. 西瓜

研究表明，在休息和压力下，西瓜可以显著降低超重个体的血压。食用西瓜后，主动脉和心脏的压力减小。

5. 猕猴桃

猕猴桃可以自然降低血压。每天三只猕猴桃可以降低高血压。其他富含 omega 3 脂肪酸的食物包括脂肪鱼，如鲑鱼，鲱鱼，鲭鱼，金枪鱼等。这些食物可以减少甘油三酯的数量并减少炎症。

（五）建立良好的生活方式

建立良好的生活方式不仅可以去除不利于身体和心理健康的行为和习惯，预防或延迟高血压的发生，还可以降低血压，提高降压药物的疗效，从而降低患心血管疾病的风险[1]。由于老年人睡眠浅，易惊醒，故应保证室内环境的安静与舒适，避免周边环境的嘈杂，给老年人营造一个健康舒适的睡眠休息环境；指导老年人注意根据天气变化增减衣物。由于老年高血压患者的血压波动比较大，早 8~9 点形成第一波高峰期，因此建议老年人起床动作以适度缓慢为主，以免因动作过大过快导致血压的骤然升高。

（六）运动

老年人运动可以减少高血压药物的使用量，降低药物不良反应，稳定血压，增强心肺及运动系统功能，缓解心理压力。运动开始两周后血压会有所下降，一旦停止运动，血压又会恢复到原来水平。由于运动只是高血压病治疗的辅助方法，特别是二级以上患者，不应轻易撤除药物治疗。运动心率般不超过 120 次/分钟，停止活动后心率应在 3~5 分钟内恢复正常。

---

[1] 谢萍香：《优质护理对高血压病病人血压的影响》，载《全科护理》2014 年第 2 期。

（七）用药

不同老年人降压目标有差异，降压过程宜循序渐进，逐步使降压达标，避免过快降压。

1. 预防首次用药出现的症状。老年人第一次使用某种高血压药物（如哌唑嗪）时，可能会产生心慌等不良反应，甚至感到服药后症状加重。因此，刚开始服降压药时剂量宜小，防止低血压综合征。

2. 逐渐加量。根据降压效果调节剂量，缓慢降压，以达到最合适的剂量。禁用胍乙啶、美卡拉明、阿方那特等，以免引发体位性低血压。

3. 勿擅自停药。有些老年人服用降压药物后，血压恢复正常，便擅自停药，导致血压又出现回升，且伴有出汗、头痛、失眠、易激动等停药后出现的症状。

4. 入睡前不宜服用降压药。入睡后机体新陈代谢减慢，血压相应降低，如在睡前服用降压药，2 小时后药物达到高效期，可导致血压大幅度下降，血流量进一步减少，血流中的某些凝血物质极易黏附在血管内膜上，聚集成凝块，易引发缺血性脑卒中、心绞痛及心肌梗死等疾病。

5. 体位改变需缓慢。使用某些降压药可引起体位性低血压，从坐位或卧位起立时动作应尽量缓慢，特别是夜间起床小便时更应注意，以免血压骤降引起晕厥而发生意外。

（八）其他

吸烟和长期大量饮酒是心血管病的重要危险因素，应建议并督促老年高血压患者戒烟和控制饮酒量。长期、过度的心理反应，尤其是负性的心理反应都会明显增加心血管风险，应采取各种措施帮助患者缓解精神压力，必要时建议寻求专业心理辅导或治疗。

第三节　老年冠心病患者的家庭照顾

冠心病是 65 岁以上老年人最常见的死亡原因；70 岁以上老年人患有冠心病的比例高，其中约有一半的患者出现一支或多支冠状动脉血管阻塞；75 岁以上老年人中，男性和女性的患病率和新发冠脉时间的发病率相近，但在 75 岁以下的人群中，男性发病率则要高于女性。

一、概述

冠心病是中老年人常见的一种心血管疾病，其老年冠状动脉病变程度严重，多支血管病变、复杂病变、弥漫病变、钙化病变多。在这些情况下，冠状动脉代偿性扩张能力下降，心肌需求增加，血液供给难以保证，会出现各种临床表现，严重影响老年人的生活和健康质量。

（一）定义与分型

1. 定义

冠状动脉粥样硬化性心脏病指冠状动脉粥样硬化，使血管腔狭窄或阻塞，或（和）因冠状动脉功能性改变（痉挛）导致心肌缺血缺氧或坏死而引起的心脏病，统称冠状动脉性心脏病，简称冠心病，又称缺血性心脏病。

2. 分型

世界卫生组织曾将本病分为 5 型。近年趋于将本病分为急性冠脉综合征和慢性冠脉病（或称慢性缺血综合征）两大类。急性冠脉综合征包括不稳定型心绞痛、非 ST 段抬高性心肌梗死和 ST 段抬高性心肌梗死。慢性冠脉病包括稳定型心绞痛、无症状性心肌缺血和缺血性心力衰竭（缺血性心肌病)[1]。

（二）危险因素

冠状动脉粥样硬化的病因尚未明确，目前认为是多种危险因素作用于不同环节所引起。主要的危险因素有：

1. 年龄与性别。多见于 40 岁以上的中老年人，但近年来发病年龄有年轻化趋势，女性绝经期前发病率低于男性，绝经期后与男性持平。

2. 高血压。高血压患者患冠状动脉粥样硬化者较血压正常人高 3~4 倍，冠状动脉粥样硬化患者 60% ~70% 有高血压。

3. 血脂异常。血总胆固醇（TC）、甘油三酯（TG）、低密度脂蛋白（LDL）、极低密度脂蛋白（VLDL）、载脂蛋白 B（ApoB）、脂蛋白（a）增高，而高密度脂蛋白（HDL)、载脂蛋白 A（Ap 骨关节炎）降低是冠状动脉粥样硬化最重要的危险因素，其中尤以 TC 及 LDL 增高最为重要。

4. 吸烟。吸烟增加冠状动脉粥样硬化的发病率和病死率达 2~6 倍，且与每日吸烟支数呈正比。

---

[1]　刘英：《产褥期护理改善产妇精神状态及母乳喂养结果的作用分析》，载《健康必读》2018 年第 19 期。

5. 糖代谢异常。糖尿病患者动脉粥样硬化的发病率较无糖尿病患高 2~4 倍。

6. 其他危险因素：①缺少运动；②心理压力大；③高热量、高动物生脂肪、高胆固醇、高糖和高盐饮食；④超重或肥胖；⑤A 型性格者；⑥遗传因素。

（三）临床表现

1. 心绞痛（angina）。典型心绞痛的特点为：①多由体力活动或情绪激动等诱发。②疼痛部位常在胸骨后，可波及心前区，放射至左肩左上肢或上腹部颈部、下颌及咽部。③疼痛性质多为闷痛或紧缩感，严重者呈压榨感、窒息感和濒死感。④持续时间一般 3~5 分钟，很少超过 15 分钟，经原地休息或舌下含服硝酸甘油可以在数分钟内缓解。

2. 心肌梗死。急性心肌梗死时胸痛是最早出现的症状，疼痛部位和性质与心绞痛相同，但诱因多不明显，常发生于安静时，呈压榨感或濒死感，难以忍受，持续时间长，含服硝酸甘油后不缓解；常伴有大汗、恶心呕吐、头晕和发热；可有各种心律失常、低血压、急性心力衰竭和休克的表现；少数患者无胸痛，以糖尿病患者和老年人多见；还有部分患者疼痛部位可位于上腹部或颈部、背部等，易造成临床误诊。

3. 老年冠心病患者特点：①多病史长，病变累及多支血管，常有陈旧性心肌梗死，且可伴有不同程度的心功能不全。②可表现为慢性稳定性心绞痛，也可以急性冠状综合征（不稳定性心绞痛、急性心肌梗死、冠心病猝死）为首发症状；老年不典型心绞痛比中年人多见（典型症状者只占 20%~40%），且无症状性心肌缺血也比中年人常见。③急性心肌梗死发生后并发症多、病情严重，极易发生严重心律失常、心源性休克等情况，死亡率增高。④冠心病老年患者常伴有高血压、糖尿病、阻塞性肺气肿等慢性病，多存在器官功能退行性病变。

二、家庭照顾

老年冠心病患者家庭照顾的目标是减少危险因素，需从饮食、运动、精神多方面进行管理。

（一）饮食护理

营养与冠心病的关系非常密切，因此合理的膳食原则对防治冠心病至关重要。

1. 忌吸烟和饮酒

香烟中的有害物质对循环系统有直接损害作用，可导致人体的外周血管收缩、血压升高、心率加快、心肌耗氧量上升、心律失常，所以冠心病患者应严格戒烟。烈性酒其酒精浓度较高，酒精不但损害肝脏等器官，还能产生过多的热能，增加心脏耗氧量，导致心脏负荷过重，加重冠心病，故冠心病患者应禁酒。

2. 忌吃高脂肪、高热量食物

对冠心病患者来说，日常饮食一定要清淡。平时应多吃新鲜蔬菜，以及水果、黑木耳或豆制品。还可适当吃一些瘦肉及鱼类，尽量少吃或不吃肥肉、动物内脏、鱼卵、全脂乳、奶油、蛋黄等含油脂多、胆固醇高的食物。日常生活中，可以多喝绿豆汤、莲子汤、百合汤或者是菊花茶、荷叶茶等。

3. 忌喝浓茶

因其含咖啡因较多，可兴奋大脑，影响睡眠，对冠心病的护理不利。

4. 忌暴饮暴食

暴饮暴食会使消化道的血运加强，导致心肌供血供氧量相对不足，并会使胃肠道压力上升、充血，血糖、血脂增加、血液黏稠、流动缓慢，引起心肌缺血缺氧，因此冠心病患者饮食切忌暴饮暴食，尤其晚餐只能吃到七、八分饱。

5. 忌食冷饮

对于冠心病患者的饮食，日常一定要注意禁食冷饮，因为在气温高时，血管处于扩张状态，一旦进食冷饮，大多数冠心病患者的肠道突遭刺激，再者就是会引起全身血管收缩，血压突然升高，容易突发心绞痛、心梗、脑出血。

（二）推荐食物

1. 各种谷类，尤其是粗粮。

2. 豆类制品。

3. 蔬菜，如洋葱、大蒜、金花菜、绿豆芽、扁豆等。

4. 菌藻类，如香菇、木耳、海带、紫菜等。

5. 各种瓜类、水果及茶叶。

（三）保暖

寒冷季节冠心病发病率会增加，持续低温、阴雨和大风天气也容易发病。在寒冷、潮湿和大风天气，由于寒冷刺激，特别是迎风疾走，易使交感神经兴奋，从而心率加快，血压升高，可诱发冠状动脉痉挛，也可导致急性心肌梗死。因此，在高发季节里，冠心病患者应注意保暖，出门时最好戴口罩，以防冷空气刺激；避免迎风疾走；预防接种流感疫苗，减少冬季感冒。

（四）洗澡

老年人洗澡应注意时间选择，饭后人体血液集中于胃肠道，此时立即洗澡可加剧心脏缺血，应选择饭后两小时或饭前一小时左右洗澡。洗澡前可喝杯温开水，以补充全身血液容量。洗澡水温不应过高，以 37℃ 为宜，因水温过高可导致全身皮肤血管扩张，血液集中于皮肤表面，易出现心血管缺血现象。洗澡时应有照顾者陪同或由他人助浴，动作需舒缓，避免体力消耗过大，且时间不宜长。洗澡后应缓慢站立，休息三分钟左右，以恢复体力。

（五）防止便秘

排便用力过大可导致机体腹压上升，血压升高，心率加快，增加心脏负荷，心肌耗氧量增加，易诱发心绞痛或心肌梗死。因此，应采取多种措施预防便秘：①养成每天定时排便的习惯；②平衡膳食，多吃富含纤维素的食物和水果，如芹菜、韭菜、苹果等；③多喝水、多运动，进行自我按摩；④便秘者可使用润肠药、番泻叶或开塞露。药物应在医生的指导下使用。

（六）运动

老年人运动时应从低强度运动开始，并逐渐增加运动量。其中，步行是最便捷的运动方式，尽量避免奔跑纵跃等（有引起直立性低血压的可能）。在气温高、湿度高的天气应暂停运动。心绞痛发作时，应立即停止原有活动，采取舒适体位休息。有条件者及时给予氧气吸入。

（七）保持心情舒畅

心情舒畅是维持身心健康的保证。大怒和紧张可使交感神经高度兴奋，引起血管收缩压上升，心肌氧耗量增加，原有冠心病患者可突然诱发心绞痛。因此，老年人应尽量避免情绪激动精神紧张以及大喜大悲，在日常生活中尽量保持情绪稳定。

（八）用药

1. 硝酸酯类。硝酸盐类药物可扩张血管，扩张冠状动脉，增加心脏的血流量，使心绞痛在几分钟之内得到缓解，是老年心绞痛患者的常备药。由于老年人常有口干感，口服此类药物前应先用水湿润口腔，再将药物嚼碎置于舌下，有利于药物快速溶化生效，有条件者可使用硝酸甘油喷雾剂，以喷雾形式给药，首次使用时宜采取平卧位，以防止因减压反射导致的血容量降低。

2. 其他药物。应遵循剂量个体化的原则，从小剂量开始，逐渐加量，使心率维持在 55 次/分以上。老年人发生药物副作用概率较高，服用药物后应密切观察药物反应，如出现异常反应需及时减量或停药，及时报告医生。

（九）其他

乙醇（酒精）有扩张血管的作用，老年冠心病患者可少量饮用低浓度酒，但应杜绝饮用大量烈性酒。可适量饮茶，但不可饮浓茶及咖啡。

第四节　老年骨关节疾病患者的家庭照顾

骨关节炎患病率随着年龄的增长而增加，女性比男性多发，60 岁以上的人群患病率可达 50%，75 岁以上的人群则达 80%。骨关节炎好发于负重大、活动多的关节，如膝、脊柱（颈椎和腰椎）、髋、踝、手等关节，以关节肿痛、骨质增生及活动受限为常见症状，影响中老年患者的生活质量，致残率高达 53%。

一、概述

骨关节病以局部病变和症状为主，其发生与机体老化、遗传、关节使用强度、损伤史等因素有关。

（一）定义

骨关节病是一种以局部关节软骨退变，骨质丢失，关节边缘骨刺形成及关节畸形和软骨下骨质致密为特征的慢性关节疾病，又称骨关节炎。退行性骨关节病、增生性关节炎、老年性关节炎均指一种病，国内统一使用骨关节炎。

骨关节炎可分为原发性和继发性两类。原发性骨关节炎多发生于中老年，无明确的全身或局部诱因，与遗传和体质因素有一定关系，多见于年龄超过 50 岁的肥胖患者，特别是负重关节。继发性骨关节炎可发生于青壮年，可继发于创伤、炎症、关节不稳定、慢性反复的积累性劳损或先天性疾病等。原发性骨关节炎的预后比继发性的好。

（二）危险因素

目前病因尚不明确，但认为骨关节病主要与年龄增长和肥胖引起软骨退变有关。

1. 年龄。年龄是骨关节病变的最大危险因素，随着年龄的增长，关节退变，是一种自然衰老的表现。

2. 性激素。50 岁以前男女患骨关节炎的概率无明显差异，50 岁以后女性发病明显高于男性，约 3 倍，这可能与性激素的分泌有关。由于老年人雌激素水平低下，成骨细胞不活跃，造成退行性骨关节病。

3. 遗传倾向。骨关节炎患者多有家族聚集的倾向。髋关节、腕掌关节骨关节炎在白种人多见。

4. 关节过度磨损。关节负荷过重（如肥胖）、关节负荷不均（不协调的运动）或关节过量活动（如关节经常剧烈活动），任何原因引起的关节形状异常都可对关节软骨面局部负荷和磨损增加，关节受力不均匀均可造成关节表面软骨的损伤，导致骨关节病的发生。

5. 骨密度下降。当软骨下骨骨小梁变硬时，其承受压力的能力下降。因此，骨质疏松者出现骨关节病的概率较高。

6. 损伤与感染。凡能损伤软骨的病变如感染、毒素、损伤等，均能继发骨关节病。

7. 肌肉支持力度不足。常见原因为老年人活动量急剧下降，造成肌肉力量降低，对关节的支持及协调能力减小，促使骨关节病的发生。

（三）临床表现

骨性关节炎主要表现为受累关节的疼痛、肿胀、晨僵、关节积液及骨性肥大，可伴有活动时的骨擦音、功能障碍或畸形。

1. 关节疼痛及压痛。最常见的表现是关节局部的疼痛和压痛。负重关节及双手最易受累。一般早期为轻度或中度间断性隐痛，休息时好转，活动后加重，随病情进展可出现持续性疼痛，或导致活动受限。关节局部可有压痛，在伴有关节肿胀时尤为明显，部分关节疼痛可有放射痛，如髋关节疼痛可放射到腹股沟、大腿内侧及臀部。

2. 关节肿胀。早期为关节周围的局限性肿胀，但随病情进展可有关节弥漫性肿胀、滑囊增厚或伴关节积液；后期可在关节周围触及骨赘。如手部骨性关节炎以远端指间关节受累最为常见，表现为关节伸侧面的两侧骨性膨大，称赫伯登结节；近端指间关节伸侧骨性膨大则为布夏尔结节。

3. 晨僵。患者可出现晨起时关节僵硬及黏着感，经活动后可缓解，晨僵时间较短，一般数分钟至十几分钟，很少超过 30 分钟。

4. 关节摩擦音。主要见于膝关节的骨关节炎。由于软骨破坏，关节表面粗糙，出现关节活动时骨摩擦音（感）、捻发感，或伴有关节局部疼痛。

5. 关节畸形。关节炎症后出现骨质增生可致关节畸形，例如手指关节增生及侧向半脱位可致蛇样畸形，膝关节受累后可出现膝内翻或膝外翻畸形，跖趾关节可出现踢外翻等畸形。

6. 其他压迫症状。脊柱骨性关节炎可有椎体、椎间盘以及后突关节的增生和骨赘，压迫局部血管和神经时可出现相应的放射痛和神经症状。颈椎受累压迫椎基底动脉，引起脑供血不足的症状。腰椎骨质增生导致椎管狭窄时可出现间歇性跛行以及马尾综合征。

二、家庭照顾

骨关节病有一定的致残率，且病程漫长，易反复，因此，加强对老年骨关节炎患者的家庭照顾，对疾病的康复有很大的作用。老年骨关节炎患者的家庭照顾目标在于缓解疼痛、阻止和延缓疾病的发展及保护关节功能，改善或维持患者的自理能力，提高自信及活动能力，减轻心理压力。

老年骨关节病家庭照顾措施主要包括急性期护理、改变生活方式（控制体重、日常生活指导）、用药护理、康复护理（运动疗法、物理治疗、使用辅助器械）、健康教育和管理等。照顾应个体化，结合患者自身情况，如年龄、性别、体重、自身危险因素、病变部位及程度等选择合适的家庭照顾方案。

（一）急性期照顾措施

1. 病情观察要点

注意观察老年人生命体征，评估关节肿胀和活动受限的程度，有无畸形，晨僵的程度；评估关节疼痛的起因、部位、性质、持续时间、发作情况，询问既往是否关节扭伤史、脱位史、服药史等。

2. 疼痛照顾

（1）急性期理疗以止痛、消肿和改善功能为主。疼痛较轻者，可给予关节按摩、热敷或嘱患者稍做休息[1]。

（2）疼痛较重者，首先要让老年人卧床休息，用支架或石膏托固定患肢，防止畸形，给予缓解疼痛关节的理疗或遵医嘱给予非甾体抗炎药[2]。

（3）急性期缓解疼痛的姿势。指导腰部疼痛患者长时间处于同一体位（如仰卧）或下肢抬高时，应在膝关节下垫毛巾或小软枕，将患肢置于屈膝功能位，减轻腰部张力，还可以利用枕头棉被支撑疼痛部位；卧床时要保持正确

---

[1] 苏瑞芳：《老年骨关节炎患者的康复护理》，载《风湿病与关节炎》2018 年第 12 期。

[2] 王宁：《全程护理对骨质疏松性腰背痛患者 ODI 值及预后的影响》，载《齐鲁护理杂志》2012 年第 26 期。

的体位，床垫不宜太软，仰卧时枕头不宜过高，前臂保持旋后位，髋关节、膝关节尽量保持伸展位，踝关节保持零度位置，避免被褥压迫。

3. 休息

在骨关节炎症状发作期，休息可以减轻炎症反应及关节疼痛，限制受累关节活动，保持关节功能位。

4. 用药

非药物治疗无法缓解疼痛时，遵医嘱用非甾体消炎镇痛药，应注意药物对胃肠道的损害，须饭后服用并注意止痛药的成瘾性。

5. 借助辅助器械

受累关节应避免过度负荷，膝或髋关节受累患者应避免长久站立、跪位和蹲位。可利用手杖、步行器等协助活动①。

6. 膳食

多饮水，给予高热量、高蛋白质、高维生素的流质、半流质或软食，少量多餐，少吃产气食品，防止产气影响膈肌运动。

7. 心理照顾

照顾者应聆听老年患者的叙述，疏导其心理压力，必要时请心理医生协助诊治。

（二）改变生活方式

1. 控制体重

肥胖是骨关节炎发生的重要原因。身体超重者由于下肢承重多，关节长时间负重，易加速关节退化。老年人应节制饮食，坚持体育锻炼，保持适当的体重，避免肥胖，体重下降后能够防止或减轻关节的损害。

2. 饮食均衡

老年骨关节炎患者饮食应多摄取富含抗氧化剂的食物，如芒果、木瓜、甜瓜、葡萄、橘子、凤梨、香蕉、草莓、番茄、包心菜、马铃薯等含有丰富的维生素，而生物类黄酮可以预防自由基的破坏，减缓炎症反应，加速运动伤害的复原及强化胶质的形成。

骨质疏松老年人应补钙，以食补为基础，要注意营养的平衡，多食奶制品（如鲜奶、酸奶、奶酪）、豆制品（如豆浆、豆粉、豆腐、腐竹等）、蔬菜（如金针菜、胡萝卜、小白菜、小油菜）及紫菜、海带、鱼、虾等海鲜类。同时

---

① 管美群：《痛风患者饮食指导》，载《中外健康文摘》2013 年第 52 期。

应多见阳光及补充维生素 D，以促进钙吸收。必要时，适量补充钙剂，但应注意一定要在医生指导下补钙。

3. 合适的鞋子

老年人需要选择合脚的鞋子，试鞋宜在下午或接近傍晚，双脚均要试鞋。老年人选择鞋子有"鞋前宽、鞋中韧、鞋跟硬"的原则。鞋前宜能让脚趾自由活动；鞋子中段韧度宜适中，即用手扭转鞋底，如果鞋子过于坚硬不能扭动或轻易能扭成"麻花状"，则都不适宜；鞋跟应有一定的硬度，有 2~3cm 的高度，以分散老年人脚后跟的压力，但不宜穿高跟鞋；脚后跟一定要服帖，通过往前踮脚尖或往后踮脚跟，看鞋子是否能完全包裹住脚。

4. 戒烟

香烟中的尼古丁会使脊椎椎间盘的功能逐渐退化，同时抽烟引起咳嗽加重腰椎负担，所以经常抽烟的人比不抽烟的人，背部酸痛的情形要高出 2~3 倍。

5. 日常生活注意保护关节

减少下蹲、弯腰作业；避免长时间固定姿势；尽量不要让人去适应不良环境，保持正确的姿势，包括使用家具、操作用具和操作平台的高度应适合老年人的身高；注意关节保暖，防止关节受凉和潮湿。睡眠时的枕头不能太高或床垫不能太软或太硬；若要抱小孩，注意抱孩子的姿势，不要弯腰抱小孩，长时间抱小孩时可使用抱带或背小孩；正确的取、抱物姿势：低位取物时，屈膝下蹲，身体靠近重物、腰挺直，抓住重物紧贴胸腹，避免弯腰提物；高处取物时，脚下垫踏台，抱物时紧贴胸腹，膝微屈。

6. 保持心情愉快

颈肩腰腿痛不仅影响老年人的行动，也给老年人带来心理上的障碍，常常伴发焦虑、害怕、忧郁、紧张、烦躁不安等不良情绪。帮助老年人进行疼痛的有效管理，减少疼痛的影响，鼓励老年人主动获取外界支持和关怀，如医护人员和家庭等的支持和帮助；获取正确的疾病相关知识，改变不良行为；调动积极性，克服焦虑抑郁、恐惧等不良情绪，调整好情绪；掌握简单自我放松与调节的方法，如深呼吸、听音乐、看电视、放松训练、想象法。

7. 减轻关节负荷，保护关节功能

（1）膝关节。受累关节应避免过度负荷，避免长期、反复的剧烈运动，膝或髋关节受累的老年人应避免长久站立、跪位、蹲位及长距离行走。

（2）脊柱。长时间保持同样的姿势会使固定部位肌肉处于紧张状态，血液循环不畅，排泄物堆积，积劳成疾。①正确睡姿：使用合理的、符合健康要求的寝具，尽量避免长时间的侧卧、俯卧。②端正坐姿：调整好工作、生活环境，腰背挺直有支撑，尽量避免坐地上或炕上盘腿坐，最忌半靠着沙发、枕头长时间看书。要注意看书、写字、使用电脑时的休息，一般半个小时就应改换姿势或站起来活动下；同时要防止空调和电扇正吹后背，注意保暖。避免久坐久站，每小时起身活动两三分钟，舒展舒展筋骨。③正确站姿：脊柱自然仰伸状态，耳、肩、膝盖、踝关节、外踝在一条直线上，有一种头上放有苹果的感觉，肩放松，下巴内收，一脚稍前伸，膝关节微曲。④避免长时间低头、仰头、歪头，可以适当做颈部活动，最好每半小时就放松颈部肌肉一次，缓解一下颈部肌肉疲劳；避免弯腰提物，必要时先蹲下靠近再提物品。弯腰这个动作对脊椎是一个很大的负担，应养成屈膝蹲下的习惯，以减小脊椎的负担。正确走姿是挺胸，手上下摆动，脚后跟着地。

（三）药物治疗

药物治疗为骨关节炎老年患者常见治疗方法，其主要作用是减轻疼痛及肿胀症状，改善关节的活动，延缓骨性关节炎发展，保护软骨。用药过程中应注意遵医嘱，药物剂量应个体化，观察药物可能引起的不良反应。

（四）康复照顾

康复照顾可以保护患者关节功能，强调三个阶段照顾原则，即预防、恢复和维持。药物治疗主要为了防止畸形出现，康复照顾可以防止关节功能恢复不良。如果已有残疾，康复照顾的重点则应放在增强舒适程度，减少并发症的发生。

骨关节炎康复照顾的目标是：①控制疼痛，疼痛可使肌肉活动减少、肌肉萎缩和骨密度下降而影响运动功能，造成关节活动度下降，影响睡眠和形成心理压力。②保持肌力和关节活动度，保持关节功能水平，防止进一步的疼痛、虚弱和残疾发生。③提供支持治疗，或者利用支具或者对患者丧失的部分功能进行替代。④储备能量，即教会老年人保持功能状态，避免肌肉疲劳。⑤帮助老年人根据目前的功能状态和残疾程度采取相应行为措施。康复的手段包括运动疗法、热疗、冰疗、超声疗法、电刺激、支具和辅助器械等物理治疗。

1. 运动疗法

有规律的运动可加强肌肉、肌腱和韧带的支持作用，从而有助于保护关节，维持关节灵活度。锻炼应尽量在关节不负重的情况下进行屈伸活动，若老年人可自行站立，可采取健肢着地负重、患肢屈伸关节的活动，或者坐位进行关节屈伸锻炼；或者卧位进行针对髋关节、膝关节的运动，如仰卧起坐、直腿抬高等，次数越多越好；尽量不要做下蹲等会加重关节负荷的活动。在老年人身体允许的情况下，可进行游泳运动，由于浮力作用，机体各关节所承受压力和拉力比地面运动要轻，可减少关节负荷，改善关节功能。

在骨关节炎急性期，症状缓解消退后，只要老年人可以耐受，也要早期有规律地做主动或被动的锻炼活动，通过对有关肌肉或肌群的锻炼，以增强肌肉的力量和增加关节的稳定性。肌力锻炼的方式包括：①被动活动：老年人不能主动运动时，通过治疗师或者器械辅助机体锻炼。②主动或者辅助性主动活动：老年人在（不在）康复师帮助下主动运动；关节在非负重状态下进行活动，以保持关节活动度。

2. 辅助器械

辅助器械及用具（如拐杖、开门器、坐便器扶手等）可以短期应用，以帮助患者暂时缓解疾病疼痛和肿胀，在急性症状缓解后不再应用；也可以长期应用解决慢性问题。正确应用手杖可以减少受累关节承受的负荷，减轻疼痛，并且达到功能改善。

3. 物理治疗

物理治疗包括热疗、水疗、经皮神经电刺激疗法、针灸、按摩、推拿、牵引等，均有助于减轻疼痛和缓解关节僵直。慢性期还可应用红外线、超短波、针灸、蜡疗、按摩等，目的在于用热疗以增加局部血液循环，使肌肉松弛，达到消炎、去肿和镇痛作用，同时采用锻炼以保持和增进关节功能。理疗后同时配以按摩，以改进局部循环，松弛肌肉痉挛①。

第五节　老年糖尿病患者的家庭照顾

糖尿病是老年人最常见的慢性病之一，可以造成预期寿命缩短、引发多种并发症。因此，联合国于 2006 年 12 月将世界糖尿病日（11 月 14 日）确定为联合国日，以督促各国加强对糖尿病的防治工作。

一、概述

我国糖尿病患者人数多，以 2 型居多。老年糖尿病的发生具有隐匿性，并

---

① 王英：《论风湿病的诊断及治疗》，载《医学信息》2013 年第 15 期。

发症多，急性发病危险性大，需早发现和早治疗。

（一）定义与分型

1. 定义

老年糖尿病是指年龄在 65 岁以上的老年人，由于体内胰岛素分泌不足或胰岛素作用障碍，引起碳水化合物、蛋白质、脂肪、水与电解质等紊乱的代谢性疾病，临床以慢性高血糖为主要特征。长期糖、蛋白质和脂肪代谢紊乱可引起多系统损害，导致心血管、肾脏、神经及眼等组织器官的慢性进行性病变、功能减退及衰竭，病情严重或应激时可发生严重急性代谢紊乱，如糖尿病酮症酸中毒、高血糖高渗状态等。

（2）分型

我国目前采用 WHO（1999 年）的糖尿病病因学分型体系，分为四型：1型糖尿病、2 型糖尿病、妊娠糖尿病和其他特殊类型糖尿病。1 型糖尿病（胰岛素依赖性糖尿病，T1DM）：机体缺乏胰岛素分泌能力，需要每天注射胰岛素，目前病因尚不清楚。2 型糖尿病（非胰岛素依赖性糖尿病，T2DM）：占糖尿病总数的 90% 以上，是由多个遗传基因和多种不良生活习惯相互作用引起的胰岛素分泌不足和（或）胰岛素抵抗所导致的，因此可通过改变生活行为进行预防和改善，是健康管理的重点。

（二）危险因素

糖尿病的病因极为复杂，至今未完全阐明。目前认为是遗传因素与环境因素共同参与其发病过程。目前公认的 2 型糖尿病的危险因素主要有：

1. 遗传因素。2 型糖尿病亲属中的患病率比非糖尿病亲属高 4~8 倍。

2. 超重或肥胖。尤其是腹型肥胖，更容易引起胰岛素抵抗以及代谢紊乱，被认为是代谢综合征的基础病变。

3. 膳食因素。高能量饮食是明确的 2 型糖尿病的重要膳食危险因素。

4. 体力活动不足。

5. 高血压。

6. 生物源和化学因素。病毒感染是重要因素，已知与 2 型糖尿病相关的病毒有柯萨奇 B4 病毒、腮腺炎病毒、风疹病毒等。

7. 其他因素。如老年人常用的药物如利尿药、雌激素、糖皮质激素和奥氮平等，可以改变碳水化合物的代谢，升高血糖。再如高龄、长期精神紧张等。

（三）临床表现

糖尿病的典型临床表现为"三多一少"，即多尿、多饮、多食和体重减轻。但 2 型糖尿病患者症状往往不典型，有部分患者无任何症状，仅于健康检查或因其他疾病就诊时发现血糖升高。糖尿病病程迁延，常可发生慢性并发症，包括大血管病变（如冠心病、脑卒中等）、微血管病变（如糖尿病肾病、糖尿病视网膜病变等）、眼部病变（如白内障、青光眼等）、神经病变和糖尿病足。此外，可发生各种感染，尤其是皮肤感染。部分患者可发生急性并发症，表现为糖尿病酮症酸中毒或高血糖高渗状态。

老年糖尿病患者呈现以下特征：①起病隐匿且症状不典型：仅有 1/4 或 1/5 的老年患者出现"三多一少"症状，有的老年糖尿病患者症状很轻，甚至完全没有症状。②慢性并发症多且严重：多数患者是在体检或治疗其他疾病时发现患有糖尿病，诊断和治疗常被延误，致使有些患者常常在诊断糖尿病之时就已发生多种并发症①，尤其以心血管并发症多见，高血压和脑血管患病率明显升高，常并发视网膜病变、糖尿病肾病。③急性并发症死亡率高：由于老年人代偿功能低下，口渴中枢不敏感，当血糖升高尤其是感染发烧或应用多种利尿药、皮质激素及静脉高营养剂时，不能及时补充失去的水分，往往导致高渗性昏迷、糖尿病性酸中毒等。

二、家庭照顾

老年糖尿病的管理重点是使血糖维持在一个适宜水平，1 型糖尿病主要通过注射胰岛素来控制血糖，2 型则结合有规律的运动和健康饮食来进行有效的控制。

（1）饮食护理

1. 饮食禁忌

（1）忌高钠和低纤维素饮食

高钠饮食可增加血容量，诱发高血压，增加心脏负担，引起动脉粥样硬化，加重糖尿病并发症。所以，糖尿病人应以低钠饮食为宜。五谷杂粮如莜麦面、荞麦面、燕麦片、玉米面、紫山药等，都富含维生素 B、多种微量元素及食物纤维。这些可溶解的纤维素有利于改善脂肪、胆固醇和糖的代谢，并能减

① 朱粉趁、黄晓颖、高惠珍：《老年人糖尿病的防治及护理》，载《心理医生》2016年第 16 期。

轻体重。所以，可以适量多吃这类食物。

（2）忌富含淀粉食品和高糖食品

富含淀粉的食品（大米、白面、薯类、豆类、谷类），进入人体以后，主要分解为碳水化合物，它虽是机体热量的主要来源，但因其可直接转化为糖，因此糖尿病人必须限量。否则，病情将无法控制。

食糖类制品（白糖、红糖、葡萄糖、水果糖、麦芽糖、奶糖、巧克力、蜂蜜）及糖类制品（蜜饯、水果罐头、各种含糖饮料、含糖糕点、果酱、果脯），可导致血糖水平迅速上升，直接加重病情，干扰糖尿病的治疗。所以，必须禁止食用。

（3）忌富含脂肪类和蛋白质的食物

糖尿病本身就是由于胰岛素分泌的绝对或相对不足引起的糖、脂肪和蛋白质代谢紊乱，又因糖尿病易于合并动脉粥样硬化和心脑血管疾病，所以，必须严格限制动物内脏、蛋黄、鱼子、肥肉、鱿鱼、虾、蟹黄等多脂类和高胆固醇食品的摄入，以免加重脂质代谢紊乱，发生高脂血症。糖尿病易于合并发生糖尿病性肾病，过量地摄入蛋白质会增加肾脏的负担。所以，糖尿病患者的蛋白质摄入应适量。美国糖尿病学会建议糖尿病患者每日蛋白质摄入量应限制在每千克体重 0.8 克以内为宜。

（4）忌辛辣食物

糖尿病患者多消谷善饥、烦渴多饮，而辛辣食品如辣椒、生姜、芥末、胡椒等性质温热，易耗伤阴液，加重燥热，故糖尿病患者应忌食这类调味品。

（5）忌烟酒

酒性辛热，可直接干扰机体的能量代谢，加重病情。在服用降糖药的同时，如果饮酒，可使血糖骤降，诱发低血糖，影响治疗。酒精能使血糖发生波动，空腹大量饮酒时，可发生严重的低血糖。而且醉酒往往能掩盖低血糖的表现，不易发现，非常危险。此外，乙醇可以加快降糖药的代谢，使其半衰期明显缩短，影响药物的疗效。因此，糖尿病患者必须忌酒。

2. 个体化饮食方案

合理饮食是糖尿病管理的基本措施，持之以恒的饮食是控制疾病进一步恶化的必要条件。饮食管理应根据患者的身高、年龄、性别和身体状况决定，以维持理想体重。

糖尿病及糖尿病前期的饮食管理应在专业人员指导下进行。在评估患者营养状况、满足个体饮食爱好的前提下，合理、均衡分配各种营养元素。超重或肥胖者应配合体育锻炼适度减重，定期测量体重，以达到减重效果；消瘦者如有增重现象，应适当调整饮食方案，避免体重增加。

3. 营养物质合理搭配

膳食应由高碳水化合物、低脂肪、适量蛋白质和高纤维食物组成。碳水化合物是影响血糖水平的重要因素，应占饮食总热量的 50%~60%，需限制单糖（糖果、水果）、增加多糖（粗制米、面、杂粮、蔬菜和豆类）的摄入。蛋白质摄入量约为 0.8g/（kg.d），提供 10%~20% 热量，且至少有 1/3 来自动物蛋白（鱼类优于肉类）。脂肪约占总热量的 20%，饱和脂肪不超过 7%，体重不超标和血脂水平正常的脂肪摄入量为 30%。食用纤维含量以 40~60g 为宜。

各种食糖、糖果、甜点心、饼干、水果及各种含糖饮料等摄入量应严格控制。为满足患者甜味口感，可使用甜味剂，如蛋白糖、木糖醇、甜菊片等。血糖控制较好的可在两餐间或睡前加食含果糖或蔗糖的水果，如苹果、橙子、梨等，同时，应定期监测体重变化。每日盐摄入量应少于 6g。

4. 进食应定时定量

病情稳定的 2 型糖尿病患者每天可进 3 餐，按 1/5、2/5、2/5 或各 1/3 标准分配；注射胰岛素或口服降糖药且病情有波动的可每天进食 5~6 餐，从 3 次正餐中匀出 25~50g 主食作为加餐[1]。

5. 推荐食物

（1）大蒜

大蒜中含有大量的大蒜素，吃大蒜可以减少血中胆固醇，有助于增加高密度脂蛋白，具有降低血糖成分，增加胰岛素的功能，促进上皮增生，加速创伤愈合等功效。

（2）洋葱

洋葱中的营养物质可以有效地抗糖尿病，还不会引起低血糖状态。

（3）莴苣

莴苣含有较丰富的烟酸，烟酸是胰岛素激活剂，经常食用对防治糖尿病有所帮助。莴苣可刺激胃肠蠕动，对糖尿病引起的胃轻瘫以及便秘也有辅助治疗作用。莴苣中所含的钾离子是钠离子的 27 倍，可促进排尿，降低血压。

（4）苦瓜

苦瓜有"植物胰岛素"之称。药理试验发现，苦瓜中所含的苦瓜皂甙，

---

① 周才菁：《老年糖尿病患者的饮食教育》，载《医学信息》2014 年第 15 期。

不仅有类似胰岛素的作用，而且还可刺激胰岛素释放，有非常明显的降血糖作用。

（5）南瓜

南瓜中的钴元素含量比较丰富，是胰岛细胞所必需的微量元素之一，对降低血糖浓度和防治糖尿病有特殊疗效。

（6）黄瓜

黄瓜性味甘凉，甘甜爽脆，具有除热止渴的作用。现代药理研究表明，黄瓜含糖仅 1.6%，是糖尿病患者常用的代食品，并可从中获得维生素 C、胡萝卜素、纤维素和矿物质等。黄瓜中所含的丙醇二酸，能抑制人体内糖类物质转变为脂肪。肥胖型糖尿病患者合并有高血压者，每天食黄瓜 100 克，大有裨益。

（二）运动

1. 运动方式

以有氧运动为主，如散步、慢跑、骑自行车、太极拳等，运动时间以餐后一小时（以进食开始计时）为宜。

2. 运动量

适宜的运动强度为：心率 = 170 - 年龄。运动时间为 30 ~ 40 分钟（包括准备运动和整理运动）。肥胖患者可适当增加活动次数；注射胰岛素或口服降糖药者应每天定时运动；有心、脑血管疾病或严重微血管病变者，应按具体情况选择运动方式。

3. 注意事项

（1）运动前评估糖尿病的控制情况，依据患者状况决定运动方式、运动时间及运动量。

（2）运动要适时适量，避免过量运动，以防止低血糖发生；运动中应注意补充水分；应随身携带糖果，以便低血糖时及时食用；若出现胸闷胸痛、视力模糊等症状时应立即停止运动，并及时处理。

（3）随身携带糖尿病卡以备急需。

（4）做好运动日记，以便观察疗效和不良反应。

（三）药物

如果通过运动和饮食无法控制血糖水平，可进行药物治疗，但仍需调节生活方式。药物需按医嘱服用，定时定量，不应擅自加大或减少药物剂量或随意调整服药时间。注射胰岛素患者时间过早、量过大都易引起低血糖；磺脲类等口服药物也易引发低血糖，可通过注射葡萄糖和进食甜点来缓解。胰岛素皮下注射时，宜选择皮肤疏松部位，如腹部、上臂、臀部等部位。如长期注射同一部位可引起局部皮下脂肪萎缩或增生、局部硬结，应经常更换；如在同一区域注射，须与上一次部位相距 1cm 以上、无硬结处；如有硬结，可采用热敷。

（四）预防低血糖

当老年人出现饥饿感、乏力、头晕、心慌、出虚汗、双手颤抖、手足口唇麻木、视力模糊、面色苍白等症状时应怀疑低血糖。有血糖检测条件者，立即测定血糖以明确病情；无糖检测条件时，应先按低血糖处理。

低血糖紧急处理包括：①清醒的老年人，应尽快吃一些含糖高的食物或饮料，如糖果、果汁蜂蜜、饼干等。②意识不清的老年人，则应使其侧卧，并拨打急救电话，尽快送医院抢救，有条件者先静推 50% 葡萄糖 20~40ml，此时不应给患者喂食或饮水，以免引起窒息。

（五）足部护理

糖尿病老年人足部溃疡和坏疽是致残、致死的重要因素之一。在日常生活中，糖尿病患者应重视足部护理，防止足部发生外伤，或发生之后及时处理，以免足部感染和病情进一步发展。

1. 每天检查足部。了解足部有无感觉减退、麻木、刺痛感；观察足部皮肤有无颜色、温度改变及足背动脉搏动情况①；检查双足有无皮肤破损、裂口、水疱、青紫、溃疡、红肿、鸡眼、坏死等损伤。

2. 保持足部清洁，避免感染。指导老年人每天清洗足部一次，水温不宜太冷或太热，一般不超过 40℃；泡脚时间不宜过长，以 10~15 分钟左右为宜；洗完后用柔软的浅色毛巾（以便于观察）擦干，尤其是脚趾间。皮肤干燥的情况下可适当涂羊毛脂，但应避免皮肤过度浸软。老年糖尿病患者不宜赤脚走路，以防刺伤；外出时不宜穿拖鞋，以免踢伤。袜子以浅色、有弹性、吸汗、透气性好及散热性好的棉毛质地为佳，袜口不宜太紧，如袜子有破损，应尽快更换。穿鞋前应检查鞋子，清除异物和保持里衬平整。选购鞋子尽量在中午或下午，鞋子不宜过紧；新鞋第一次穿 20~30 分钟，之后再逐渐增加穿鞋时间。

3. 防止冻伤、烫伤、外伤。糖尿病患者足部感觉神经病变，感觉不敏感，易发生创伤、感染。帮助视力不好的老年人修剪指甲，指甲修剪与脚趾平齐，

---

① 盛云惠：《钬激光碎石配合输尿管镜治疗输尿管结石的护理体会》，载《大家健康》2016 年第 2 期。

并挫圆边缘尖锐部分；冬天注意保暖，但不宜使用热水袋、电热毯或烤灯取暖，谨防烫伤，并注意防止冻伤；夏天注意避免蚊虫叮咬。

4. 积极控制血糖，说服患者戒烟。发生足部溃疡的危险性及足部溃疡的发展均与血糖密切相关，足部溃疡的预防应从早期控制和监测血糖开始，同时说服患者戒烟，防止因吸烟导致局部血管收缩而进一步促进足部溃疡的发生。

5. 促进肢体血液循环。指导和协助患者采用多种方法促进肢体血液循环①，如步行和腿部运动。

第六节　老年脑卒中患者的家庭照顾

脑卒中是严重危害老年人健康和生命安全的常见的难治性疾病，存在着发病率高、致残率高、死亡率高的"三高"现象。脑卒中给老年人健康和生命造成极大威胁，给患者带来极大痛苦，加重了家庭及社会负担。

一、概述

脑卒中是脑血管循环发生阻塞或出血，与多种因素相关，致残率高，需积极预防。老年人是脑卒中高发人群，需重点监测。

（一）定义和分类

1. 定义

脑卒中又称急性脑血管病或脑血管意外，俗称中风，是因急性脑血管阻塞或破裂引起的脑血流循环障碍所致的脑组织功能或结构损害的一组疾病。

2. 分类

脑卒中可分为两大类。

（1）缺血性脑卒中。占脑卒中总数的 60%～70%，主要是由于供应脑部血液的动脉出现粥样硬化和血栓形成，使管腔狭窄甚至闭塞，导致局灶性急性脑供血不足而发病。包括短暂性脑缺血发作、脑血栓形成和脑栓塞。脑血栓形成和脑栓塞统称为脑梗死。短暂性脑缺血发作可以产生症状但没有长期影响，但却是即将发生缺血性脑卒中的一个警示信号。

---

① 许洪英：《糖尿病伴发精神障碍的护理及健康教育》，载《医学信息》2015 年第 40 期。

（2）出血性脑卒中。占脑卒中总数的 30%~40%，根据出血部位的不同分为脑出血（ICH）和蛛网膜下腔出血（SAH）。出血性脑卒中的死亡率高于缺血性脑卒中。

（二）危险因素

1. 不可干预的因素

（1）年龄。随着年龄的增加，动脉粥样硬化程度增高，脑卒中患病的风险就越大。55 岁之后，每增长 10 岁脑卒中的发病率将增加一倍。

（2）性别。脑卒中在男性中更常见，但女性的死亡率更高，这与女性脑卒中发生年龄较晚、绝经期激素改变有关。

（3）种族等。

2. 可以干预的危险因素

高血压和动脉粥样硬化是脑卒中最主要和常见的病因。

（1）高血压。高血压患者发生脑卒中的概率是血压正常人的 6 倍，大约 80%的脑出血患者是由高血压引起的，治疗老年人单纯收缩压增高性高血压可以使发生脑卒中的危险降低 40%。

（2）心脏病。尤其是冠心病或风湿性心脏病合并心房颤动，可引起栓子脱落造成脑栓塞。

（3）糖尿病。糖尿病患者患脑卒中的年龄要提早 10 年，患者数比血糖正常的人高 2~4 倍。

（4）血脂异常和肥胖。促使动脉硬化，在动脉硬化的基础上进而发生脑卒中。

（5）吸烟与酗酒。吸烟使脑卒中危险性增加 3 倍。

（6）血液流变学紊乱。特别是全血黏度增加时脑血流量下降，其中血细胞比容增高和纤维蛋白原水平增高是缺血性脑卒中的主要危险因素。

（7）地域和气候。脑卒中在极度炎热或极度寒冷的地区更易发生。

（8）家族史。有脑卒中家族史者，其发病率更高。

（三）临床表现

脑卒中的症状和体征直接反映大脑某区域的受损状况（组织坏死或血管破裂），影响到一侧大脑（大脑半球的脑卒中比较常见，是发生在脑干部位的 5 倍，大脑某一半球的卒中会在对侧肢体出现症状）。

1. 老年脑梗死

脑梗死是局部脑组织因血液灌注障碍而发生的变性坏死，发病率占脑血管疾病的 60%~70%，是老年人致死致残的主要疾病之一。

（1）脑血栓形成表现。约 25% 的老年人发病前有短暂性脑缺血发作史，多在睡眠或安静状态下起病。发病时一般神志清楚，局部神经系统损伤的症状多在数小时或 2~3 天内达到高峰。因动脉阻塞不同，其症状表现也各异。大脑中动脉闭塞最为常见，可出现典型的"三偏"症状，即对侧偏瘫偏身感觉障碍同向偏盲左主干急性闭塞，可发生脑水肿和意识障碍；若在优势半球常伴有失语。

（2）脑栓塞表现。多在活动中突然发病，无前期症状，主要表现为意识障碍和癫痫。

（3）无症状性脑梗死。约 28% 的 65 岁及以上老年人出现无症状性脑梗死。

2. 老年脑出血

脑出血是指原发于脑实质的非外伤性血管破裂出血①。

（1）神经功能缺失严重。老年人一旦发生脑出血，多出现意识障碍、癫痫等。

（2）颅内高压症不典型。颅内小到中等量的出血一般不会出现典型的颅内高压现象。

3. 特征

大脑内不同部位受损，机体就会有相应的部分受累。如果大脑前部卒中，可能会产生人格改变和难以控制的情绪异常（如在不恰当的场合发笑或哭泣）。如果大脑左半部受影响，则语言中枢可能受损。大脑半球运动区域（控制肌肉自主运动的区域）受损，会影响到对侧肢体运动的控制，会引起上、下肢或上下肢同时无力或瘫痪。如果大脑内主管感觉的区域受损，则会影响到痛觉、触觉及关节的定位，后者会导致平衡失调而引起跌倒。

二、家庭照顾

脑卒中病程长治疗效果差，恢复慢，并发症多，良好的家庭照顾对患者的康复起着重要的作用。

（一）饮食护理

1. 饮食要求

---

① 吴素真：《转变体位护理结合人性化干预对新生儿肺炎生命体征变化的影响》，载《健康大视野》2018 年第 9 期。

患者饮食要以清淡而富有营养、低盐、低脂肪、低胆固醇、高蛋白、高维生素为原则，多吃粗纤维食物和蔬菜水果，早餐前半小时喝杯温开水，刺激排便，防止便秘。另外，还应根据患者的体质和活动程度来调整热量的供给，进食要有规律，定时、定量，少食多餐，选择松软、半流质或糊状、胶冻的黏稠食物，避免粗糙、干硬、辛辣等刺激性食物；给患者提供充足的进餐时间，以利于充分咀嚼；戒烟、限酒、限钠盐，控制食物热量，忌暴饮暴食，注意粗细及荤素搭配，保持理想体重。

2. 喂食方法

体位：不能自行进食者，需照顾者喂食。喂食时，老年人体位因人而异，一般采取床头抬高 30°~60°、坐位或半坐位，颈前倾，或将头部转向偏瘫侧，这种体位可使患侧咽部阻塞，健侧咽部增大，有利于食物从健侧进入食管，防止食物逆流。

喂食方法：照顾者应坐在老年人身旁，每口的喂食量应从少到多，循序渐进，直至找到适合老年人的量，一般为 5ml。喂食时从健侧进入，速度宜慢，食物在舌上停留时，鼓励老年人自己咽下食物，以促进舌的运动。等待老年人完全吞咽完毕后，再喂食下一口。餐后用温开水漱口，防止食物残留在口腔内引起误吸。每天用清水清洁口腔和鼻腔，进行口腔护理或选择合适的漱口液漱口，防止口腔感染①。

(二) 预防压疮

偏瘫老年人长期卧床不能自主翻身，易发生压疮。应保持衣物及床单清洁、干燥、平整、无皱褶。由于老年人皮肤常受大小便、汗渍浸蚀而抵抗力下降，需勤用温水清洗皮肤，保持皮肤清洁，并适当使用护肤品，防止皮肤干裂增加易感染性。卧床的老年人每 1~2 小时更换卧位 1 次，翻身时应轻柔，避免拉、拽、推；骨突出部位可涂红花乙醇，给予受压部位按摩；使用便器不可硬塞、硬拉，应协助老年人抬高臀部，必要时在便器边缘垫以软纸、布垫或撒滑石粉，防止擦伤皮肤。老年患者温度觉差，使用热水袋时，要注意别烫伤皮肤。

脑卒中老年人排泄照顾：

1. 预防便秘。训练老年人养成按时排便的习惯，形成定时排便的规律；

① 刘畅、袁修银：《脑卒中患者家庭护理进展》，载《护理实践与研究》2014 年第 10 期。

饮食成分中，注意纤维素、维生素和水分的补充。

2. 尿失禁者。使用收尿器并做到定时清洁和及时更换。

3. 训练排泄动作自理。在老年人具备坐位平衡能力、衣物整理能力以及身体移动能力后开始训练其自主排泄动作。

（三）预防肺炎

为老年人创造一个安静、舒适、温馨的家庭休养环境，室内温度宜 20~25℃，相对湿度宜 50%~60%。保持室内空气新鲜，开窗通风，但应避免老年人对着风口。天气冷暖转变时应注意适时加减衣服，以预防上呼吸道感染。卧床老年人每次翻身后应轻拍背部，帮助排痰，预防肺炎。老年人应每日下床锻炼，不能下床者常可在床上采取坐位。

（四）预防泌尿系统感染

鼓励老年人多喝水，并鼓励自行排尿，以预防尿路感染。尿失禁的男性老年人可用阴茎套接尿管集尿，女性老年人要及时更换尿布，每次小便后用温水擦洗会阴部。若发生尿路感染，应积极治疗。

（五）功能锻炼

1. 肢体功能训练

脑卒中患者发病 6 个月为最佳康复训练时间，应在医护人员指导下循序渐进地进行训练。

（1）Bobath 握手。患者双手十指相扣，偏瘫侧拇指在上面，前臂尽量向前伸直，以健侧手带动患侧手上举，在 30°、60°、90°、120°时，可根据患者情况停留 5~15 分钟，手部不要晃动，不要憋气或过度用力。

（2）桥式运动。待患者情况平稳时可做桥式运动训练。患者平躺在床上，双手平放于身体两侧，双下肢并拢，用双腿支撑使臀部离开床面，每天训练 3 次，每次抬臀 5~30 次，训练时循序渐进，以患者能耐受为宜。

（3）床上移动。患者以健手为着力点，健肢为支点在床上进行上下移行。患者坐在床上，健手握紧床栏，以健肢为重心使下肢立于床旁，身体顺势往上或往下移动，即可自行完成床上移动。若患者健手肌力提高，可鼓励患者以健手抓住床边护栏，健足插入患肢膝关节下自行翻身，每天 2~3 次。

（4）日常生活活动训练。扣扣子、持筷子、用勺子、坐起、站立等。此外，还可以进行一些趣味性的训练，以引起患者的兴趣，如下棋、打扑克、捡黄豆等。鼓励患者尽量做力所能及的家务。协助患者借助拐杖练习迈步行走时，注意纠正步态、步姿，应有人陪伴，防止跌倒。

2. 语言恢复训练

对语言不利和失语的患者可采取口语表达、阅读、听写及使用替代工具（手势语画图、交流册）等方式训练患者的语言表达能力。应根据患者的情况进行发音训练，由易到难由短到长。开始，由简单的音节，如 a, o, e 开始，进行口唇肌肉运动和声门的闭锁训练，照顾者发音，患者复述，然后再到简单的单词、词组、语句。当患者能说出简单的单词、语句时，可进一步采取中心内容讨论法，即找主题，与其进行讨论，鼓励患者发言；对话时讲简短易懂的话语，清楚而且缓慢，并给充分时间回答问题；训练过程中鼓励患者多说话，大声说话，通过张口动作和声门开闭，促进语言功能的恢复；要多与患者交流最感兴趣的事情，并反复强化，启发记忆。

3. 吞咽困难训练

脑卒中患者常因吞咽障碍而导致各种并发症，如脱水、吸入性肺炎和营养不良，并产生各种不良影响，甚至直接造成死亡。吞咽功能训练主要包括直接训练和间接训练。直接训练即患者自主做吞咽动作训练以达到改善吞咽功能的目的，一般在对患者进行喂食或患者自行进食时完成，适用于意识清醒、生命体征平稳、能形成有效吞咽反射和咳嗽反射的患者；间接训练指患者不主动做吞咽动作，而是通过其他肌肉的动作训练，从而达到训练吞咽神经控制能力的方法，包括感觉刺激、口腔周围肌肉运动训练、声带内收训练、喉上提训练、空吞咽训练、吸吮及喉抬高训练、呼吸道训练等。

（六）药物

在医生的指导下，遵医嘱按时服药，不可私自增减药量和加服其他药物，过多、过乱地用药会对胃、肝、肾及造血系统产生不良影响，不但不能加快恢复，反而可能引起其他不良反应。了解不良反应及用药注意事项，发现异常应及时通知医生处理。

（七）心理护理

脑卒中后抑郁是以情绪低落、睡眠障碍、兴趣下降、活动减少为主要特征的心理障碍，发病率约占脑卒中患者的 21%~50%。对于不愿意表达的患者，照顾者应耐心、细心，帮助矫正其心理障碍；对于失语的患者，可鼓励其用纸笔写下自己的想法和需求，并及时对其表示肯定，帮助其减轻失语的痛苦；对于过分依赖亲属，不愿做肢体功能训练的患者，要对患者讲明肢体功能训练的重要性，鼓励其运动以帮助肢体功能的恢复；对于在进行功能锻炼时，没有耐心、急于求成的患者，应告知患者康复训练要循序渐进，只有坚持不懈、持之以恒地训练才会取得良好的效果。

第七节 老年肿瘤患者家庭照顾

老年人是肿瘤的高发人群，随着人们寿命的延长，老年人患肿瘤的概率增加。同时，随着诊疗技术的进步，很多肿瘤得以早诊断早治疗，肿瘤患者长期生存，同时带来了新的照顾问题。

一、概述

肿瘤的发生是内外因长期共同作用的结果，老年人是肿瘤易发人群，有一定的特殊性。

（一）定义

肿瘤是指机体在各种致瘤因子作用下，局部组织细胞增生所形成的新生物，因为这种新生物多呈占位性块状突起，也称赘生物。根据新生物的细胞特性、病理学特点、生长方式及对机体的危害性程度不同，肿瘤分为良性肿瘤和恶性肿瘤两大类，而癌症为发生于上皮细胞的恶性肿瘤的总称。恶性肿瘤相对生长迅速，并且呈侵袭性生长，与周围组织粘连，边界不清，易发生转移，治疗后易复发，对机体危害大。

（二）危险因素

肿瘤的发生是经过多因素参与的多阶段病理过程，危险因素包括外在环境因素和机体内在因素，大多数肿瘤的发生是环境致病因素积累暴露[①]，结合机体内在因素综合作用的结果。

1. 环境因素

引起肿瘤发生的环境危险因素包括化学因素、物理因素、生物因素、行为因素。

（1）化学致癌物

凡是能引起人或动物肿瘤形成的化学物质称为化学致癌物。化学因素是最主要的肿瘤危险因素，主要包括烷化剂类、多环芳烃类、芳香胺类、偶氮染

---

① 汤晗、聂建云：《慢病毒载体系统的发展及在肿瘤基因治疗中的应用》，载《现代肿瘤医学》2017 年第 10 期。

料、亚硝基化学物等几类化学致癌物。根据化学致癌物的作用方式可将其分为直接致癌物、间接致癌物、促癌物三大类。化学相关致癌有白血病（甲醛）、肺癌（石棉）、乳腺癌（己烯雌酚）、肝癌（黄曲霉素）、胃癌（吸烟、橡胶制造业）、皮肤癌（多氯联苯）、泌尿系统肿瘤（三氯乙烯）等。

（2）物理因素

物理因素的范围很广，包括各种波段的电磁波紫外线、热辐射、石棉等矿物纤维机械刺激等。电离辐射是最主要的物理性致癌因素，主要包括以短波和高频为特征的电磁波辐射及电子、质子、中子等的辐射。X-射线和 γ 射线对多个器官致癌，如血液系统肿瘤、乳腺癌、皮肤癌骨肉瘤、胃肠道肿瘤等。其他危险因素，如皮肤癌（太阳辐射）、肺癌（钚）、甲状腺癌（碘 131）。

（3）生物因素

生物性致癌物包括细菌、真菌、病毒及寄生虫。例如，幽门螺杆菌感染与胃癌的发生密切相关，EB 病毒感染与鼻咽癌相关，HBV 与肝癌相关，HPV 与宫颈癌有关，血吸虫感染与膀胱癌高发有关等。

2. 机体内在因素

大多数肿瘤的发生与环境因素有关，但暴露于同样致癌因素的一个群体，仅有少数人罹患肿瘤。目前认为，环境因素是肿瘤发生的始动因素，而个人的机体特征决定肿瘤的易感性。

通过对遗传性或家族性肿瘤综合征的研究，目前已发现一些肿瘤致病基因，其携带者增加患癌风险。如乳腺癌、胃癌、肺癌、宫颈癌等患者的一级亲属发生同类型癌症的概率要明显高于群体发病率。但是，遗传性肿瘤只占肿瘤的极少部分，大部分肿瘤是基因和环境因素交互作用的结果。

机体免疫功能低下或受抑制时，机体的肿瘤发生率明显升高。如器官移植术后应用大剂量免疫抑制剂的患者，其恶性肿瘤的发生率是正常人的 100 倍，并且以淋巴瘤居多。

3. 行为因素

越来越多的研究表明，肿瘤的发生与个体的生活方式密切相关。

（1）吸烟。肺癌发病率与吸烟有关，戒烟后肺癌危险度渐趋下降，5 年后可保持在比一般人略高的水平。吸烟除导致肺癌外，还可导致口腔、咽、喉、食管、胰腺、膀胱等多种癌症。

（2）饮酒。饮酒与口腔癌、鼻咽癌、喉癌、直肠癌有关。长期饮酒可导致肝硬化，继而可能发展为肝癌。饮酒又吸烟者可增加某些恶性肿瘤的危险性。

（3）饮食。男性癌症的 30% ~40%、女性癌症的 60% 可能与饮食有关。天然食物或食品添加剂中存在致癌物，如亚硝胺有强致癌作用；长久储存的蔬菜、水果中易存在高浓度的亚硝酸；食用色素中具致癌性的有二甲氨基偶氮苯（致肝、胆管、皮肤、膀胱癌）、邻氨基偶氮甲苯（致肝、肺、膀胱癌、肉瘤）、碱基菊烃（致肝癌、白血病、网状细胞肉瘤）等；香料及调味剂中具致癌作用的有黄樟素（致肝、肺、食管癌）、鞣酸（致肝癌、肉瘤）；食物霉变可产生致癌物如黄曲霉毒素，常污染米麦高粱、玉米、花生、大豆等；食物烹调过程中可产生致癌物，如烟熏、炙烤及高温烹煮食物时由于蛋白质热解，特别在烧焦的鱼、肉中可产生有致突变和致癌性的多环有机化合物；油被连续和重复加热及添加到未加热的油中都会促进致癌物生成。

（4）其他。缺乏体育锻炼、肥胖、不安全性行为、空气污染、家庭使用固体燃料产生的室内烟雾和使用被污染的注射器等不良生活方式与肿瘤的发生有密切关系。

4. 营养因素

肿瘤的发生与营养因素也有密切关系。

（1）核黄素的缺乏。核黄素又称维生素 B2，是人体两种酶，即黄素单核苷酸和黄素腺嘌呤二核苷酸的重要组成部分。该两种辅酶通过与多种蛋白结合，形成黄素蛋白，是机体生物氧化反应及能量代谢的重要辅酶。核黄素缺乏可引起消化道上皮组织炎症、萎缩、角化过度，甚至溃疡，易诱发各种癌症，尤其与食管癌的发生关系密切。

（2）维生素 C 的缺乏。维生素 C 为一种水溶性维生素，人体自身不能合成，需通过饮食获取。当血液中维生素 C 达到 11mmol/L 以上，即药理浓度，可产生活性氧类自由基，可对大多数肿瘤细胞产生杀伤作用。大剂量静脉注射维生素 C 已用于癌症治疗的辅助手段。

（3）维生素 A 的缺乏。维生素 A 又称视黄醇，其体内代谢衍生物为视黄醛和视黄酸，前者与视觉有关，后者参与机体生长发育、生殖功能、免疫功能和造血功能等。维生素 A 缺乏可增加疾病严重程度，增加病死率，需要及时补充。

（4）微量元素钼的缺乏。钼是人体必需微量元素，是三种钼金属酶（黄嘌呤氧化酶/脱氢酶、醛氧化酶和亚硫酸盐氧化酶）的辅基而发挥其生理功能。钼缺乏与食管癌、鼻咽癌、肝癌、胃癌等有一定的相关性。

（5）微量元素锌的缺乏。锌的缺乏可引起食管上皮细胞角化不全，增加食管对致癌物的敏感性，干扰正常组织的愈合。

（6）微量元素硒的缺乏。硒的抗癌作用近年来引起医学界的广泛重视，食道癌的高发可能与硒相对不足有一定关系。

5. 激素水平

某些肿瘤的发生、发展依赖于一定的激素环境，否则难以继续自主的生长，称为激素依赖性肿瘤，常见有乳腺癌、子宫内膜癌、卵巢癌、前列腺癌。

（三）临床特点

肿瘤的表现分为局部表现和全身性症状。由于老年人的生理、心理特点，老年癌症患者呈现一定的特点。

1. 局部表现

与其他年龄癌症患者一样，老年癌症患者的局部表现包括有肿块、疼痛、溃疡、出血、梗阻等。不同于年轻人，老年人对疼痛敏感度下降，不容易察觉异常表现。

2. 全身症状

良性及早期恶性肿瘤，多无明显的全身症状，或仅有非特异性的全身症状，如贫血、低热、消瘦、乏力等。如肿瘤影响营养摄入（如消化道梗阻）或并发感染出血等，则可出现明显的全身症状。恶病质常是恶性肿瘤晚期全身衰竭的表现。不同部位肿瘤，恶病质出现迟早不一，消化道肿瘤患者可较早出现。老年人由于自身功能状况较差，机体储备力下降，容易出现恶病质。

3. 特征

（1）老年癌症患者症状不典型。由于老年人常伴有其他疾病，其所经历的症状与癌症相似，不容易被察觉。例如，前列腺癌常表现为尿频尿急、排尿困难夜尿次数增多等，与前列腺肥大症状比较相似，由于症状不典型，老年癌症患者容易漏诊、误诊。

（2）老年人癌症潜伏期癌较多。老年人尸检癌症患病率要高于临床诊断患病率，说明有部分老年人有潜伏癌。主要原因是癌症发展缓慢，症状出现较晚。

（3）老年人易患多发性癌症。即老年人容易同时患不同癌症，或先后患不同组织、器官的原发癌。

二、家庭照顾

通过早诊断、早治疗以及治疗技术的进步，越来越多肿瘤老年患者得以长期生存，需要回到家中休养并继续门诊治疗，家庭照顾对肿瘤老年患者的康复十分重要。

（一）家庭的支持作用

良好的治疗、休养气氛和环境有助于老年患者的康复。

1. 养成良好的生活习惯

有规律的生活习惯，形成良好的适合老年人具体情况的生物钟，有助于其恢复体力。可通过多种途径提高睡眠质量，包括睡前喝牛奶、听舒缓音乐、泡脚、中医保健疗法，如艾灸足三里、天柱、气海、关元、膻中等穴位。

2. 饮食平衡

饮食上尽量做到色、香、味、形俱佳，少量多餐，平衡膳食，适当增加营养，避免盲目忌口，多为老年人准备一些富含高热量、高蛋白以及高维生素的流质食物，使老年人顺利完成手术、放疗、化疗等治疗过程。避免过多烟酒及辛辣油煎等刺激性饮食。在饮食过程中，需注意少量多餐的原则，避免多食，以能够消化为原则，同时为老年人提供良好的进食环境。

3. 家庭布置合理

很多老年肿瘤患者体质虚弱，活动能力下降，居家环境应有利于老年人活动。

（1）房间的色调。协调的颜色可创造温馨的生活环境，要根据老年人的爱好来布置房间，不要反差太大，力求柔和。

（2）房间的家具。最好为老年肿瘤患者安排单独的房间，家具不宜过多，讲究实用、安全，为老年患者留出足够的室内活动空间。

（3）房间的音响。家庭成员在做家务、走路、说话、娱乐、开关门时，不要产生过大音响。

（4）房间的清洁与消毒。①定时开窗通风。②禁止吸烟。③避免异味刺激：做饭时将老年患者房间的门窗关好。④采用湿扫、湿擦：门、窗、桌椅可用 0.5% 的 84 消毒液，每日擦拭。⑤温度 18~22℃，相对湿度 50%~60%。

（二）疼痛的护理

药物镇痛是目前治疗癌痛的主要手段，心理护理可缓解老年患者的疼痛。

1. 正确使用止疼药

应用数字评分法或脸谱法评估老年人疼痛程度，在评估基础上，配合医护人员应用世界卫生组织推荐的三阶梯镇痛法。轻度疼痛可选择阿司匹林、消炎痛（吲哚美辛）、布洛芬等；中度疼痛可选择可待因、双克因等；重度疼痛选择吗啡、芬太尼、布桂嗪（强痛定）等。老年人害怕药物成瘾或害怕副作用，不敢用药而导致不能充分止痛，使老年人容易出现焦虑寝食难安，影响其生存质量，而且由此引起的消瘦、衰竭使老年人不能耐受原发病治疗（如手术、放化疗），因此，为达到有效的疼痛管理，需告知老年人定时、按时服用止痛药更安全，而且所需的剂量也较低。按医生指示的剂量和方法服用，切勿自行增减用量，并且需与医护人员沟通，说出疼痛减轻或加重的情况及其他不适①。

2. 陪伴老年人

聆听及体会老年肿瘤患者的心声，让其说出自己的担心和忧虑，有助减轻其内心的痛楚。

3. 暗示疗法、放松疗法

暗示老年人如何进行自身调节，可增强老年人自身战胜疾病的信心。可做深呼吸运动，做一些轻巧的消遣活动。全身肌肉松弛可阻断疼痛反应，如让老年人闭上双目，做叹气、打哈欠等动作，随后屈髋屈膝平卧、放松腹肌、背肌，缓慢做腹式呼吸。

4. 使用冷敷、热敷方法

通过刺激疼痛周围皮肤或相对应的部位可缓解某些部位的疼痛，但使用前必须先请教医护人员。刺激方法可采用按摩、涂清凉止痛药等，也可采用各种温度的刺激，或用65°C热水袋放在湿毛巾上做局部热敷，每次20分钟，可取得一定的止痛效果。

5. 分散注意力

在老年人体能允许的情况下，可通过打麻将等群体活动分散老年人的注意力。独处时，可通过听音乐、看电视、回想等分散注意力，应根据老年人的喜好选择音乐，宜快声调，使老年人可边欣赏边随节奏做拍打、拍手等动作；电视节目可选择相声、小品等让身心愉悦的节目，或者老年人喜欢的节目类型；应用回想法时，应让老年人坐在舒适的椅子上，闭上双眼，回想自己童年有趣的乐事，或者想自己愿意想的任何事，每次15分钟，一般在进食后两小时进

---

① 岳林：《肿瘤患者如何进行自我康复》，载《健康指南》2017年第8期。

行，事后要闭目静坐两分钟。

6. 适当改变体位

对于长期卧床患者，可替其变换姿态，并用软枕垫着受压部位。

7. 按摩

做一些简单的肢体按摩，以减轻因长期卧床而引起的不适。

（三）康复锻炼

适当的锻炼对老年肿瘤患者具有双重意义，一是可以明显改善体质，二是通过锻炼中的人际交往，对自身的情绪产生积极影响。锻炼应遵循由简到繁、循序渐进的原则。癌因性疲乏是肿瘤患者积极参与锻炼的重大阻力，需引导克服。肿瘤手术后的老年人，术后如无禁忌症，在医护人员指导下可早期离床活动，可由家人搀扶在家里走动，促进身体各部功能的恢复，但只可做轻微正常活动。如果卧床不起的老年人，体力较差，不能下床时，可在床上做肢体运动和翻身动作，或选择按摩；病情好转能起床后，可逐步加大运动量，变换锻炼内容，改散步、慢跑、打太极拳、习剑、气功、游泳等活动项目，运动量以不感到疲劳为度；对于放化疗后的老年人，锻炼没有太多禁忌，在身体一般情况许可的情况下，可尽早开始锻炼，包括在治疗期间就可做轻微活动，治疗后则应逐步加强锻炼程度，但要避开严重骨髓抑制期，即白细胞降低时锻炼可暂停。

（四）持续性治疗及护理

癌症的治疗周期较长，化疗患者通常需要长期外周静脉置管，需要长期照顾。

1. 严格遵守医嘱按时、按量、按顺序服药，避免和减少副作用[1]。

2. 静脉化疗老年癌症患者需维护中心静脉外周置管，尽量避免穿刺手臂用力，避免淋湿，避免改变针头位置引起药液外渗。用药过程及拔针后，禁止局部热敷，一旦发现药物已漏出血管外或出现疼痛烧灼感，应立即请医护人员处理，立即停止注药，局部冰袋冷敷或作封闭，以防药物扩散。

3. 带有化疗泵、止痛泵和各种造漏袋的患者应遵医嘱进行护理，防止局部感染。

（五）症状照顾

很多癌症患者出院后有治疗相关症状在短期内需要特别的照顾。

---

[1] 李煜西：《肿瘤患者的家庭护理》，载《中国保健营养》2018年第8期。

1. 恶心呕吐

①饮食要清淡，温热适中，过分甜腻或脂肪过多的食物以及热食均易引起呕吐。②偏酸性的水果硬糖及酸泡菜可缓解恶心症状。③避免强烈的阳光、嘈杂的声音以及强烈气味（如香水或其他老年患者的呕吐物）的刺激。④分散老年人的注意力，减少恶心呕吐；在与老年人的谈话中，不能渲染化疗引起的恶心呕吐，以免加重心理负担。⑤化疗间隙期，鼓励老年患者到室外散步，呼吸新鲜空气做适宜的运动如气功等。⑥老年人出现恶心呕吐时，应作短暂休息；呕吐严重时暂禁食，呕吐停止后从汤水开始逐步恢复饮食。⑦遵医嘱用药减少化疗性恶心呕吐的发生。

2. 腹泻

食物不要太烫，少吃甜食及富含纤维类食物，以免产气过多引起腹痛腹胀。应多补充水分，一般以开水、淡茶为宜，不宜饮用咖啡、浓茶和酒类等，同时多食用含钾丰富的食物，如土豆、橘子桃杏等，注意个人卫生，预防肛门周围皮肤损伤。

3. 便秘

长期卧床容易导致老年患者腹胀、便秘，可通过以下措施促进排便。①早上空腹饮一杯温水，多饮水和进食蔬菜水果。②养成定时排便习惯，可鼓励老年人在早餐后一小时内排便。③按顺时针方向为老年人进行腹部按摩，以利肠道蠕动增快，缓解症状，如有便意，应立即排便。④每天有适量活动，如步行。⑤必要时按医嘱服用通便药。

4. 失眠

失眠是老年肿瘤患者常见的症状之一，失眠的发生可严重影响老年患者的生活质量，可通过以下措施改善睡眠状况：①消除不良心态，做好心理调节。②改善睡觉环境，并尽快适应新的环境。③积极防治不能耐受的疼痛或不适，采用多种镇痛方法缓解或消除疼痛，使老年患者趋于平静，很快入睡。④积极治疗引起睡眠障碍的其他疾病。⑤根据治疗和康复计划合理安排并调整作息时间，建立能适合于疾病治疗及康复的生活规律。⑥白天应进行适当的娱乐活动或体育锻炼。⑦注意减少睡前饮食。⑧合理使用镇静安眠药①。

5. 呼吸困难或气促

---

① 郭红敏、杨爽：《探讨儿童肿瘤患者放化疗期间的家庭护理指导》，载《饮食保健》2019 年第 16 期。

对晚期癌症患者来说，气促是普遍的症状，病情和心理因素都会影响气促的程度。可通过以下措施缓解：①协助患者在舒适位置休息，如坐在椅子或床上，可以用数个枕头支持背部和头部。②家人平和地安慰和陪伴，保持患者心境平和，可轻轻为患者捶背，减轻焦虑。③注意空气流通。保持室内空气清新、环境安静。④避免穿着紧身衣物。⑤按医嘱服药，如支气管扩张剂。⑥保持大便通畅，避免用力排便。⑦如有缺氧现象（口唇紫绀），有条件的可给予适量吸氧。⑧气促是因为痰液黏稠阻塞气道，可饮用温开水稀释痰液，翻身拍背以助痰液咳出。

（六）预防感染

老年患者由于放疗、化疗及多种原因，食欲低下，容易引起营养缺乏、抵抗力降低，易发生感染，应从以下方面进行预防：

1. 居室经常通风，保持空气清新。

2. 适当控制探视人数，化疗期间尽量不到人多的公共场所。

3. 注意用品消毒及口腔卫生。

4. 发现感染症状，及时就医。

（七）定期复查

急性期治疗结束，肿瘤患者需定期复查，为提高复查效率，需注意以下情况：

1. 常见异常症状。出血、消瘦、梗阻症状、发热疼痛、肿块等。

2. 病情变化记录。老年人和照顾家属应将异常情况详细记录。

3. 定期复查时间。复查的时间根据医生意见而定，异常情况随时就医。

4. 家庭护理病历。妥善保存患者就医的相关病情资料和家庭护理记录。

第九章　日常急救知识

老年人随着年龄逐渐增长，体质缓慢下降，抗病能力减弱，且生活中老年人又属于容易发生意外的人群，比如异物堵塞呼吸道、骨折、出血、烧烫伤、心脏骤停等①。因此，发生意外事故后急救难度相对增加，针对老年人群的救治就显得尤为重要。有不少人认为，急救只是专业医生的事情，自己不懂任何医学知识，与急救没有任何关系，这是非常错误的想法。越来越多的意外事故，体现了急救常识的重要性，及时、有效的急救措施能够救人于水火，减少意外事故的死亡率、致残率，所以急救应该成为生活中必备的技能。

第一节　异物堵塞呼吸道

心脑血管疾病与肺部疾病是老年人常见病，而患有这些疾病的老年人在日常生活中，发生噎食、气道堵塞、痰液堵喉引发窒息，造成呼吸困难，危及生命的情况屡见不鲜，如果发现及时，采取有效措施，即可解除危机。

一、老年人发生气道堵塞的常见原因

通常老年人发生气道堵塞的原因多种多样，但大部分情况与老年人机体功能退化和身患的疾病有关联。气道堵塞发生的原因大致有以下几种。

（一）老年性疾病的影响

老年人因疾病造成吞咽反射迟钝，吞咽动作不协调而引发噎食气道堵塞，如脑血栓后，可能造成吞咽神经功能障碍，吞咽肌肉群麻痹，食物吞咽受阻引起气道堵塞；或有食管病变，遇有食物的刺激易使其痉挛，造成气道堵塞；再

---

① 柴士花、陈青云：《基层老年患者护理安全与对策》，载《医药与保健》2015年第7期。

有肺部感染时，由于年老体弱无力咳痰，黏稠的痰液堵在咽喉部引起气道堵塞（图9-1）。

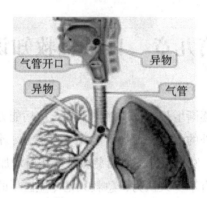

图 9-1　咽部异物堵塞

（二）老年人生理机能退化的影响

老年人因牙齿脱落，咀嚼缓慢，易造成食物在口腔的堆积，更容易口中食物等吸入气管造成气道梗阻；另外，食物偏硬，不易咀嚼和吞咽，也易发生食物卡喉的气道堵塞。

（三）进食环境的影响

进食时进食过快、说笑或情绪激动也易使食管痉挛，食物崁顿在咽喉部形成气道堵塞；大量饮酒时，咽喉部肌肉松弛，吞咽失灵，食物滑入气管形成气道堵塞。

（四）易引发气道堵塞的异物类型

易引发气道堵塞的异物主要有坚果类（花生米、榛子、核桃、瓜子等均属于坚果类食物，由于体积小，圆滑，不易嚼碎，稍不留意就囫囵吞食卡在咽喉部的狭窄处，造成气道堵塞）；多纤维类蔬菜（纤维多且不易嚼烂的蔬菜，易形成团块，难以咽下，造成气道堵塞）；糯米制成的食物（年糕、元宵、粽子等）；小粒水果、果冻及糖果；大块的肉、排骨（吞咽时速度太快，咀嚼不全，吞咽过猛，易卡在喉部，黏稠的痰液和饮水过急也会引发呛咳）。

二、异物堵塞气道的表现症状

异物造成的气道堵塞分为气道的不完全性堵塞和完全性堵塞，其表现症状各有特征。

（一）不完全性堵塞

老年人被不规则异物（花生米等硬果类）堵在咽喉部或下滑到了支气管，刺激了咽壁、气道壁，反射性引起呛咳、喘鸣，老年人会双手紧紧扶住颈部，呈"V"形手势典型表现（图9-2），且表情痛苦，声音嘶哑，若异物不能及时咳出或咳嗽微弱无力，张口吸气时，可以听到异物冲击性的高啼声；若异物在支气管内滞留过久会导致肺部感染、阻塞性肺气肿等后遗症。

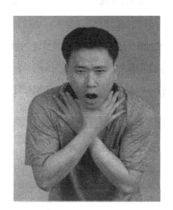

图9-2　"V"形手势

（二）完全性堵塞

若较大异物堵住咽喉部、声门处或气管入口处，老年人很快发生面色灰暗、青紫、不能说话、不能咳嗽、不能呼吸，皮肤、甲床和口腔黏膜发绀等窒息的典型症状，继而昏迷倒地，肢体抽搐，很快呼吸停止，死亡。

三、异物堵塞气道的现场急救

（一）救治步骤

当发现老年人发生异物卡喉气道堵塞时，第一件要做的事，就是停止所有的进食进水活动，立即吐出或抠出口腔里所有未咽下的食物或痰液，并按以下步骤进行救治。

1. 判断情况，观察意识，看有无特有的"V"形手势。

2. 询问感觉，确定异物，鼓励大声咳嗽。

3. 能说话者，继续鼓励咳嗽，咳不出异物时，立即实施海姆立克急救法，直至异物咳出；不能说话者，立即帮助老年人实施海姆立克急救法，直至异物咳出。

4. 对意识丧失者，如已发生心跳呼吸停止，则立即实施现场心肺复苏术。

（二）海姆立克急救法

海姆立克（Henry J. Heimlich）急救法（简称海氏法）是美国一名外科医生海姆立克教授于 1974 年发明的。1975 年 10 月，美国医学会以他的名字命名了这个急救方法。经过广泛的宣传和科学普及，人们运用此法抢救气道堵塞获得很大成功。海姆立克教授也因此被《世界名人录》誉为"世界上挽救生命最多的人"①。

海氏法原理：利用突然冲击腹部的软组织，产生向上的压力，使膈肌抬高，压迫两肺下部，驱使肺部残留空气形成一股向上的气流，这股气流具有冲击性、救活方向性，它会快速冲入气管，从而将滞留在气道及咽喉部异物排出（图 9-3）。

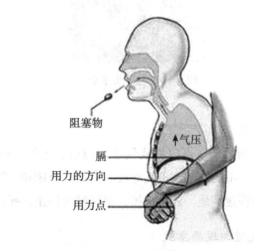

图 9-3 海氏法原理示意图

1. 立位海姆立克急救法（互救式）
此方法适用于清醒的老年人。
（1）抢救者站在老年人背后，用两手臂环绕老年人的腰部。
（2）一手握空心拳，将拇指侧顶住老年人腹部正中线肚脐上方两横指处、

----

① 海云：《异物卡喉应用海氏急救法》，载《农村新技术》2016 年第 8 期。

剑突下方。

（3）用另一手抓住拳头、快速向内、向上挤压冲击老年人的腹部。

（4）约每秒一次，直至异物排出老年人失去反应（图9-4）。

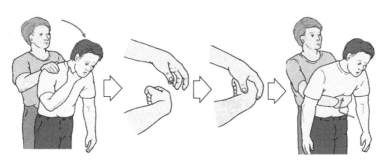

图9-4 立位海姆立克急救法（互救式）

2. 立位海姆立克急救法（自救式）

此方法适用于不完全气道梗阻老年人，意识清醒，而且具有一定救护知识、技能，并且当时又无他人在场相助，打电话又困难，不能说话报告情况之下，所采用的自救方法。

（1）自己的一手握空心拳，拳眼置于腹部脐上两横指处。

（2）另一手紧握住此拳，双手同时快速向内、向上冲击5次，每次冲击动作要明显分开。

（3）还可选择将上腹部压在坚硬物上，如桌边、椅背和栏杆处，连续向内、向上冲击5次。

（4）重复操作若干次，直到异物排出（图9-5）。

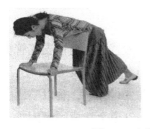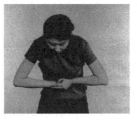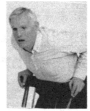

图9-5 立位海姆立克急救法（自救式）

3. 仰卧位海姆立克急救法

此方法适用于意识不清醒的老年人。

（1）将受伤老年人置于仰卧位，救护人员骑跨在老年人髋部两侧。

（2）一只手的掌根置于受伤老年人腹部正中线、脐上方两横指处，不要触及剑突。另一手直接放在第一只手背上，两手掌根重叠。

（3）两手合力快速向内、向上有节奏冲击伤病员的腹部，连续 5 次，重复操作若干次，每次动作要明显分开（图 9-6）。

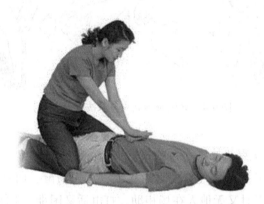

图 9-6　仰卧位海氏法

4. 注意事项

（1）尽早识别气道异物梗塞的表现，及时判断，果断采取措施。

（2）实施腹部冲击，定位要准，不要把手放在胸骨的剑突下或肋缘下，以免骨折。

（3）腹部冲击要注意胃内容物反流导致误吸，随时吐出或抠出排出的食物、痰液。

（4）海氏法无效时，应立即拨打 120 急救电话。

（三）痰液堵塞时的急救

痰液增多是多种老年性疾病最常见的症状，如感冒、慢性支气管炎、肺部感染、心脏疾病和长期卧床的老年人等情况。当老年人免疫力下降，抵抗力减弱时，伴有呼吸道感染时，痰液会猛然增多，并变得黏稠，难以咳出，甚至形成痰痂，吸附于呼吸道黏膜上，稍有不慎则堵在气道上造成呼吸困难、窒息等危象。在家中一旦发现老年人呼吸困难、说话吃力、面色青紫、嘴唇发绀的情况，应首先考虑呼吸道被堵，当判明堵塞物为痰液时，须立即采取有效措施，清理呼吸道，排除痰液。其方法有如下几种。

（1）戴手套用手或用工具，如木筷、调羹等，抠出口腔及咽喉部的痰液。

（2）用100毫升注射器加吸痰管或导尿管，由口腔或鼻腔伸入气管吸出深部的痰液；紧急情况下，可以口对口吸出堵在气管中的痰块（最好在口口之间垫一层纱布）。

（3）痰液堵塞严重时，采用海姆立克急救法（腹部冲击法）排出堵塞的痰液，以畅通气道；

（4）叩背排痰：急救者用空心掌（图9-7），在老年人的背部由下至上，由两侧向中间（脊柱）用力叩击，注意与老年人的咳嗽动作一致，效果更佳。

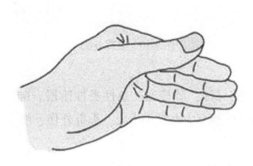

图9-7 空心掌

具体做法和注意事项如下。

（1）取适合体位。如果老年人精神尚可，可鼓励老年人取坐位；若老年人体力不支，也可让其取侧卧位，拍打一段时间后再帮助老年人转换另一侧卧位。切忌让老年人俯卧趴在床上拍背，这样会影响老年人呼吸，也不利于痰液排出。

（2）叩背部位要选对。肩胛骨是人体明显的骨性标志，容易辨认，叩背时可选取肩胛骨下端以下1~2寸的部位为"起叩线"，然后从下至上，从背部两边向中间位置轻轻叩击。叩背时注意观察老年人表情，并鼓励老年人咳嗽和深呼吸，把气管、支气管的痰液排出。

（3）掌握正确叩击方法。叩背时一手扶着老年人肩部，另一手屈曲成空心掌（图9-10），有节奏地持续以腕部发力轻轻扣击，力度均匀一致，以老年人能耐受为度。切勿以掌心或掌根部拍背。对于长期卧床老年人，每天叩背3次较为适宜，同时，叩背时要注意室内温度，勿让老年人着凉受寒。

（4）注意事项

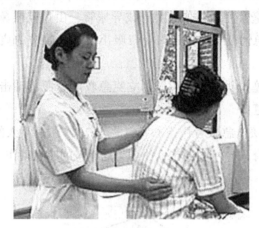

图 9-10 叩背方法

① 叩背排痰的禁忌证：肺栓塞、急性炎性阶段、肺结核、咯血、癌症、肺脓肿、刚手术后、曾经有大血管手术史、头部外伤、颅压升高或抽筋时、胸部骨折。

② 叩背排痰宜避免直接在赤裸的皮肤上操作。

③ 至少在用餐前 3 小时才可执行此活动，应避免于饭后操作。

④ 预防卧床老年人痰液积聚，每天宜维持至少早晚各 3 次的体位引流和叩背排痰的活动，且每次每侧应至少 10 分钟。若痰液量多宜增加执行次数①。

四、预防老年人气道堵塞的措施

1. 重视原发疾病的治疗。如脑血管疾病、帕金森疾病、老年痴呆、慢性呼吸道疾病、慢性胃食管疾病等，老年人吞咽功能减弱，容易发生食物误吸入气管，应积极治疗原发疾病。

2. 进食时要创造安静的环境，注意力集中，有良好舒适的体位，最好是坐位，如为卧床老年人，一定要摇高床头，保持半卧位或端坐卧位。

3. 老年人能够自行进食时，鼓励自行进食。因自己能较好地掌握进食速度，指导老年人进食速度宜慢，如果是照顾者喂食，一定要慢，每次量少一点，食物温度适宜，等前一口完全咽下后再喂第二口。

---

① 杨丽伟：《肺炎：老年人的"特殊朋友"》，载《家庭医药》2012 年第 12 期。

4. 食物应柔软易消化，不易过大过硬。少食和避免食用黏性的、不易消化的食物。给老年人吃鱼、排骨等时，还应帮助他们去除鱼刺肉骨。

5. 疾病引起的痰液过多者，要积极治疗。鼓励咳嗽咳痰，协助叩背，必要时予吸引器或大号注射器予以吸引。进食前要拍背，鼓励咳痰等，在保证呼吸道通畅的情况下缓慢进食。

6. 对喝水容易出现呛咳的老年人，应视为高危人群，做好预防工作。

第二节 骨 折

老年人无论身体任何部位发生骨折，对老年人的生活质量都会受到严重影响。因此，能否对骨折及时和正确地处理，将影响老年人的预后和伤肢的功能恢复。若处理不当，除了增加老年人的疼痛之外，严重的将会造成残疾或死亡。所以家人或照护人员掌握骨折临时固定的基本方法，具有十分重要的意义。

一、骨折的原因

老年人发生骨折的原因常为多因素结果，自身疾病如骨质疏松、脑梗死等，外来暴力也构成了老年人骨折的主要原因。

（一）骨骼疾病

随着年龄的变化，老年人骨骼的退化最显而易见，骨与关节的退行性变，使老年人的骨骼变得脆弱，有病变的骨骼受到轻微外力时即可断裂，称为病理性骨折，如严重骨质疏松症、骨肿瘤、骨髓炎等病变骨骼发生的骨折（图9-11）。

（二）直接暴力

物体直接敲打、撞击的部位发生的骨折。老年人由于对事物变化反应迟缓，躲闪不及而被家具碰撞或被倒塌物体砸伤，或上下楼梯摔倒了，轻者造成软组织挫裂伤，重者造成骨折，或头部、或四肢、或胸背部等处，以四肢多见。还有出门不小心被车辆碰着、撞着，造成压砸骨折。

（三）间接暴力

间接暴力是指暴力通过传导、杠杆、旋转或使肌收缩使肢体受力部位的远处发生骨折。如跌倒手撑地时导致的桡骨远端骨折、屁股着地引发腰椎骨折等

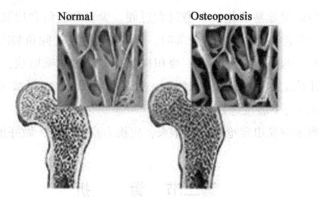

图 9-11　左图正常骨骼，右图骨质疏松

（图 9-12）。

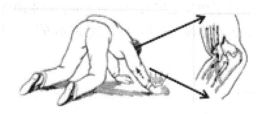

（a）摔倒后双手着地发生手腕和肘部骨折

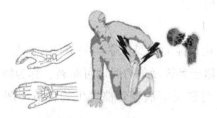

（b）跌倒后发生股骨颈骨折

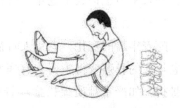

（c）平地摔倒屁股着地引起腰椎骨折

图 9-12　间接暴力引发的骨折

二、骨折伤情判断

老年人突然倒地，或改变姿势如老年人的一次转身、一次深蹲引发骨折，有时甚至是打个喷嚏、憋个大便也会导致椎体压缩性骨折。当意外发生时，首先应查看受伤部位，判断有无骨折的发生。全身各个部位都可发生骨折，但最

常见的还是四肢骨折①。如何判断是否发生了骨折，可以从以下四个方面来看：

（一）询问外伤情况

询问老年人有无摔倒的情况。多数有滑倒、跌伤臀部、髋部、手腕部着地的情况，有时外伤非常轻微，但不可忽视，有时老年人稍微用力坐凳子就可导致髋部骨折；由楼梯滑倒，臀部着地可能并发了腰椎的骨折，甚至有人一声剧烈的咳嗽引起肋骨的骨折。

（二）局部表现

局部的疼痛、肿胀，活动受限（功能障碍）是最常见的表现，不能行走、不能握物、不能负重。受伤当时可能疼痛、肿胀较轻，甚至在忍痛的情况下可以进行日常的活动，很容易被家属和医生认为是筋伤，但一般 2~3 天后症状就明显了，局部皮肤青紫，不能活动。

（三）畸形

如果发现畸形，一般可以直接肯定有骨折的发生，但对于老年人，受伤的外力相对轻微，有时畸形不明显，可能导致漏诊。常见髋部骨折可以有下肢的脚部外翻表现，前臂骨折表现为腕部侧面观呈餐桌上的"餐叉样"的畸形②（图 9-13）。

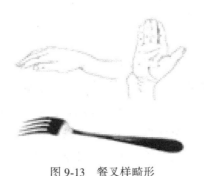

图 9-13 餐叉样畸形

胸腰椎压缩性骨折，外部畸形不明显，但骨折局部疼痛明显，人体活动受限明显。

---

① 卓倪：《排球运动中鱼跃垫球肘关节损伤预防研究》，载《科技通报》2015 年第 2 期。
② 殷浩：《老人骨折也能预防》，载《中国保健营养》2016 年第 6 期。

（四）有无开放

骨折分为开放性和闭合性两大类：开放性骨折为创伤局部破裂，与外界相通，骨折端裸露，还可见皮下各种组织，有血管、神经、肌肉、肌腱、骨头等，并有出血不止的情况发生；闭合性骨折为皮肤外表没有破溃，不与外界相通。两者在处理上有所不同，在向外界报告伤情时要说明。

三、骨折的急救处理和临时固定

家中万一出现了老年人骨折或怀疑为骨折，均应实施紧急处理，基本步骤如下：

（一）抢救生命

创伤较重的情况下，首先应严查生命体征。严重或多发性骨折及合并有其他创伤的老年人由于出血、疼痛，或诱发其他基础疾病，更易发生休克，心跳、呼吸停止等危及生命的情况。一旦发现老年人心跳、呼吸微弱或停止，应立即进行胸外心脏按压和人工呼吸，发生晕厥和意识障碍时，要保持其呼吸道通畅，及时清除其口咽部异物。有意识障碍时可针刺其人中、百会等穴位。开放性骨折伤口处可有大量出血，要及时加压包扎止血。若四肢骨折并有较大血管破裂，出血量大而不止，需立即使用止血带止血，记得记录开始使用止血带的时间，定时放松，以防肢体缺血坏死。在做以上紧急处理的同时，应拨打120急救电话，争取尽早送往医院救治。

（二）伤口处理

开放性伤口的处理除应及时恰当地止血外，还应立即封闭伤口。最好用清洁、干净的布片、衣物覆盖伤口，再用布带包扎，包扎时不宜过紧，也不宜过松，以防伤口被污染。伤口表面的异物要取掉，如遇骨折端外露，注意不要尝试将骨折端放回原处，应继续保持外露①，以免将细菌带入伤口深部引起深部感染。有条件者最好用高锰酸钾等消毒液冲洗伤口后再包扎、固定。如将骨折端或脱位的关节复位了，应给予注明，并在送医院时向医生交代清楚。

（三）简单固定

急救时及时正确地固定断肢，可减少伤员的疼痛及周围组织继续损伤，同时也便于伤员的搬运和转送。但急救时的固定是暂时的。因此，应力求简单而有效，不要求对骨折准确复位，开放性骨折有骨端外露者更不宜复位，而应原

---

① 侯青玲：《骨折患者的现场急救体会》，载《中国医药指南》2010 年第 30 期。

位固定。急救现场可就地取材，如木棍、板条、树枝、手杖、雨伞或硬纸板等都可作为固定器材，其长短以固定住骨折处上下两个关节为准。如找不到固定的硬物，也可用布带直接将伤肢绑在身上。

以下为几种骨折临时固定方法。

1. 前臂骨折

用一块从肘关节至手掌长度的木板或用一本 16 开杂志，放在伤肢外侧，以绷带或布条缠绕固定，注意留出指尖，然后用三角巾把前臂悬吊胸前（图9-14）。

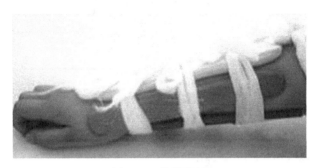

图 9-14　前臂骨折

2. 上臂骨折

把长达肩峰至肘尖的衬垫木板或硬纸板，放在伤肢外侧，以绷带或布条缠绕固定，注意留出指尖，然后用三角巾把前臂悬吊胸前。

上肢骨折如无固定器材，可利用躯干固定，将上臂用皮带或布带固定在胸部，并将伤侧衣襟角向外上反折，托起前臂后固定（图 9-15）。

3. 锁骨骨折

可用三角巾固定法，先在两腋下垫上大棉垫或布团，然后用两条三角巾的底边分别在两腋窝绕到肩前打结，再在背后将三角巾两个顶角拉紧打结（图9-16）。

4. 肋骨骨折

可用多头带固定之，先在骨折处盖上大棉垫或折叠数层的布，然后嘱伤员呼气后屏息，将多头带在健侧胸部打结固定（图 9-17）。

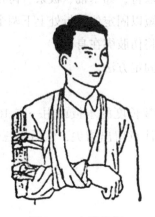

图 9-15　上臂骨折

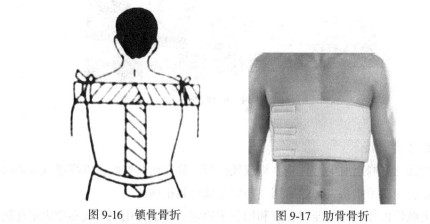

图 9-16　锁骨骨折

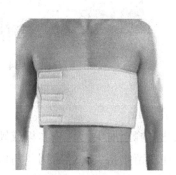

图 9-17　肋骨骨折

5. 大腿骨折

用一块相当于从足跟至腋下长度的木板放在伤肢外侧，然后用 6~7 条布带扎紧固（图 9-18）。

6. 小腿骨折

可用两块由大腿至足跟长的木板，分放于小腿内、外侧，或仅用一块木板放于大腿、小腿外侧，然后用绷带缠绕固定（图 9-19）。

7. 胸腰椎骨折

老年人不宜站立或坐起，以免引起或加重脊髓损伤。抬动老年人时不要让老年人的躯干前屈，必须仰卧在担架或门板上运送。胸腰部脊柱骨折时，不正

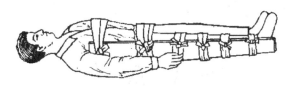

图 9-18　大腿骨折

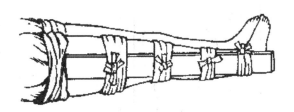

图 9-19　小腿骨折

确的搬运动作也可能损伤胸腰椎脊髓神经，发生下肢瘫痪。

8. 骨盆骨折

骨盆骨折的早期处理一定要遵循高级创伤生命支持的基本原则，首先抢救生命，稳定生命体征后再对骨盆骨折进行相应的检查及处理。一旦确定休克由骨盆骨折出血所导致，就应根据骨盆骨折的抢救流程来进行救治。早期外固定对骨盆骨折引起的失血性休克的抢救十分有意义，如果缺乏固定器械，简单地用床单、胸腹带等包裹及固定骨盆也能起到一定的稳定骨盆及止血的作用，如图 9-20 中所示的固定法。

9. 颈椎损伤

跌倒时若头部着地可造成颈椎脱位和骨折。多伴有脊髓损伤、四肢瘫痪。必须在第一时间通知急救中心速来抢救。颈椎部位的骨折，不当急救操作可使颈部脊髓受损，发生高位截瘫，严重时导致呼吸抑制危及生命。正确的方法应该是，应让老年人就地平躺或将伤员放置于硬质木板上，老年人头仰卧固定在正中位（不垫枕头）。两侧垫卷叠的衣服，防止颈部左右转动。勿要轻易搬动，否则有引起脊髓压迫的危险，发生四肢与躯干的高位截瘫，甚至死亡。使颈椎处于稳定状态，保持颈椎与胸椎轴线一致，切勿过伸、过屈或旋转（图9-21）。

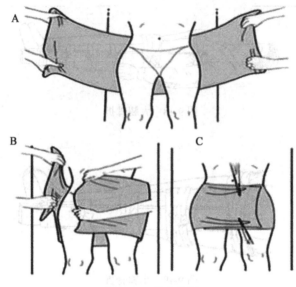

图 9-20　骨盆骨折

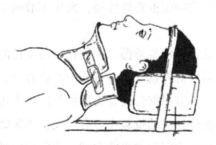

图 9-21　颈椎骨折

10. 颅脑创伤

轻者为脑震荡，一般无颅骨骨折，有轻度头痛头晕，昏迷也不超过 30 分钟。

重者颅骨骨折可致脑出血、昏迷不醒。对颅脑创老年人，要分秒必争，通知急救中心前来及时救治。要保持安静卧床，保持呼吸道通畅①。遇到老年人呕吐，应将其头部转向一边，以防呕吐物反流入呼吸道引起窒息；搬动老年人时，动作宜缓慢、平稳，最好让老年人保持平卧。

————————

① 《老年人跌倒干预技术指南》，载《中国实用乡村医生杂志》2012 年第 8 期。

如中风或蛛网膜下腔出血者，立即扶起，只会造成出血症状，使病情急转直下；脑供血不足引起的昏厥，应使老年人平卧，如此时将其扶起，反而加重脑部缺血；如发生骨折和脱臼，搀扶又会加剧损伤，尤其是脊椎骨折的老年人，若损及脊髓神经，可引起截瘫。

现场骨折的处理比较多样性，要根据具体情况采取不同的处理方法，如为轻度无伤口骨折，尚未肿胀时，有条件的情况下，应先进行冷敷处理，使用冰水、冰块或者冷冻剂敷骨折部位防止肿胀，冰冻的矿泉水和纯净水也可，但不建议使用自来水，固定后送医院处理。

（四）必要止痛

严重外伤后，强烈的疼痛刺激可引起休克，因此应给予必要的止痛药。如口服止痛片，也可注射止痛剂，如吗啡 10 毫克或杜冷丁 50 毫克。但有脑、胸部损老年人不可注射吗啡，以免抑制呼吸中枢。

（五）安全转运

转运是现场救治的最后环节，无论是从现场往担架上搬运，还是向救护车上转移，正确的搬运姿势都很重要。正确搬运老年人的方法如下：无论骨折部位是否固定，都不能由一人背或抱，也不能由两人拉车式搬运，应该由三人组成，一人抬头颈部，一人抬腰部，另一人抬膝和小腿部。在条件允许的情况下，还是应等待医务人员前来进行急救。

（六）注意事项

受伤后贸然接受推拿、按摩，很可能使本来没有错位的骨折发生错位，造成二次损伤。因此，一旦发生骨折，应尽早到正规医院就诊，以免造成更严重的后果。

另外，很多人喜欢用热毛巾对伤处进行热敷。其实这样只会使血管的损伤或肿胀加剧，对后期的处理和恢复都是不利的。[①]

第三节 出 血

血液是维持生命的重要物质。一个成年人的血液约占体重的 8%，即体重50 千克则约有 4000 毫升血液；当人体血液流失超过全身血量的 20%（约 800

---

① 刘伟：《那些你应该掌握的急救常识》，载《健康之家》2017 年第 7 期。

毫升）以上时，可出现明显症状；当血液流失达全身血量的40%（约1600毫升）时，就有生命危险；急性大出血是创伤后死亡的主要原因。老年人由于身体机能退化，各部位的组织尤其是血管变得硬化脆弱，在受到内、外伤的打击后极易出血，如得不到及时止血救治，轻者引起感染，带来并发症，致病致残，重者必将危及生命。因此，止血是救护中极为重要的一项措施，必须迅速、准确、有效地进行止血。

一、出血的类别和表现

出血的原因很多，人体凡是有血液流动的组织器官都有可能发生出血，或内部脏器的，或外部体表的。由于出血的部位不同，因此急救止血的方法亦有不同。识别出血的分类和表现，对掌握有效的止血方法，采取有利的治疗措施极为重要，做到有的放矢。

1. 按损伤的血管性质分类

① 动脉出血：颜色鲜红，血液由伤口向体外喷射，并随着心跳呈搏动性，情况紧急，危险性大。

② 静脉出血：颜色暗红，血液不停地涌流出，若是小血管，短时间，则危险性不及动脉出血。

③ 毛细血管出血：血色鲜红，血液从整个创面渗出，危险性小。

2. 按出血部位分类

① 外出血：由皮肤损伤向体外流出血液，能够看见出血情况。

② 内出血：深部组织和内脏损伤，血液由破裂的血管流入组织间隙或脏器、体腔内，体表不易看见，但可从老年人吐血、咯血、便血、尿血、疼痛等表现得知。

③ 皮下出血：皮肤未破，只在皮下软组织内出血，如挫伤、淤斑等。

3. 按出血量分类

① 少量出血：出血量低于总血容量10%（400～500毫升）时，一般无特殊表现，偶有头昏，乏力，休息后好转；

② 中等量出血：出血量达总血容量10%～20%（400～1000毫升）时，老年人可出现明显症状：头晕、心率增快、体位性低血压（由睡、坐、蹲位快速站起改变体位时，可有眼前发黑、站立不稳或跌倒的情况）。此时，须进行必要的静脉补液、补充血容量方可治愈；

③ 大量出血：出血量在总血容量的20%以上（大于1000毫升）时，老年

人便明显地出现全身症状，如面色苍白、出冷汗、四肢发冷、脉搏快弱、呼吸急促、血压下降等休克的表现。

无论是动脉出血、静脉出血，还是内脏出血、体表出血，单位时间出血达到一定的量，都会造成不良后果，而与出血的部位、损伤血管的类型无关。凡出血都必须高度重视，立即采取止血措施。

二、急救止血的基本步骤

家人或照护人员一旦发现家中老年人发生出血情况，首先应镇静，并按以下步骤有序操作。

1. 止血。对于看得见的外伤性出血，应迅速就地取材拿干净的布类衣物，直接放在出血点上加压包扎止血，暂时没有可用的物品，也可用干净的手进行按压。如果出血量较多，压不住的情况下，赶紧用松紧带或其他替代物（有弹性的布条、腰带等）捆绑住出血点上方（近心端）的肢体进行止血。

2. 镇静。让受伤的老年人坐下或躺下，可以的话，把老年人的头稍微低于其身躯的位置，又或者是稍微抬高老年人的双腿。这样做是为了更好地使血液流向大脑，以降低昏晕的风险。可以的话，抬高一下老年人的出血部位的肢体。

3. 拨打120急救电话。当外伤出血经压迫止血无效时，或发现老年人是内出血，如有咯血、便血、呕血，或有外伤史后出现急性腹痛等怀疑内脏出血时，都必须在第一时间拨打120急救电话。

4. 继续止血。如果伤口持续出血，血液已经渗出到纱布上或者渗出到其他用来包扎伤口的材料上，这时不要把这些包扎伤口的材料拿走，不要移走纱布或者绷带。用更多吸收力好的材料包在伤口上，一直加压按住伤口，持续至少20分钟，不要时不时地放开手看看伤口是否已经止血了。

5. 止血带时间管理。在120急救车达到之前，如果止血带（上述的松紧带）的包扎时间如超过1小时以上会造成末梢组织血液停顿引起组织坏死，所以应在避免大量出血的情况下，每隔60分钟松开一次止血带，放松一下后再系紧。如果一旦止血成功，让受伤部位固定不动。不要拆掉绷带，应让它一直绑住伤口。然后尽快把老年人送到医院急诊室。

6. 其他情况处理。如果出血伤口有明显的残留物或者污垢，最好带上一次性手套小心移走，但较大或深藏于伤口里面的物体，不要轻易移走，以免引起更大量的出血。此时更不宜探查伤口，不要尝试去清理它。先止血是第一要务。

第四节　烧烫伤的应急处理

凡是由于火焰（炉火、火灾等）、开水（粥、汤、热油、热水袋等）、蒸汽（高压锅、水壶的出汽口等）、热金属（炉灶、热锅、暖气片等）等引起的身体组织损伤通称为烧伤。

许多烧伤老年人由于在就医前处置不当，极易导致创面加深、加大，并发感染，甚至需要手术植皮才可恢复。其实，在刚刚发生烧伤后的短短几分钟内，如果措施得当，可以显著减轻伤情，甚至可以避免手术之痛。许多老年人在受伤之后直接在创面上涂抹香油、酱油、黄酱、牙膏等物品后便匆忙就医，但这些物品并无任何治疗烧伤的作用，且只能增加医生后期治疗的困难。因此，家庭成员需要学习并掌握烧伤初步处理的原则及办法。

一、轻度烧伤的应急处理

一旦烧伤发生，老年人、家人和照护人员都应沉着冷静应对。首先除去热源，迅速离开现场，用各种灭火方法，如水浸、水淋、就地卧倒翻滚等；随即轻稳脱去或剪开创面衣物。

小面积、轻度烧伤可以采用一些简便的方法自救自治。一旦有条件，仍宜在进行初步急救处理后，尽早送医院实施进一步的治疗和康复。

1. 凉水冲洗。发生烧伤后第一时间最佳的治疗方案就是创面局部降温，凉水冲洗是最切实、可行的降温方法。居家凉水冲洗以自来水流水冲洗为首选，冲洗的时间越早越快越好，即使烧伤当时已造成疱皮脱落，也同样应以凉水冲洗，不要惧怕感染而不敢冲洗[①]。冲洗水量以柔和飘过创面为好，不可大量猛烈冲击，以免造成水疱破溃，创面增大，疼痛加剧。冲洗时间可持续 20 分钟以上，以脱离凉水后疼痛显著减轻为准。冲洗可以达到去除创面上的异物、污垢，保持创面清洁，减少感染的目的。

如不能迅速接近水源，也可以用冰块、冰棍儿甚至冰箱里保存的冷冻食品

---

① 张清、张昭：《微提醒》，载《城市快报》2017 年 1 月 24 日。

冷敷。创面组织受热胀冷缩的影响，可显著减轻局部渗出，阻止损伤向组织深部进展，挽救未完全毁损的组织，但应注意冷冻时间不宜过久，以防冻伤。

脸部烧伤可以用脸盆盛满水将脸部浸在凉水里洗，或用湿毛巾捂在脸部冷敷。出现水疱，注意不要弄破，湿毛巾要勤更换，保持低温。

对于烧伤的紧急处理原则，最基本的就是注意清洁，以防感染；其次是冷敷中的保温，尤其是对孩子和老年人。

若在到达医院之后才采取这一措施，多数情况下已丧失了冷疗的最佳时机。

2. 淡盐水涂抹。用淡盐水（等渗盐水，浓度约 8.5%）轻轻涂于烧伤创面，可以达到消炎、收敛的效果。

3. 水疱的处理。保护小水疱勿损破，疱皮应视为最好的创面敷料；大水疱可用消毒的注射器抽出血疱液，或用消毒针在低位刺破疱皮放出水疱液。

已破的水疱或污染较重者，应剪除疱皮，用消毒棉球擦干水疱里的水，保持干燥，不能使水液积聚成块。创面上面覆盖一层凡士林油纱布，外加多层脱脂纱布及棉垫，用绷带均匀加压包扎①。

4. 早期药物治疗。在降温处理的基础上，创面可外涂京万红软膏、美宝润湿烧伤膏、金霉素眼药膏、紫草油等药物，数分钟后可达消肿、止痛的效果（图 9-22）。

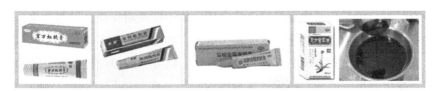

图 9-22　治疗烧伤常用的外用药

二、中、重度烧伤应急处理

大面积中、重度烧伤的老年人，由于疼痛难忍和惊吓，易惊慌失措，甚至发生晕厥或休克。此时，家人或照护人员应保持冷静，不可手忙脚乱、错误地

① 曾海莉：《胳膊烫伤后期治疗用中医理疗袋》，载《中文专利全文数据库》2014 年 4 月 28 日。

进行创面处理，更不能急于脱掉受伤部位贴身衣物，导致创面加重。应按以下程序进行急救处理。

1. 立即连带衣物进行烧伤部位的流水降温处理。

2. 拨打 120 急救电话，准备前往医院。

3. 密切观察老年人的神志、呼吸、脉搏、血压和尿量，在送往医院救治途中如果老年人出现休克、呼吸心跳停止，要立即进行人工呼吸或胸外心脏按压。

4. 若烧伤的老年人口渴，绝不可以在短时间内给予饮服大量的白开水，这样会导致老年人出现脑水肿。口渴时，可给少量的热茶水或淡糖加盐水。

5. 对重要器官如呼吸道、头颈部（尤为眼睛）、会阴部的烧伤，即便在进行了早期降温处理后，也应刻不容缓地送往最近的医院治疗。

6. 送医院途中应用干净布覆盖创面，防止再次受伤。

注意：中、重度的烧伤必须及时送往医院救治，不可在家久留，以期安全渡过烧伤的休克期、感染期和恢复期。

第五节　心脏呼吸骤停

心跳呼吸骤停常发生在人体受到疾病加重的威胁、重大意外创伤、药物食物中毒时刻，此是危及生命最紧急的表现，如不能及时发现，果断抢救，生命往往一去无返。随着老龄化带来的机体退化，加之一些老年人常常身患多种疾病，尤其是心脑血管方面的疾病，使得发生心跳呼吸骤停的机会大大增加。如果能在发生的第一时间——黄金 4 分钟内，第一现场进行有效的心肺复苏术，就有可能挽救老年人生命。

一、认识心跳呼吸骤停

（一）心跳呼吸骤停的表现（判断标准）

1. 老年人突然面如死灰，意识丧失，呼之不应。

2. 大动脉（颈动脉）搏动消失。

3. 喘息性呼吸或呼吸停止（或只有出气无进气）。

4. 瞳孔散大，无对光反射。

5. 其他：伤口不出血等。

如有上述 1~2 条即可确定，3~5 条为辅助依据。

（二）引发心跳呼吸骤停的主要原因

1. 常见心血管病：冠心病、急性心肌梗死、肺源性心脏病、心肌炎等。

2. 常见的脑血管病：脑卒中、脑炎、脑外伤等。

3. 其他：意外创伤（如电击伤、大失血）、重度中暑（机体内环境平衡失调）、药物中毒和过敏（如洋地黄类药物、锑剂类中毒、青霉素过敏等）。

二、心肺复苏术

徒手心肺复苏术——CPR（Cardio-pulmonary resuscitation）是最简单有效，并能在短期内恢复心跳呼吸的方法，人人可学之，必学之。

（一）基本程序——CAB

CAB 是现场徒手心肺复苏术最关键的步骤和环节，成败在此一举。关键有三点：胸部按压【C（Circulation）】；通畅呼吸【A（Airway）】；人工呼吸【B（Breathing）】

（二）具体步骤手法分解（单人徒手法）

1. 判断意识

当发现家中老年人突然摔倒，面如灰土时，应立即上前，轻拍其肩膀，大声呼唤老年人的姓名，判断是否有意识。

2. 呼救

一旦发现老年人失去意识，或呼吸特别微弱时，应大声呼救，同时嘱他人（在场的第三人）拨打 120 急救电话。

3. 正确摆放老年人体位

不论老年人摔倒时是何种体位，这时都应将老年人摆放成仰卧位，两臂置于身体两侧，身下应是没有弹性的硬板或地面。

4. 判断心跳

通过触及颈部的大动脉判断心跳。具体方法是：用手（食指和中指）首先找到颈部体表标志——喉结，然后向左或向右平移 1~2 厘米的距离，稍用力向颈椎方向压，感觉动脉血管的搏动，时间不超过 5 秒钟，若感觉不到，即可判断心跳已停止（图 9-23）。

5. 胸外心脏按压（C）

在确定心跳停止的情况下，立即解开老年人的上衣，敞开胸部，迅速找到胸外按压点（图 9-24）。

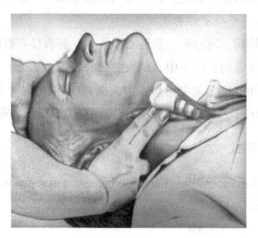

图 9-23

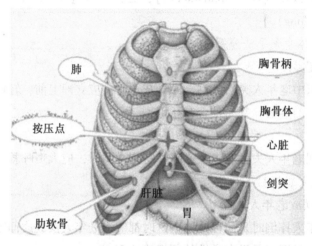

图 9-24 胸部体表标志

（1）按压点的确定方法包括：（可任选 1 种）在胸骨下 1/3，如图 9-25（a）所示；两乳头连线中点（多用于男性），如图 9-25（b）所示；胸骨剑突上 2 横指，如图 9-25（c）所示。

（2）频率：至少 100 次/分钟。

（3）按压幅度：胸骨下陷至少 5 厘米。

（4）压下与松开的时间基本相等，松开后应让胸廓完全回弹，但急救者的手不应离开老年人的胸壁，以保持按压点的正确。

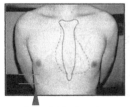
（a）胸骨下1/3点

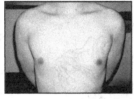
（b）两乳头之间点

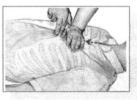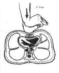
（c）剑突上两指点

图 9-25　胸外按压点确定方法

（5）急救者的肘关节伸直，按压的方向与胸骨垂直，上肢呈一直线，双肩正对双手，如图 9-26 所示。

（6）急救者两手掌根重叠，压在按压点，十指交叉，并尽量抬起，以防下压时，压断老年人的肋骨，如图 9-27 所示。

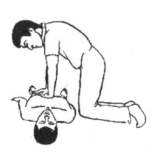

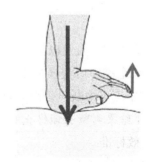

图 9-26　急救者与老年人位置　　图 9-27　急救者两手姿势

6. 通畅呼吸道（A）

清除老年人口腔里的一切异物，开放气道，正确摆放头部位置（图 9-28），用 3~5 秒钟时间判断有无自主呼吸；

7. 口对口人工呼吸（B）

在确定无自主呼吸的情况下，立即实施口对口人工呼吸。急救者一手捏住老年人鼻孔，深吸气后，双唇紧贴包绕老年人口部，用力吹气，使胸廓隆起，吹毕立即离开口部，松开鼻孔，视老年人胸廓下降后，再重复吹气一口。成人吹气量约 800~1000 毫升，吹气频率 16~20 次/分钟，每次吹气需用 2 秒。

注意：人工呼吸可以口对口，也可以口对鼻，或口对口鼻，应根据具体情

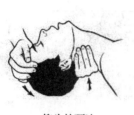
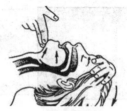
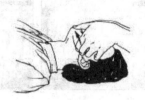

仰头抬颈法　　　　　　　仰头举颏法　　　　　　　抬举下颌法

图 9-28　开放气道的方法

注：仰头抬颈法适用于颈部椎体受伤者；仰头举颏法适用于单人徒手操作时；抬举下颌法适用于双人配合操作。

况而定。吹气力度不可过猛、吹气量过大，同时注意防止漏气（要包住老年人口唇并捏紧其鼻翼），如胸廓未见隆起，可视为无效吹气。

　　按压（C）：通气（B）＝　30∶2（成人）

　　即按压胸骨 30 次，吹气 2 次，连续做 5 个循环（大约需 2 分钟）后，再判断复苏的效果。

　　附：如果家中有 2 人及以上，则可分工：一人负责胸外按压，一人负责人工呼吸，连续 5 个循环后交换分工。注意：① 先按压，后吹气，吹气时不要按压；② 操作中不可中断，否则会影响复苏效果。其余步骤要求同单人法。

　　（三）CPR 结果判断（即终止 CPR 的标准）

　　1. 按压有效标准

　　可以叩/摸及到颈动脉或其他大动脉的搏动、皮肤及口唇颜色转红、瞳孔缩小、自主呼吸恢复，出现吞咽动作，测血压收缩压在 7.98kPa（60mmHg）以上。

　　2. 按压无效标准

　　徒手心肺复苏时间超过 30 分钟，摸不到颈动脉搏动、各种指标消失、瞳孔始终散大。或坚持到 120 急救中心的专业医护人员到来，转交他们实施进一步的救治。

参 考 文 献

中文参考文献

[1] 蔡昉、王美艳：《中国人力资本现状管窥——人口红利消失后如何开发增长新源泉》，载《人民论坛·学术前沿》2012 年第 4 期。

[2] 陈程：《上海人口老龄化对养老负担影响的研究》，上海：上海工程技术大学，2012。

[3] 陈建兰：《空巢老人的养老意愿及其影响因素——基于苏州的实证研究》，载《人口与发展》2010 年第 2 期。

[4] 陈卫民、施美程：《人口老龄化促进服务业发展的需求效应》，载《人口研究》2014 年第 5 期。

[5] 陈颐、叶文振：《台湾人口老龄化与产业结构演变的动态关系研究》，载《人口学刊》2013 年第 3 期。

[6] 慈勤英：《家庭养老：农村养老不可能完成的任务》，载《武汉大学学报（人文科学版）》2016 年第 2 期。

[7] 冯剑锋、陈卫民：《我国人口老龄化影响经济增长的作用机制分析——基于中介效应视角的探讨》，载《人口学刊》2017 年第 4 期。

[8] 冯晓黎、李兆良、高燕、梅松丽、魏冬柏：《经济收入及婚姻家庭对老年人生活满意度影响》，载《中国公共卫生》2005 年第 12 期。

[9] 奉莹：《我国人口老龄化趋势对劳动力供给的影响》，载《西北人口》2005 年第 4 期。

[10] 盖骁敏、张双双：《人口老龄化对中国经济增长的影响研究》，载《山东社会科学》2018 年第 6 期。

[11] 辜胜阻、吴华君、曹冬梅：《构建科学合理养老服务体系的战略思考与建议》，载《人口研究》2017 年第 1 期。

[12] 郭瑜：《人口老龄化对中国劳动力供给的影响》，载《经济理论与经济管理》2013 年第 11 期。

[13] 黑田俊夫：《基本战略与倒三角形的伦理》，载《人口与开发（日文）》1999 年第 1 期。

[14] 胡鞍钢、刘生龙、马振国：《人口老龄化、人口增长与经济增长——来自中国省际面板数据的实证证据》，载《人口研究》2012 年第 3 期。

[15] 黄哲：《老年、老化与老龄化的概念辨析》，载《内蒙古民族大学学报（社会科学版）》2012 年第 3 期。

[16] 姜明福：《论老年人力资源的开发与利用》，载《中国高新技术企业》2007 年第 5 期。

[17] 李春琦、张杰平：《中国人口结构变动对农村居民消费的影响研究》，载《中国人口科学》2009 年第 4 期。

[18] 李峰、唐颖、严丽萍、卢永、胡俊峰、郭海健、李莹、南海涛：《家庭因素和健康状况对老年人幸福感的影响》，载《中国健康教育》2017 年第 10 期。

[19] 李海明：《人口老化的经济分析：近期研究文献述评》，载《经济评论》2010 年第 1 期。

[20] 李淑杏、陈长香、赵雅宁、马素惠、张敏：《婚姻、家庭功能对老年人生存质量的影响》，载《中国老年学杂志》2016 年第 4 期。

[21] 李薇、谢敏：《婚姻对城市第一代独生子女家庭养老功能的影响研究》，载《西北人口》2013 年第 4 期。

[22] 李响、王凯、吕美晔：《人口年龄结构与农村居民消费：理论机理与实证检验》，载《江海学刊》2010 年第 2 期。

[23] 林宝：《养老服务业"低水平均衡陷阱"与政策支持》，载《新疆师范大学学报（哲学社会科学版）》2017 年第 1 期。

[24] 林殷：《"老龄"一词应当废止吗?》，载《科技术语研究》2005 年第 3 期。

[25] 刘泉：《中国家庭代际关系与老年男子生活幸福度》，载《南方人口》2014 年第 4 期。

[26] 刘玉飞、彭冬冬：《人口老龄化会阻碍产业结构升级吗——基于中国省级面板数据的空间计量研究》，载《山西财经大学学报》2016 年第 3 期。

［27］ 陆杰华、张莉：《中国老年人的照料需求模式及其影响因素研究——基于中国老年社会追踪调查数据的验证》，载《人口学刊》2018 年第 2期。

［28］ 逯进、刘璐、郭志仪：《中国人口老龄化对产业结构的影响机制——基于协同效应和中介效应的实证分析》，载《中国人口科学》2018 年第 3期。

［29］ 马子红、胡洪斌、郑丽楠：《人口老龄化与产业结构升级——基于2002—2015 年省级面板数据的分析》，载《广西社会科学》2017 年第10 期。

［30］ 茅锐、徐建炜：《人口转型、消费结构差异和产业发展》，载《人口研究》2014 年第 3 期。

［31］ 穆光宗：《有关人口老龄化若干问题的辨析》，载《人口学刊》1997 年第 1 期。

［32］ 瞿小敏：《代际交换与城市老年人的生活满意度》，载《重庆大学学报（社会科学版）》2015 年第 5 期。

［33］ 瞿小敏：《居住安排、代际支持与城市老年人的生活满意度——以上海市为例的实证研究》，载《未来与发展》2015 年第 3 期。

［34］ 宋雪飞、郭振、姚兆余：《农村老年人养老方式选择及其影响因素分析——基于长三角地区的问卷调查》，载《开发研究》2015 年第 2 期。

［35］ 孙鹃娟、李婷：《中国老年人的婚姻家庭现状与变动情况——根据 2015年全国 1%人口抽样调查的分析》，载《人口与经济》2018 年第 4 期。

［36］ 孙玉枝、寇玉坤、杨利军：《812 例社区老年人日常生活能力、家庭功能及其相关因素调查》，载《中国全科医学》2004 年第 13 期。

［37］ 陶涛、刘雯莉、孙铭涛：《代际交换、责任内化还是利他主义——隔代照料对老年人养老意愿的影响》，载《人口研究》2018 年第 5 期。

［38］ 唐金泉：《代际支持对老年人主观幸福感的影响——基于年龄组的差异性分析》，载《南方人口》2016 年第 2 期。

［39］ 田北海、雷华、钟涨宝：《生活境遇与养老意愿——农村老年人家庭养老偏好影响因素的实证分析》，载《中国农村观察》2012 年第 2 期。

［40］ 童玉芬：《人口老龄化过程中我国劳动力供给变化特点及面临的挑战》，载《人口研究》2014 年第 2 期。

［41］王桂新、干一慧：《中国的人口老龄化与区域经济增长》，载《中国人口科学》2017 年第 3 期。

［42］王立军、马文秀：《人口老龄化与中国劳动力供给变迁》，载《中国人口科学》2012 年第 6 期。

［43］王萍、李树苗：《代际支持对农村老年人生活满意度影响的纵向分析》，载《人口研究》2011 年第 1 期。

［44］王琼：《城市社区居家养老服务需求及其影响因素——基于全国性的城市老年人口调查数据》，载《人口研究》2016 年第 1 期。

［45］汪伟：《经济增长、人口结构变化与中国高储蓄》，载《经济学（季刊）》2009 年第 1 期。

［46］汪伟、刘玉飞、彭冬冬：《人口老龄化的产业结构升级效应研究》，载《中国工业经济》2015 年第 11 期。

［47］王霞：《人口年龄结构、经济增长与中国居民消费》，载《浙江社会科学》2011 年第 10 期。

［48］王莹莹、童玉芬：《中国人口老龄化对劳动参与率的影响》，载《首都经济贸易大学学报》2015 年第 1 期。

［49］王屿、梁平、刘肇军：《人口老龄化对我国产业结构升级的影响效应分析》，载《华东经济管理》2018 年第 10 期。

［50］王宇鹏：《人口老龄化对中国城镇居民消费行为的影响研究》，载《中国人口科学》2011 年第 1 期。

［51］王云多：《人口老龄化对劳动供给、人力资本与产出影响预测》，载《人口与经济》2014 年第 3 期。

［52］魏下海、董志强、赵秋运：《人口年龄结构变化与劳动收入份额：理论与经验研究》，载《南开经济研究》2012 年第 2 期。

［53］伍海霞：《城市第一代独生子女父母的养老研究》，载《人口研究》2018 年第 5 期。

［54］许琪、王金水：《代际互惠对中国老年人生活满意度的影响》，载《东南大学学报（哲学社会科学版）》2019 年第 1 期。

［55］姚兆余、陈日胜、蒋浩君：《家庭类型、代际关系与农村老年人居家养老服务需求》，载《南京大学学报（哲学·人文科学·社会科学）》2018 年第 6 期。

［56］杨雪、侯力：《我国人口老龄化对经济社会的宏观和微观影响研究》，载

《人口学刊》2011 年第 4 期。

[57] 叶徐婧子、程昭雯、蔡旻桦、陈功：《老年人居住安排与主观幸福感关联研究——以北京市为例》，载《老龄科学研究》2017 年第 4 期。

[58] 于学军：《中国人口老化对经济发展的影响：是积极的？还是消极的？》，载《人口研究》1995 年第 4 期。

[59] 余泽梁：《代际支持对老年人生活满意度的影响及其城乡差异——基于 CHARLS 数据 7669 个样本的分析》，载《湖南农业大学学报（社会科学版）》2017 年第 1 期。

[60] 赵春燕：《人口老龄化对区域产业结构升级的影响——基于面板门槛回归模型的研究》，载《人口研究》2018 年第 5 期。

[61] 赵喜顺：《人口老龄化的影响及发展老年产业分析》，载《四川行政学院报》2004 年第 1 期。

[62] 张乐、雷良海：《中国人口年龄结构与消费关系的区域研究》，载《人口与经济》2011 年第 1 期。

[63] 张文娟、李树茁：《子女的代际支持行为对农村老年人生活满意度的影响研究》，载《人口研究》2005 年第 5 期。

[64] 张戌凡：《老年人力资源开发的结构动因、困境及消解路径》，载《南京师大学报（社会科学版）》2011 年第 6 期。

[65] 张雨林：《"老龄"？"老龄问题"？》，载《中国老年学杂志》1994 年第 3 期。

[66] 张雨林、胡国义：《从"老龄"仍是问题谈起》，载《中国老年学杂志》2002 年第 3 期。

[67] 甄炳亮：《养老服务供给侧改革方向和重点，载《社会福利》2016 年第 6 期。

[68] 郑长德：《中国各地区人口结构与储蓄率关系的实证研究》，载《人口与经济》2007 年第 6 期。

[69] 郑伟、林山君、陈凯：《中国人口老龄化的特征趋势及对经济增长的潜在影响》，载《数量经济技术经济研究》2014 年第 8 期。

[70] 周祝平、刘海斌：《人口老龄化对劳动力参与率的影响》，载《人口研究》2016 年第 3 期。

[71] 朱勤、魏涛远：《老龄化背景下中国劳动供给变动及其经济影响：基于 CGE 模型的分析》，载《人口研究》2017 年第 4 期。

[72] 卓乘风、邓峰：《人口老龄化、区域创新与产业结构升级》，载《人口与经济》2018 年第 1 期。

[73] 鲍捷、毛宗福：《社会医疗保险助推医养结合服务的政策探讨》，载《卫生经济研究》2015 年第 8 期。

[74] 陈大亚：《家庭养老问题探讨》，载《航天工业管理》1998 年第 9 期。

[75] 陈军：《居家养老：城市养老模式的选择》，载《社会》2001 年第 9 期。

[76] 陈思：《城市独居老人的社会支持研究》，西南财经大学 2014 年硕士论文。

[77] 陈笑楠：《老龄化背景下我国城市居家养老研究》，吉林大学 2008 年硕士论文。

[78] 《辞海》，上海辞书出版社 1979 年版。

[79] 邓大松、王凯：《国外居家养老模式比较及对中国的启示》，载《河北师范大学学报（哲学社会科学版）》2015 年第 2 期。

[80] 方菲：《影响家庭养老精神慰藉的因素分析》，载《社会》2001 年第 5 期。

[81] 费孝通：《乡土中国》，北京大学出版社 2012 年版。

[82] 费孝通：《家庭结构变动中的老年赡养问题——再论中国家庭结构的变动》，载《北京大学学报（哲学社会科学版）》1983 年第 3 期。

[83] 风笑天：《从"依赖养老"到"独立养老"——独生子女家庭养老观念的重要转变》，载《河北学刊》2006 年第 3 期。

[84] 贾玉娇：《中国养老服务体系建设中的突出问题与解决思路》，载《求索》2017 年第 10 期。

[85] 珂莱尔·婉格尔、刘精明：《北京老年人社会支持网调查——兼与英国利物浦老年社会支持网对比》，载《社会学研究》1998 年第 2 期。

[86] 李淑杏、陈长香、赵雅宁、马素惠、张敏：《婚姻、家庭功能对老年人生存质量的影响》，载《中国老年学杂志》2016 年第 4 期。

[87] 刘清发、孙瑞玲：《嵌入性视角下的医养结合养老模式初探》，载《西北人口》2014 年第 6 期。

[88] 刘晓梅：《我国社会养老服务面临的形势及路径选择》，载《人口研究》2012 年第 5 期。

[89] 刘晓婷、侯雨薇：《子女经济支持与失能老年人的非正式照料研究——基于 CLHLS 的分析》，载《浙江大学学报（人文社会科学版）》2016

年第 4 期。

[90] 刘益梅：《人口老龄化背景下社会化养老服务体系的探讨》，载《广西社会科学》2011 年第 7 期。

[91] 穆光宗、姚远：《探索中国特色的综合解决老龄问题的未来之路——"全国家庭养老与社会化养老服务研讨会"纪要》，载《人口与经济》1999 年第 2 期。

[92] 聂翔：《完善城市社区居家养老支持体系研究》，西北大学 2009 年硕士论文。

[93]《潘光旦文集》，北京大学出版社 2000 年版。

[94] 祁峰：《和谐社会视域下中国城市居家养老研究》，大连海事大学 2010 年博士论文。

[95] 祁峰：《完善我国居家养老的对策》，载《经济纵横》2014 年第 1 期。

[96] 齐宇希：《城市第一代独生子女家庭父母养老问题研究》，河北大学 2017 年硕士论文。

[97] 沈妍：《正式照料与非正式照料的整合——上海老年社区照料体系构建探索》，上海交通大学 2007 年硕士论文。

[98] 宋璐、李树茁：《代际交换对中国农村老年人健康状况的影响：基于性别差异的纵向研究》，载《妇女研究论丛》2006 年第 4 期。

[99] 孙芳：《城市居家养老的社会支持系统研究》，华东师范大学 2012 年硕士论文。

[100] 孙金明：《子女代际支持行为对老年人自我老化态度的影响——基于 2014 年中国老年社会追踪调查数据的分析》，载《人口与发展》2017 年第 4 期。

[101] 孙鹃娟：《中国老年人的婚姻状况与变化趋势——基于第六次人口普查数据的分析》，载《人口学刊》2015 年第 4 期。

[102] 王爱娣、徐姗姗：《关于居家养老问题的若干思考》，社区建设研讨会. 2001。

[103] 王萍、高蓓：《代际支持对农村老年人认知功能发展趋势影响的追踪研究》，载《人口学刊》2011 年第 3 期。

[104] 王萍、李树茁：《代际支持对农村老年人生活满意度影响的纵向分析》，载《人口研究》2011 年第 1 期。

[105] 王素英、张作森、孙文灿：《医养结合的模式与路径——关于推进医疗

卫生与养老服务相结合的调研报告》，载《社会福利》2013 年第 12 期。

[106] 许琪：《奉养、敬亲和立身：子女因素对老年人自评生活质量的多重影响》，载《学海》2018 年第 6 期。

[107] 徐勤：《我国老年人口的正式与非正式社会支持》，载《人口研究》1995 年第 5 期。

[108] 杨晓牧：《城市社区居家养老服务模式浅析》，载《劳动保障世界》2016 年第 3 期。

[109] 杨宗传：《居家养老与中国养老模式》，载《经济评论》2000 年第 3 期。

[110] 杨贞贞：《医养结合的社会养老服务筹资模式构建与实证研究》，浙江大学 2014 年硕士论文。

[111] 余泽梁：《代际支持对老年人生活满意度的影响及其城乡差异——基于 CHARLS 数据 7669 个样本的分析》，载《湖南农业大学学报（社会科学版）》2017 年第 1 期。

[112] 赵晓芳：《健康老龄化背景下"医养结合"养老服务模式研究》，载《兰州学刊》2014 年第 9 期。

[113] 张良礼：《应对人口老龄化》，社会科学出版社 2006 年版。

[114] 张卫东：《居家养老模式的理论探讨》，载《中国老年学杂志》2000 年第 2 期。

[115] 《现代汉语词典》，商务印书馆 1982 年版。

[116] 《中国民政统计年鉴 2009》，中国统计出版社 2009 年版。

[117] 朱艳：《城市独生子女父母的老年照料者问题分析》，载《商丘师范学院学报》2009 年第 11 期。

[118] 邹农俭：《养老保障·居家养老·社区支持：养老模式的新选择》，载《江苏社会科学》2007 年第 4 期。

[119] 世界卫生组织：《全球老年友好城市建设指南》，2007 年。

[120] 世界卫生组织：《衡量城市关爱老人的程度核心指标使用指南》，2015 年。

[121] 《宜居城市科学评价指标体系研究》，中华人民共和国建设部科学技术司，2007 年。

[122] 全国老龄办、国家发展改革委、财政部等 25 个部委：《关于推进老年宜居环境建设的指导意见》，2016 年。

［123］ 中华人民共和国住房和城乡建设部、中华人民共和国民政部、中华人民共和国财政部、中国残疾人联合会、全国老龄工作委员会办公室：《住房城乡建设部等部门关于加强老年人家庭及居住区公共设施无障碍改造工作的通知》，2014 年。

［124］ 中华人民共和国国家卫生和计划生育委员会：《中国居民营养与慢性病状况报告（2015）》，2015 年。

［125］ 中国营养学会：《中国居民膳食指南（2016）》，人民卫生出版社 2016 年版。

［126］ 曹梅平：《好枕头，注意 4 个"度"》，载《家庭医药·快乐养生》2009 年第 5 期。

［127］ 李玮：《中医学对老年人睡眠与养生的认识》，载《吉林中医药》2011 年第 7 期。

［128］ 刘凤芹：《一副好牙的养成》，载《农村科学实验》2016 年第 3 期。

［129］ 刘海：《老年人用具高低有讲究》，载《祝您健康》2011 年第 5 期。

［130］ 孙新国：《正畸治疗对牙龈萎缩的干预作用》，载《全科口腔医学电子杂志》2015 年第 8 期。

［131］ 刘华山：《心理健康概念与标准的再认识》，载《心理科学》2001 年第 4 期。

［132］ 彭华茂、王大华：《基本心理能力老化的认知机制》，载《心理科学进展》2012 年第 8 期。

［133］ 叶妍等：《社会关系对老年人主观幸福感的影响研究-以厦门市为例》，载《老龄科学研究》2016 年第 2 期。

［134］ 张秀敏、李为群、刘莹圆：《社区老年人主观幸福感现状及影响因素分析》，载《人口学刊》2017 年第 3 期。

［135］ 伍海霞、贾云竹：《城乡丧偶老年人的健康自评：社会支持视角的发现》，载《人口与发展》2017 年第 1 期。

［136］ 邓敏：《社会关系、心理健康水平与老年人主观幸福感改进》，载《人口与发展》2019 年第 3 期。

［137］ 向琦祺等：《老年人心理资本与生活质量的关系》，载《中国心理卫生》2017 年第 9 期。

［138］ 闫芳，李淑然：《老年抑郁症的发病率及其随访研究》，载《中国心理卫生杂志》2000 年第 6 期。

[139]《科学时报》，2011.2.24，A4 国际版。

[140] 费孝通：《生育制度》，天津人民出版社 1981 年版。

[141] 季羡林：《风风雨雨一百年》，华艺出版社 2009 年版。

[142] 于欣：《老年精神医学新进展》，人民军医出版社 2011 年版。

[143]［美］塔尔科特·帕森斯：《社会行动的结构》，张明德译，译林出版社 2012 年版。

[144] 李则：《康复医院：大专科小综合》，载《中国医院院长》2014 年第 17 期。

[145] 谢荣、巴玉兰：《医院-家庭康复模式对脑卒中偏瘫患者运动功能的影响》，载《新疆医学》2016 年第 10 期。

[146] 刘洪娥：《脑卒中的护理及健康教育》，载《世界最新医学信息文摘》2016 年第 6 期。

[147] 赵宁、陶文静、马达：《浅谈作业疗法在脑卒中患者康复治疗中的应用》，载《中医临床研究》2013 年第 4 期。

[148] 路晓芸、朱银星：《间歇导尿与留置导尿在脊髓损伤患者康复中作用的对比》，载《第三届世界灾害护理大会论文集》2014 年 06 月 21 日。

[149] 岳晓香：《综合康复训练对脊髓损伤患者膀胱功能的疗效分析》，载《中医临床研究》2013 年第 23 期。

[150] 耿凤：《间歇导尿对急性脊髓炎患者小便功能恢复的效果评价》，载《养生保健指南》2018 年第 43 期。

[151] 顾丽娜、高静：《急性心肌梗死患者血 B-型尿钠肽水平的变化特点观察》，载《当代医学》2014 年第 30 期。

[152] 李香、谢杰：《护理干预对骨科卧床病人便秘发生的影响》，载《黑龙江医药》2015 年第 3 期。

[153] 程云、吴秀菊：《患者体位转换与实施技巧》，载《上海护理》2019 年第 1 期。

[154] 程薇萍、欧阳佩佩：《康复护理技术中的转移技术在临床护理中的应用》，载《中外医学研究》2015 年第 36 期。

[155] 姜明芳、于秀娟：《浅谈防护具的应用》，载《中外健康文摘》2012 年第 25 期。

[156] 黄春丽、汪家钰、黄洪：《视觉失认训练联合雷火灸干预脑卒中后认知功能障碍效果观察》，载《广西中医药》2019 年第 1 期。

［157］胡昔权：《脑卒中后认知障碍与康复》，载《中国实用内科杂志》2017
年第 8 期。

［158］夏蔚雯、郭宗芳：《手功能障碍的康复护理体会》，载《第十一届北京
国际康复论坛 论文集》2016 年 12 月 02 日。

［159］陆菁、钱晓路：《痉挛型脑瘫住院患儿早期功能锻炼的进展》，载《母
婴世界》2016 年第 13 期。

［160］杨曼、周亮、甘文杰：《护理干预对海洛因海绵状白质脑病患者预后的
影响》，载《中华现代护理杂志》2016 年第 11 期。

［161］杜雷飞：《术后关节僵硬相关研究与康复治疗》，载《美中国际创伤杂
志》2018 年第 01 期。

［162］杜晓霞、邢乃飞：《脑血管母细胞瘤术后共济失调康复 1 例报道》，载
《中国康复理论与实践》2015 年第 01 期。

［163］张勇：《音乐治疗概念的中西方界定》，载《音乐传播》2018 年第 4
期。

［164］宋美英：《138 例无陪护老年脑卒中住院患者的护理》，载《当代护士》
（学术版）2013 年第 5 期。

［165］赵秉清：《高血压患者不良生活习惯及相关行为调查分析》，载《中外
医疗》2012 年第 21 期。

［166］胡欢平、吴春凤、祝路：《社区护理干预在老年高血压患者中的应用分
析》，载《中国医学创新》2019 年第 11 期。

［167］兰珊珊：《高血压的诊断、预防调摄与康复》，载《饮食保健》2017 年
第 26 期。

［168］高仲阳：《老年人患病特点及用药安全》，载《天津医药》2017 年第 6
期。

［169］高东来：《高血压患者如何度过欢快的春节》，载《健康向导》2019 年
第 1 期。

［170］谢萍香：《优质护理对高血压病病人血压的影响》，载《全科护理》
2014 年第 2 期。

［171］刘英：《产褥期护理改善产妇精神状态及母乳喂养结果的作用分析》，
载《健康必读》2018 年第 19 期。

［172］苏瑞芳：《老年骨关节炎患者的康复护理》，载《风湿病与关节炎》
2018 年第 12 期。

［173］王宁：《全程护理对骨质疏松性腰背痛患者 ODI 值及预后的影响》，载《齐鲁护理杂志》2012 年第 26 期。

［174］管美群：《痛风患者饮食指导》，载《中外健康文摘》2013 年第 52 期。

［175］王英：《论风湿病的诊断及治疗》，载《医学信息》2013 年第 15 期。

［176］朱粉赳、黄晓颖、高惠珍：《老年人糖尿病的防治及护理》，载《心理医生》2016 年第 16 期。

［177］周才菁：《老年糖尿病患者的饮食教育》，载《医学信息》2014 年第 15 期。

［178］廖晓阳：《成都市高血压伴心血管危险因素的城乡流行病学调查研究》，载《四川医学》2017 年第 2 期。

［179］盛云惠：《钬激光碎石配合输尿管镜治疗输尿管结石的护理体会》，载《大家健康》2016 年第 2 期。

［180］许洪英：《糖尿病伴发精神障碍的护理及健康教育》，载《医学信息》2015 年第 40 期。

［181］吴素真：《转变体位护理结合人性化干预对新生儿肺炎生命体征变化的影响》，载《健康大视野》2018 年第 9 期。

［182］刘畅、袁修银：《脑卒中患者家庭护理进展》，载《护理实践与研究》2014 年第 10 期。

［183］汤晗、聂建云：《慢病毒载体系统的发展及在肿瘤基因治疗中的应用》，载《现代肿瘤医学》2017 年第 10 期。

［184］岳林：《肿瘤患者如何进行自我康复》，载《健康指南》2017 年第 8 期。

［185］李煜西：《肿瘤患者的家庭护理》，载《中国保健营养》2018 年第 8 期。

［186］郭红敏、杨爽：《探讨儿童肿瘤患者放化疗期间的家庭护理指导》，载《饮食保健》2019 年第 16 期。

［187］柴士花、陈青云：《基层老年患者护理安全与对策》，载《医药与保健》2015 年第 7 期。

［188］海云：《异物卡喉应用海氏急救法》，载《农村新技术》2016 年第 8 期。

［189］杨丽伟：《肺炎：老年人的"特殊朋友"》，载《家庭医药》2012 年第 12 期。

［190］卓倪：《排球运动中鱼跃垫球肘关节损伤预防研究》，载《科技通报》2015 年第 2 期。

［191］殷浩：《老人骨折也能预防》，载《中国保健营养》2016 年第 6 期。

［192］侯青玲：《骨折患者的现场急救体会》，载《中国医药指南》2010 年第 30 期。

［193］《老年人跌倒干预技术指南》，载《中国实用乡村医生杂志》2012 年第 8 期。

［194］刘伟：《那些你应该掌握的急救常识》，载《健康之家》2017 年第 7 期。

［195］张清、张昭：《微提醒》，载《城市快报》2017 年 1 月 24 日。

［196］曾海莉：《胳膊烫伤后期治疗用中医理疗袋》，载《中文专利全文数据库》2014 年 4 月 28 日。

英文参考文献：

［1］Alessie R, Kapteyn A, "Savings and Pensions in the Netherlands", Research in Economics, 1 (2001)：61-82.

［2］Banister J, Bloom D E, Rosenberg L, "Population Aging and Economic Growth in China", Pgda Working Papers, 1 (2010)：61-89.

［3］Bloom D E, Canning D, Fink G, "Implication of Population Ageing for Economic Growth", Oxford Review of Economic Policy, 4 (2010)：583-612.

［4］Bloom D E, Canning D, Mansfield R K, et al., "Demographic Change, Social Security Systems, and Savings", Journal of Monetary Economics, 1 (2007)：92-114.

［5］Bloom D E, Canning D, Sevilla J, "The Demographic Dividend：A New Perspective on the Economic Consequences of Population Change", Foreign Affairs, 3 (2003)：1-148.

［6］Bottazzi R, Jappelli T, Padula M, "Retirement Expectations, Pension Reforms, and Their Impact on Private Wealth Accumulation", Journal of Public Economics, 12 (2006)：2187-2212.

［7］Clack R L, Spengler J J, "The Economics of Individual and Population Aging", London, 1980.

［8］Dekle R, "Financing Consumption in an Aging Japan：The Role of Foreign

Capital Inflows and Immigration", Journal of the Japanese & International Economies, 4 (2004): 1-527.

[9] Ehrenhard M, Kijl B, Nieuwenhuis L, "Market Adoption Barriers of Multi-stakeholder Technology: Smart Homes for the Aging Population", Technological Forecasting and Social Change, 89 (2014): 306-315.

[10] Friedman M, "A Theory of the Consumption Function", Princeton, NJ: Princeton University Press, 1957.

[11] Fougere M, Merette M, "Population Ageing and Economic Growth in Seven OECD Countries", Economic Modelling, 16 (1999): 411-427.

[12] Hall, Robert E, "Stochastic Implications of the Life Cycle-Permanent Income Hypothesis: Theory and Evidence", Journal of Political Economy, 6 (1978): 971-987.

[13] Haupt A, Kane T T. Population handbook. Washington, D. C. : Population Reference Bureau, 2004.

[14] Horioka C Y, Wan J, "The Determinants of Household Saving in China: A Dynamic Panel Analysis of Provincial Data", Journal of Money, Credit and Banking, 8 (2007): 2077-2096.

[15] Kraay A, "Household Saving in China", World Bank Economic Review 3 (2000): 545-570.

[16] Lee R, Mason A, "Is low fertility really a problem? Population aging, dependency, and consumption", Science, 6206 (2014): 229-234.

[17] Leff N H, "Dependency Rates and Savings Rate", American Economic Review, 5 (1969): 886-896.

[18] Loayza N V, Schmidt-Hebbel K, Luis Servén, "What Drives Private Saving Across the World", Review of Economics and Statistics, 2 (2000): 165-181.

[19] Modigliani F, Brumberg R, "Utility Analysis and the Consumption Function: An Interpretation of Cross-Section Data", Franco Modigliani, 1 (1954): 388-436.

[20] Modigliani F, Cao S L, "The Chinese Saving Puzzle and the Life-Cycle Hypothesis", Journal of Economic Literature, 1 (2004): 145-170.

[21] Nikitina O, Vorontsova G, " Aging Population and Tourism: Socially

Determined Model of Consumer Behavior in the "Senior Tourism" Segment", Procedia - Social and Behavioral Sciences, 214 (2015): 845-851.

[22] Pifer A, Bronte L, "Our Aging Society: Paradox and Promise", WW Norton & Company, 1986.

[23] Prettner K, "Population Aging and Endogenous Economic Growth", Journal of Population Economics, 2 (2013): 811-834.

[24] Ram R, "Dependency Rates and Aggregate Savings: A New International Cross-Section Study", American Economic Review, 3 (1982): 537-544.

[25] Cong Z, Silverstein M, "Intergenerational Support and Depression among Elders in Rural China: Do Daughters-in-Law Matter", Journal of Marriage and Family, 3 (2018).

[26] Gu S, Liang J Q, Krause N, "Financial Strain, Received Support, Anticipated Support, and Depressive Symptoms in the People's Republic of China", Psychology & Aging, 1 (1998).

[27] Nocon A, Pearson M, "The Roles of Friends and Neighbours in Providing Support for Older People", Ageing and Society, 3 (2000).

[28] Silverstein M, Cong Z, Li S, "Intergenerational Transfers and Living Arrangements of Older People in Rural China: Consequences for Psychological Well-being", Journals of Gerontology Series B-Psychological Sciences and Social Sciences, 5 (2006).

[29] Silverstein M, Bengtson V L, "Does Intergenerational Social Support Influence the Psychological Well-being of Older Parents? The Contingencies of Declining Health and Widowhood", Social Science & Medicine, 7 (1994).

[30] Ana Luisa González-Celis, Juana Gómez-Benito, "Spirituality and Quality of Life and Its Effect on Depression in Older Adults in Mexico", Psychology, 4, 3 (2013).

[31] Cuijpers P, van Lammeren P, "Secondary prevention of depressive symptoms in elderly inhabitants of residential homes", Int J Geriatr Psychiatry, 2001, 16 (7).

[32] Litwin, H., & Shiovitz-Ezra, S., "Network type and mortality risk in later life", The Gerontologist, 46, 6 (2006).

[33] Luthans, F., Youssef, C. M., & Avolio, B. J., "Psychological Capital:

Developing the Human Competitive Edge", Oxford, UK: Oxford University Press. 2007.

[34] Schaie, K. W, "The impact of longitudinal studies on understanding development from young adulthood to old age", International Journal of Behavioral Development, 24, 3 (2000).